Kohlhammer

Der Autor, die Autorin

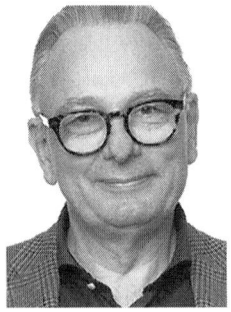

Thomas Röhrßen, Dipl.-Psychologe und Managementcoach, Unternehmensberater und Leadership-Experte, Geschäftsführender Gesellschafter der roehrssen consult GmbH/Osnabrück. Führt seit über 30 Jahren Projekte zur Strategie-, Struktur- und Personalentwicklung in Hospitalgruppen, Krankenhäusern und Pflegeeinrichtungen durch.

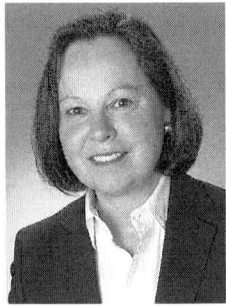

Dr. Martina Oldhafer, Medizinsoziologin, Leiterin des Geschäftsbereichs Transformationsmanagement Gesundheit Nord/Bremen, Inhaberin und Geschäftsführerin der Beratungsfirma Oldhafer MediChange GbR.

Thomas Röhrßen
Martina Oldhafer

Leadership Pflege

Evidenzbasierte Führung in der Praxis

Verlag W. Kohlhammer

Dieses Werk einschließlich aller seiner Teile ist urheberrechtlich geschützt. Jede Verwendung außerhalb der engen Grenzen des Urheberrechts ist ohne Zustimmung des Verlags unzulässig und strafbar. Das gilt insbesondere für Vervielfältigungen, Übersetzungen, Mikroverfilmungen und für die Einspeicherung und Verarbeitung in elektronischen Systemen.

Die Wiedergabe von Warenbezeichnungen, Handelsnamen und sonstigen Kennzeichen in diesem Buch berechtigt nicht zu der Annahme, dass diese von jedermann frei benutzt werden dürfen. Vielmehr kann es sich auch dann um eingetragene Warenzeichen oder sonstige geschützte Kennzeichen handeln, wenn sie nicht eigens als solche gekennzeichnet sind.

Es konnten nicht alle Rechtsinhaber von Abbildungen ermittelt werden. Sollte dem Verlag gegenüber der Nachweis der Rechtsinhaberschaft geführt werden, wird das branchenübliche Honorar nachträglich gezahlt.

Dieses Werk enthält Hinweise/Links zu externen Websites Dritter, auf deren Inhalt der Verlag keinen Einfluss hat und die der Haftung der jeweiligen Seitenanbieter oder -betreiber unterliegen. Zum Zeitpunkt der Verlinkung wurden die externen Websites auf mögliche Rechtsverstöße überprüft und dabei keine Rechtsverletzung festgestellt. Ohne konkrete Hinweise auf eine solche Rechtsverletzung ist eine permanente inhaltliche Kontrolle der verlinkten Seiten nicht zumutbar. Sollten jedoch Rechtsverletzungen bekannt werden, werden die betroffenen externen Links soweit möglich unverzüglich entfernt.

1. Auflage 2025

Alle Rechte vorbehalten
© W. Kohlhammer GmbH, Stuttgart
Gesamtherstellung: W. Kohlhammer GmbH, Heßbrühlstr. 69, 70565 Stuttgart
produktsicherheit@kohlhammer.de

Print:
ISBN 978-3-17-044409-6

E-Book-Formate:
pdf: ISBN 978-3-17-044410-2
epub: ISBN 978-3-17-044411-9

Geleitwort

Pflege – das Wort klingt nach Fürsorge, Nähe und Menschlichkeit. Das alles ist großartig, keine Frage. Doch wer genauer hinschaut, erkennt weit mehr: Pflege ist eine der wirkungsvollsten Zukunftsinvestitionen, über die unsere Gesellschaft verfügt. Pflege schafft Werte, die sich in Lebensqualität, Gesundheit, Teilhabe und schließlich auch in ökonomischer Stabilität ausdrücken. Genau hier setzt dieses Buch an. Es zeigt, dass Professionalität in der Pflege nicht nur eine Frage des Herzens, sondern ebenso eine der klaren Strategie, des Leaderships und der evidenzbasierten Steuerung ist.

Die Autorinnen und Autoren spannen einen Bogen von den großen demografischen und technischen Umwälzungen hin zu den mikropsychologischen Abläufen am Patientenbett. Auf diese Weise machen sie deutlich, dass zukunftsfähige Pflegeorganisationen ihren Erfolg nicht zufällig erzielen: Sie bauen auf strukturelles Empowerment, transformationale Führung und ein Mindset-Training, mit dem Pflegefachpersonen als unverzichtbare Expertinnen und Experten ernstgenommen werden. Wer insbesondere die Kapitel zu Dualer Führung (▶ Kap. 1.3), TeamProzessPerformance (▶ Kap. 2.3) oder Neuroleadership (▶ Kap. 3.2) liest, erkennt schnell: Hier wird kein vages Ideal entworfen, sondern ein belastbares Modell für Wertschöpfung im 21. Jahrhundert.

Warum lohnt es sich, sich auf diese Lektüre einzulassen? Erstens, weil das Buch Pflege nicht als Kostenfaktor, sondern als Renditequelle für Gesellschaft und Individuum begreift. Jede gelungene Pflegeintervention spart Folgekosten, reduziert Komplikationen und stärkt die Selbständigkeit der Menschen. Zweitens, weil es konkrete Instrumente liefert: Aufgaben- und Kompetenzmatrizen, agile Besprechungsdesigns, Kennzahlendashboards und nicht zuletzt den Leadership Performance Navigator. Diese Tools zeigen, wie sich der – nur auf den ersten Blick – abstrakte Anspruch »Pflege führt« in messbare Ergebnisse übersetzen lässt.

Gleichzeitig verschweigt das Werk die bestehenden Stolpersteine nicht: veraltete Hierarchien, Silo-Denken, »chronische Konferenzitis« oder das Fehlen belastbarer Outcome-Daten. Doch anstatt bei der Problembeschreibung stehen zu bleiben, liefert es erprobte Lösungen. Jedes Kapitel schließt mit praxisnahen Beispielen, Checklisten oder Quick-Wins, so dass die Leserinnen und Leser unmittelbar in den Transfer gehen können. Denn bei aller fachlichen Tiefe bleibt das Werk nah an der täglichen Praxis: Die Fallvignetten aus Krankenhaus, Langzeit- und ambulanter Pflege beweisen, dass die beschriebenen Konzepte nicht theoretische Luftschlösser sind, sondern bereits heute funktionieren. Die Leserinnen und Leser werden dazu eingeladen, sich selbst als »Intrapreneurinnen« und »Intrapreneure« der Pflege zu

Geleitwort

begreifen – also als unternehmerisch denkende Kraft, die den Wandel gestaltet, statt ihn bloß zu erdulden.

Wer somit verstehen will, weshalb Pflege der vielleicht unterschätzteste Innovationsmotor unserer Zeit ist, findet hier Antworten – und Werkzeuge, um sofort zu starten. Dieses Buch ist eine Einladung, Pflege neu zu denken: als humane Hochtechnologie, als gesellschaftliches Rückgrat und als unternehmerische Wertquelle.

Fest steht: Pflege ist längst mehr als eine Dienstleistung am Krankenbett – sie ist eine Würde-Technologie, die den Kern menschlicher Existenz berührt und dabei gesellschaftliche Zukunft gestaltet. Kaum ein Beruf, so zeigen es auch meine eigenen Studien, bedarf so fundamental der Würde wie die Pflegeprofession. Würde ist ihr Ziel- und zugleich ihr Ausgangspunkt, weil ihr Wert einzig in gelungenem Handeln sichtbar wird. Diese Haltung schneidet Visionen auf das Machbare zurecht und verhindert, dass wir uns im Diskurs erschöpfen, statt zu handeln.

Ebenso wichtig: Technologie ist in diesem Zukunftsbild kein Jobkiller, sondern ein Frei-Zeit-Generator. Robotik hebt, reicht, desinfiziert. Künstliche Intelligenz erstellt individuelle Pflegepläne, transkribiert Gespräche in Echtzeit und warnt vor Risiken, bevor sie klinisch manifest werden. Die Angst, von der Technik ersetzt zu werden, begegnen wir mit »Optimismut«, dem mutigen Optimismus, Technik als Entlastung und Sinnverstärker zu verstehen, der mehr Zeit für persönliche, zwischenmenschliche Zuwendung schafft. Denn Empathie, Spontaneität und menschliche Interaktion lassen sich nicht outsourcen, sie bleiben das Alleinstellungsmerkmal der Profession.

Mit der wachsenden Präsenz digitaler Systeme treffen Digital Natives jedoch auf tradierte Hierarchien. Ihr Gehirn ist geübt, Entscheidungen blitzschnell zu treffen, hierarchisches Taktieren hingegen schreckt sie ab. Wo Autorität nicht aus Titeln, sondern aus ko-kreativer Kompetenz erwächst, entsteht der Generationenpakt, der Erfahrungen der Babyboomer mit der Experimentierlust junger Kolleginnen und Kollegen vernetzt. Lern- und Arbeitsformen werden flexibel, personalisierte Weiterbildung wird zum Standard, weil die KI erstmals ermöglicht, individuelle Wissenspfade in Echtzeit anzubieten.

Führung verändert sich damit zwangsläufig: Entscheidungen werden logisch vorbereitet und limbisch gefällt – ohne die Freigabe des limbischen Systems gibt es kein Wollen und Handeln. Neuroleadership nutzt diese Erkenntnis, um Motivation nicht mehr über reine Instruktion, sondern über Sinn, Beteiligung und emotionales Commitment zu erzeugen. Die Magnet-Logik der Pflegeorganisation – evidenzbasierte Praxis, strukturelles Empowerment, geteilte Governance – wird auf diese Weise zum Resonanzraum, der Talente anzieht und hält.

Die Pflege der Zukunft ist damit weder romantische Nahversorgung noch kalte Technokratie. Sie ist vielmehr ein hochdynamisches Ökosystem, in dem Würde zur systemischen Rendite wird, Vernunft den Kurs hält und Optimismut die Energie liefert. Entscheidend ist, dass wir nicht auf ein Morgen warten, das sich von selbst entfaltet. Nein, wir gestalten dieses Morgen selbst – in jeder Schicht, in jedem Projekt, in jeder Entscheidung, die zeigt, dass Pflege nicht »Geld frisst«, sondern Zukunft schafft. Wenn uns dieser Gedanke leitet, hebt jede Handreichung den

Wert des menschlichen Lebens, und jede Investition in Pflege wird zum Gewinn für alle Beteiligten.

Allen Leserinnen und Lesern wünsche ich eine inspirierende, gewinnbringende Lektüre.

Prof. Dr. Thomas Druyen
Präsident der opta data Zukunfts-Stiftung

Vorwort der Autoren

Pflege ist im Aufbruch und das Bild der Pflege im radikalen Umbruch.

Die anspruchsvolle wirtschaftliche Herausforderung in den Kliniken und Pflegeeinrichtungen, eine enorm verstärkte Leistungsverdichtung im pflegerischen Alltag, fachliche und technische Innovationen in immer kürzeren Entwicklungszyklen, die demographischen Verschiebungen und der globale Fachkräftemangel in den Industrienationen – all diese Entwicklungstrends fordern die Pflege in unserer Zeit in einer nie dagewesenen Weise heraus. Hinzu kommt die Veränderungen der Ausbildung der Gesundheits- und Krankenpflege mit dem Fokus auf Generalistik sowie die zunehmende Akademisierung.

Erkennt die Pflege ihre einzigartige Expertenrolle in dieser Entwicklung? Gelingt es ihr, teilweise in Überwindung eigener Zweifel, teilweise in der Auseinandersetzung mit Widerständen und Akzeptanzproblemen bei anderen, diese herausragende Expertenrolle fachlich zu profilieren und souverän in der Führungsorganisation zu etablieren?

Das sind rhetorische Fragen, denn die Antwort ist klar: die Neupositionierung der Pflege in Deutschland ist alternativlos, hat schon längst begonnen und wird in den nächsten Jahren weiter unaufhaltsam fortschreiten. Allerdings: da ist noch viel Luft nach oben. In der aktuellen Krise unseres Gesundheitswesens liegen enorme Chancen für die Pflege!

Pflege wird weitere wichtige Zukunftsaufgaben in unserem Gesundheitssystem wahrnehmen. Dazu zählt sicher eine evidenzbasierte Darlegung der Pflege in der Versorgungsqualität der Kliniken und Pflegeeinrichtungen, u. a. auch in ihrem elementaren Beitrag zur medizinischen Ergebnisqualität bei Patienten und Patientinnen, Bewohnern und Bewohnerinnen bzw. Kunden und Kundinnen. Dazu zählen u. a. aber auch die weitere Entwicklung der Professionalität und Akademisierung im Heilen, Pflegen und Begleiten, ein neues transformationales Verständnis von Führung, die Einführung neuer agiler und digitaler Arbeitsformen im Bereich von New Work und digitaler Transformation, der Einsatz robotikassistierter Pflegetechnologie, die Etablierung neuer Formate interprofessioneller Zusammenarbeit auf Augenhöhe mit anderen Berufsgruppen und vieles mehr.

Da die Pflege als größte Berufsgruppe nah an den Patienten, Bewohnern und Kunden, mitten in den Kernprozessen, Schnittstellen und Schaltstellen der Organisation arbeitet, muss sie zumindest in der patientennahen klinischen Organisation »in Führung gehen«. Wer sonst?

Aber diese Logik ist noch lange nicht vollständig in unserem Organisationsverständnis angekommen. Dabei soll Pflege führen und ihre zentrale Rolle in der klinischen Organisation »auf Augenhöhe« unter voller Anerkennung der spezialisierten fachlichen Expertise anderer Berufsgruppen wahrnehmen.

Pflege braucht jenseits von pflegefernen Finanzierungssystematiken wie medizinischen Fallpauschalen ein eigenständiges pflegespezifisches Leistungs- und Abrechnungsrecht. Pflege braucht ein profiliertes Berufsrecht sowie funktionierende landes- und bundesweite Pflegekammern. Pflege braucht keine aus der Not der Pandemie geborenen Legenden von Pflegehelden und Pflegeengeln, sie braucht vor allem nachhaltige politische, soziale und professionelle Anerkennung. Pflege braucht mehr Akademisierung, Forschung und Entwicklung. Pflege braucht eine technologische und digitale Qualifizierungsstrategie. Pflege braucht neue professionelle auch internationale Rekrutierungskonzepte angesichts des Fachkräftemangels. Pflege braucht neue Organisationskonzepte und Unternehmenskulturen. Pflege braucht ein neues Leadership und zukunftsorientiertes Image!

In diesem Fachbuch steht die Führung im Mittelpunkt. Unser Leadershipkonzept der Pflege ist in den Praxisbeispielen eher an der stationären Krankenhausversorgung orientiert. Die originären Führungskonzepte dieses Buches gelten aber für die Pflege im Allgemeinen, d. h. auch für Reha-Pflege, stationäre Altenpflege, ambulante und teilstationäre Pflege, Tages- und Kurzzeitpflege, Spezialpflegeeinrichtungen usw.

Dieses Werk möchte dazu beitragen, dass Pflege souverän in Führung geht und ermuntern zu »Leadership mit Leidenschaft«!

Thomas Röhrßen und Martina Oldhafer

Inhalt

Geleitwort		**5**
Vorwort der Autoren		**9**
1	**Magnet®-Konzept, strukturelles Empowerment und interprofessionelle Zusammenarbeit**	**15**
	1.1 Das Magnet®-Krankenhauskonzept als evidenzbasierte Grundlage zeitgemäßen Pflegemanagements	15
	1.2 Strukturelles Empowerment und Intrapreneurship im Pflegemanagement	19
	1.3 Interprofessionalität, duale Führung und klinische Bereichskonferenzen	25
	1.3.1 Zusammenarbeit auf Augenhöhe braucht eine psychologische Sicherheitskultur.	31
	1.3.2 Fazit	31
2	**Organisationen und Führung im Wandel – von direktiv bis agil**	**33**
	2.1 Die Evolution von Organisationen in der Geschichte der Menschheit	33
	2.2 Führungsprozess und Führungsstil	37
	2.2.1 Was bedeutet Führung?	37
	2.2.2 Das partizipative Führungsprozessmodell	38
	2.2.3 Führungsstil, Führungsmodus und situatives Führen	42
	2.2.4 Typische Führungsstile	44
	2.3 Agilität und TeamProzessPerformance (TPP)	59
	2.3.1 Dimensionen	59
	2.3.2 Fazit	65
3	**Die psychologischen Grundlagen von Leadership**	**66**
	3.1 Psychologie, Coaching und evidenzbasierte Führung	66
	3.2 Gehirngerechtes Führen – Neuroleadership	67
	3.3 Führen und Motivation	85
	3.4 Führen mit Persönlichkeit	94
	3.4.1 Core-Self-Evaluations/Zentrale Selbstbewertungen	97
	3.4.2 Die Big Five der Persönlichkeit	99

		3.4.3	Psychodynamische Modi/Stile	102

4 Transformational Führen in der Pflege mit dem Leadership Performance Navigator ... **108**

- 4.1 Der Leadership Performance Navigator – in Führung navigieren, statt improvisieren. ... 108
  - 4.1.1 Acht Module, ein Ziel: Wirksame Führung im Pflegealltag ... 109
- 4.2 Prozessmodul 1: Selbstmanagement – Führung beginnt im eigenen Kopf ... 111
  - 4.2.1 Das ABC-Modell: klare Einstellung – wirksame Führung ... 111
- 4.3 Prozessmodul 2: Selbstaussagen – Türöffner im Gespräch ... 129
- 4.4 Prozessmodul 3: Sachaussagen – »Beobachten, ohne zu bewerten« ... 133
- 4.5 Prozessmodul 4: Beziehung – »Vertrauen und Bindung stärken« ... 136
  - 4.5.1 Signale erkennen: Wenn die Beziehung stört, dann hilft kein Themenplan mehr ... 137
  - 4.5.2 Stopp. Signale benennen. Auf die Beziehungsebene wechseln. ... 137
  - 4.5.3 Der Umgang mit Beziehungsbotschaften ... 138
  - 4.5.4 Grundsätzliche Beziehungs- und Bindungsmuster von Führungskräften ... 139
  - 4.5.5 Emotionale Intelligenz von Führungskräften ... 140
- 4.6 Prozessmodul 5: Modus-Diagnose und Change – Innere Zustände erkennen und ändern ... 142
  - 4.6.1 Modus – was ist das eigentlich? ... 142
  - 4.6.2 Mimik lesen – Mikroexpressionen erkennen ... 142
  - 4.6.3 Die drei Grundmodi: Vulnerabilitäts-, Protektions- und Ressourcen-Modus ... 143
  - 4.6.4 Erstes Führungstool: Verbale Sonden ... 144
  - 4.6.5 Zweites Führungstool: Anregung zur Selbstreflexion ... 145
- 4.7 Prozessmodul 6: Feedback – konstruktive Rückmeldungen in sechs Stufen ... 147
  - 4.7.1 Feedback als pauschale Negation ... 148
  - 4.7.2 Warum viele Feedbacks scheitern ... 148
  - 4.7.3 Selbstwertstabilisierung ... 149
  - 4.7.4 Unterstützung von Akzeptanz und Vertrauen auf der Beziehungsebene ... 149
  - 4.7.5 Allgemeine Grundsätze positiven Feedbacks ... 150
  - 4.7.6 Die sechs Stufen eines professionellen Feedbacks – Wirksamkeit bis in die Tiefe ... 150
- 4.8 Prozessmodul 7: Ziele und Delegation – emotional verankern ... 153
  - 4.8.1 Von der Zielvereinbarung zur Zielverankerung ... 154

	4.8.2	Motto-Ziele: Das persönliche Fundament der Zielsetzung	155
	4.8.3	SMART-Ziele: Klar, konkret, messbar.	157
	4.8.4	Wenn-Dann-Pläne: Die Macht der Gewohnheit	159
	4.8.5	Delegation und Verantwortung	160
	4.8.6	Delegation, der sachlich-objektive Prozess	161
	4.8.7	Emotionale Verantwortung – die subjektive Seite der Delegation	162
4.9		Prozessmodul 8: Kontrolle und Konsequenz: »Kritikstufen gehen«	165
	4.9.1	Wenn nichts mehr geht – und Führung Konsequenzen ziehen muss	165
	4.9.2	Die acht Weisungs-, Kritik- und Mahnstufen – Verfahrenssicherheit und Konsequenz in Führung	168
	4.9.3	Fazit	175
4.10		Führen mit KI	176
	4.10.1	Prompt-Engineering für ein perfektes Ergebnis	177
	4.10.2	Künstliche Empathie – Wie KI Gefühle zeigt	181

5 Die Teamdynamik gestalten — 183
- 5.1 Team-Mapping — 183
- 5.2 Konfliktanalyse — 188
- 5.3 Konfliktkommunikation mit dem 4-B-Skript — 195
- 5.4 Führen von internationalen Teams in der Pflege — 199

6 Besprechungen planen und moderieren — 202
- 6.1 Sitzungslast und Sitzungsfrust — 202
- 6.2 Strategie, Ziele, Funktion und Nutzen von Sitzungen — 203
- 6.3 Teilnehmerstruktur einer Sitzung: Wer mit wem? — 205
- 6.4 Inhaltliche Struktur einer Sitzung: Was? — 207
- 6.5 Sitzungsvorbereitung: Was alles vorab? — 211
- 6.6 Leitung und Moderation der Sitzung — 212
- 6.7 Nachbereitung, Ergebnissicherung und Protokoll — 215
- 6.8 Projekt- und Sitzungskontrakt — 216

Literatur — **219**

Zusatzmaterial

Management- und Führungsprozesse im Pflegemanagement — 225
- Strategische Positionierung und Öffentlichkeitsarbeit — 225
- Betriebswirtschaftliche Planung und Steuerung — 225
- Fachliche Entwicklung und Evaluation — 226
- Organisation — 227
- Personal — 227

Infrastruktur 229

Diagnostik-Tool zum Integrierten Persönlichkeitskonzept **230**

Protokollmuster: Anlassbezogenes Führungsgespräch **232**

Protokoll **233**
    Variante 1: Anweisung 236
    Variante 2: Aktionsplan 236

Protokollmuster: Sitzungsprotokoll **237**

1 Magnet®-Konzept, strukturelles Empowerment und interprofessionelle Zusammenarbeit

1.1 Das Magnet®-Krankenhauskonzept als evidenzbasierte Grundlage zeitgemäßen Pflegemanagements

Es gibt unübersehbare Anzeichen dafür, dass wir in Deutschland vor einem Umbruch im Bild der Pflege stehen.

Dies gilt für unsere Gesellschaft, für die interprofessionelle Zusammenarbeit in unsere Kliniken und Pflegeeinrichtungen, für die Sichtweise der Patienten und Bewohner. Und für uns selbst:

> »Die Zukunft der Pflege hat eng mit der Bereitschaft zu tun, das eigene Mindset zu überprüfen und zukunftstauglich zu machen.« (Vogler & Druyen 2024, S. 24)

Aus einem neuen Mindset der Pflege ergibt sich auch das Rollenverständnis der Pflege in unseren Gesundheitseinrichtungen. Insbesondere die Führungsrolle der Pflege in der klinischen Organisation von Krankenhäusern wird immer wieder kontrovers diskutiert. Lange Zeit fehlten Erkenntnisse und evidenzbasierte Nachweise zu der Frage, welchen Beitrag die Pflege in der Krankenhausversorgung leistet. Das hat sich geändert. Das aus den USA stammende Magnet®-Krankenhauskonzept hat unser Verständnis über den Zusammenhang von Management und Leadership in der Pflege, professioneller Pflegepraxis und Innovation sowie der daraus resultierenden Versorgungsqualität anhand einer großen empirischen Studie aufgezeigt. Aus unserer Sicht sollte das Magnet®-Krankenhauskonzept integraler Bestandteil jeder Leitungs- und Managementqualifizierung in der Pflege sein.

Wie war die Ausgangssituation bei der Entstehung des Magnet®-Krankenhauskonzepts?
Es gibt einige Parallelen zwischen der Pflegesituation der Kliniken in den USA der 1980er Jahre und unserer Pflegesituation in Deutschland heute – vor allem in Bezug auf den Pflegenotstand und den Fachkräftemangel. In dieser Zeit in den USA hatten viele Kliniken erhebliche Personalengpässe in der Pflege. Die ursprüngliche Fragestellung des Magnet®-Forschungsprojekts war folgende: Was zeichnet die Krankenhäuser aus, die für qualifiziertes Pflegepersonal besonders attraktiv waren und die deshalb auch keine Personalengpässe hatten?

Allerdings ging der Forschungsansatz auch noch weiter. Es wurde über wissenschaftliche Untersuchungen erstmals umfassend herausgearbeitet, welche grundsätzlichen Wirk- und Erfolgsfaktoren des Pflegemanagement die Versorgungsqualität eines Krankenhauses entscheidend beeinflussen. Es ging also auch um den pflegerischen Beitrag zur (medizinischen) Ergebnisqualität eines Krankenhauses.

41 von 163 der in den USA untersuchten Krankenhäuser hatten eine besondere Attraktivität für qualifiziertes Pflegepersonal. In diesen 41 Kliniken konnten ganz bestimmte Managementstrukturen und Führungsprozesse rund um die Pflege identifiziert werden, welche die besondere Attraktivität für Interessenten und Bewerber begründeten. Und mehr noch: Es konnte empirisch nachgewiesen werden, welche Wirksamkeit diese Strukturen und Prozesse bezogen auf zahlreiche klinische und nicht klinische Qualitätsparameter haben. Zu diesen Qualitätsparametern gehören etwa patientenbezogene Zufriedenheit, Verweildauer, Komplikationsrate, Verhältnis von realer zu erwarteter Todesrate (risikoadjustierte Mortalität), Sterberisiko nach Komplikation (Failure to Rescue) sowie die Anzahl von Wiederaufnahmen (»Drehtüreffekt«). Ganz bestimmte Managementstrukturen und Führungsprozesse in der Pflege hatten weiterhin positive oder kritische Auswirkungen auf die Mitarbeitenden, messbar z. B. anhand von Fluktuationsraten, Grad der Arbeitszufriedenheit, Häufigkeit von Burnout etc.

Auf der Grundlage dieser empirischen Studien entwickelte das »American Nurse Credentialing Center (ANCC)« das Konzept des Magnet®-Krankenhauses sowie ein damit verbundenes Zertifizierungsprogramm. Im Zentrum dieses Konzepts stehen die Managementstrukturen und Prozesse rund um die Pflege, die in den empirischen Studien identifiziert wurden. Die Bezeichnung »Magnet®-Krankenhaus« hebt die magnetische Anziehungskraft auf qualifiziertes Fachpersonal dieser Kliniken hervor. Unter dem Druck des Fachkräftemangels wurde das Magnet®-Konzept in den letzten Jahren auch als Förderprogramm unter dem Namen »Magnet4Europe« hier auf Europa übertragen.

Was sind nun die entscheidenden Komponenten des Magnetkonzepts?
Das Magnet®-Krankenhauskonzept beinhaltet fünf Komponenten (▶ Abb. 1.1):

1. *Strukturelles Empowerment*
   Das strukturelle Empowerment sorgt dafür, dass die Pflege mit klaren Kompetenzen und Befugnissen in der klinischen Organisation ausgestattet ist. Ebenso wirkungsvoll nimmt sie im Management einen zentralen Stellenwert ein. Die Anforderungen an die Führungsorganisation im Pflegemanagement eines Magnetkrankenhauses sind u. a.: Pflegedirektion (Chief Nursing Officer mit akademischem Abschluss) als Teil der höchsten Managementebene, Einbindung der Pflegefachkräfte in interprofessionelle Entscheidungsgruppen, berufliche Weiterbildungssysteme und -programme für Pflegefachkräfte einschließlich der akademisch ausgebildeten Pflegeeliten, strukturiertes Reporting zu den strategischen Zielen und operativen Masterplänen im Pflegemanagement etc.
2. *Transformationale Führung*
   Transformationale Führung meint engagierte und mutige Führungskräfte, die sich durch ihre Vorbildfunktion, ihr Engagement sowie ihre Präsenz und Zugänglichkeit auszeichnen. Der transformationale Führungsstil fördert eine

1.1 Das Magnet®-Krankenhauskonzept als evidenzbasierte Grundlage

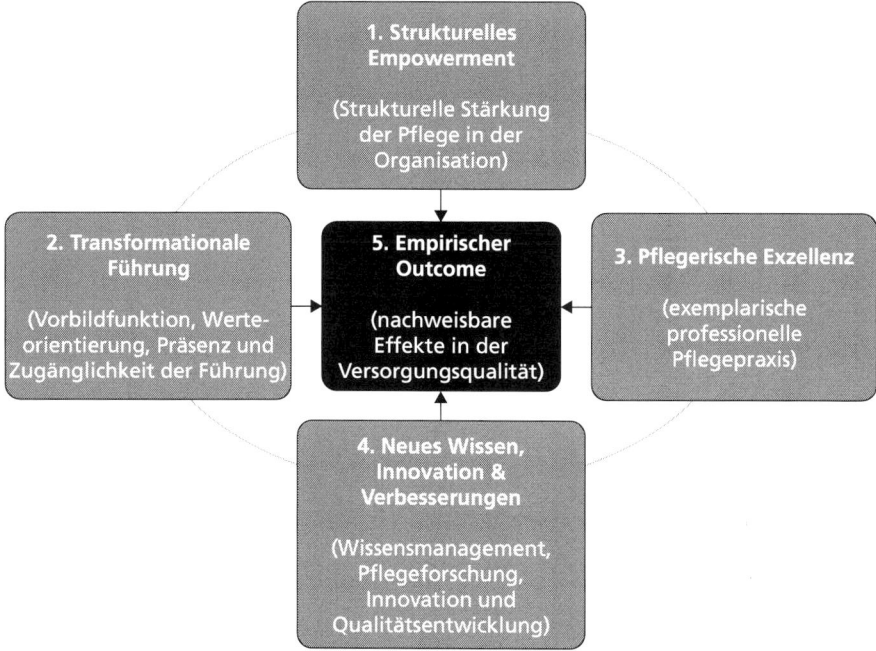

Abb. 1.1: Das Magnet®-Krankenhauskonzept (eigene Darstellung)

werteorientierte Grundhaltung, emotionale Bindung und Loyalität sowie Feedbackorientierung und Partizipation. Leitende Pflegekräfte sollten durch Qualifizierungsprogramme und Coaching in transformationaler Führung unterstützt und gefördert werden.

3. *Pflegerische Exzellenz*

Pflegerische Exzellenz zeigt sich in einer exemplarischen professionellen Praxis. Dies beinhaltet die selbstverantwortliche, strukturierte und standardisierte Durchführung der Pflege. In dieser Dimension geht es auch um die Etablierung, kontinuierliche Weiterentwicklung und Evaluation der fachlichen Standards und Prozesse im Pflege- und Patientenmanagement. In Deutschland sind hier als basale Standards auch die nationalen Expertenstandards zu berücksichtigen wie z. B. Dekubitusprophylaxe in der Pflege, Entlassungsmanagement in der Pflege, Schmerzmanagement in der Pflege bei akuten Schmerzen, Schmerzmanagement in der Pflege bei chronischen Schmerzen, Sturzprophylaxe in der Pflege, Förderung der Harnkontinenz in der Pflege, Pflege von Menschen mit chronischen Wunden, Ernährungsmanagement zur Sicherung und Förderung der oralen Ernährung in der Pflege, Beziehungsgestaltung in der Pflege von Menschen mit Demenz (vgl. Deutsches Netzwerk für Qualitätsentwicklung in der Pflege/DNQP, 2023). Pflegerische Exzellenz beinhaltet darüber hinaus zwingend eine kollegiale multiprofessionelle Zusammenarbeit mit anderen Berufsgruppen »auf Augenhöhe«. Fachkräfte in der Pflege sollen in klinischen Be-

sprechungen mit anderen Berufsgruppen aktiv mitwirken, beraten und (mit-)entscheiden.
4. *Neues Wissen, Innovation und Verbesserungen*
Es wird ein pflegerisches Wissensmanagement implementiert, welches dafür sorgt, dass die pflegerischen Fachaufgaben sich in allen Bereichen an den jeweils aktuellen Standards und pflegewissenschaftlichen Erkenntnissen ausrichtet. Die Standards sind also nicht nur formuliert, sondern werden flächendeckend implementiert, in der Praxis kontinuierlich evaluiert und nach neusten Erkenntnissen der Pflegewissenschaft immer wieder aktualisiert. Dieses wird ergänzt durch eine ständige Weiterentwicklung des Fehler- und Beschwerdemanagements sowie die Etablierung von kontinuierlichen Verbesserungsprozessen in den Pflegeteams. Kliniken sollten darüber hinaus eigene Projekte und evidenzbasierte Studien im Bereich der Pflege- und Versorgungsforschung durchführen.
5. *Empirischer Outcome*
Die vier bereits genannten Komponenten führen am Ende zu einem exzellenten empirischen Outcome in der klinischen Versorgungsqualität am Patienten. Das fachliche Pflege-Controlling sollte durch ein jeweils (fach-)bereichsspezifisches System von aussagefähigen Kennzahlen die Ergebnisse überprüfen. Die Pflegeexperten übernehmen die Verantwortung für den empirischen Outcome im klinischen Alltag. Die Evaluation erfolgt kontinuierlich anhand von klar definierten und messbaren Kennzahlen. Dies geschieht durch anschauliche und geeignete Instrumente (z. B. White-Boards, IT-Dashboards etc.).

Das Magnet®-Konzept wird in Deutschland und Europa eine wichtige Rolle bei der weiteren Professionalisierung des Pflege-, Patienten- und Versorgungsmanagements einnehmen. Es ist ein evidenzbasiertes Organisations-, Fach- und Entwicklungskonzept für Krankenhäuser und kann modifiziert auch auf andere Gesundheitsunternehmen und Pflegeeinrichtungen übertragen werden, in denen die Pflege eine wichtige Funktion in der Versorgung einnimmt. Es gibt starke Impulse für das Management und dient der Verbesserung der fachlichen Versorgungsqualität. Des Weiteren gibt es den Gesundheitsunternehmen die Möglichkeit, ihre Wettbewerbsposition im heftig umkämpften Fachkräftemarkt erfolgreich auszubauen.

> Wir empfehlen Kliniken, die nicht über die einschlägigen europäischen Fördermittelprogramme unterstützt werden, sich mit einer eigenen Projektstrategie auf den Weg zu machen und dabei die Magnetkriterien in kompakter Form anzuwenden. Die Zukunft in den Kliniken und Pflegeeinrichtungen ist magnetisch!

1.2 Strukturelles Empowerment und Intrapreneurship im Pflegemanagement

Die Pflege trägt nicht nur mit eigener fachlicher Leistung zur Pflege und medizinischen Behandlung bei, sondern steuert und unterstützt zahlreiche Primär- und Sekundärprozesse in organisatorischer Hinsicht. Sie beeinflusst stark das endgültige Behandlungsergebnis und sichert es ab. Sie sorgt für eine Minimierung von Risiken sowie für Verfahrenssicherheit im Ablauf. Da die Pflegeexperten nah am Patienten und mitten in fast allen Kernprozessen, Schnittstellen und Schaltstellen der klinischen Organisation agieren, müssen sie eine herausragende Rolle in der Planung, Steuerung und Überwachung der klinischen Organisation übernehmen. Diese Erkenntnis ergibt sich u. a. auch aus den Forschungsergebnissen des Magnet®-Konzepts. Von dieser Erkenntnis sind allerdings noch viele Unternehmen entfernt und viele Führungskräfte in der Pflege benötigen hier Unterstützung.

In der unteren und mittleren Führungsebene der Pflege (Bereichsleitungen, Abteilungsleitungen, Klinikpflegeleitungen, pflegerische Zentrumsleitungen, Stationsleitungen, Funktionsbereichsleitungen, Etagenleitungen, Wohnbereichsleitungen, Leitungen ambulanter Dienste, Hospizleitungen etc.) wird sich aus unserer Sicht zunehmend ein Verständnis von Führung etablieren, dass nah an dem Konzept von *Intrapreneurship* ausgerichtet ist.

> **Definition: Intrapreneurship**
>
> Intrapreneurship ist abgeleitet vom Begriff *Entrepreneurship* (Unternehmergeist) und bedeutet »Unternehmer/-in im Unternehmen sein«. Intrapreneure sind angestellte Führungskräfte, führen die eigene Betriebseinheit aber wie Unternehmer mit wirtschaftlicher, personeller, organisatorischer und infrastruktureller Verantwortung. Hierzu erhalten sie eigenständige Handlungsspielräume mit entsprechenden Kompetenzen sowie umfassende Entscheidungs- und Weisungsbefugnisse.

Warum ist *Intrapreneurship* in der unteren und mittleren Führungsebene in Krankenhäusern und Pflegeeinrichtungen von großer Bedeutung?

- Pflegerische Betriebseinheiten, die von Leitungen der mittleren Führungsebene geführt werden, haben fast alle mehr als zehn Mitarbeitende (Anzahl/Köpfe nicht Vollkraftäquivalente). Sieht man die Betriebseinheit als Unternehmen, dann entspricht diese Betriebsgröße in der Kategorie »Kleinere und Mittlere Unternehmen« (kurz KMU) einem Kleinunternehmen. Ein Kleinunternehmen hat nach empfohlenem EU-Standard 10–49 Mitarbeitende (vgl. Amtsblatt der EU 2003/ Anhang Artikel 7 und 8). In diesem Setting haben leitende Pflegemitarbeitende eine zentrale operative Verantwortung im Tagesgeschäft. In Zukunft wird diese untere und mittlere Führungsebene der Pflege neben der or-

ganisatorischen Verantwortung noch stärker in die personelle, wirtschaftliche und unternehmerische Verantwortung einbezogen.
- Während die ärztlichen Führungskräfte (Chef- und Oberärzte) mit ihren eher kleineren Teams den größten Einfluss auf die strategische und operative Leistungssteuerung haben (Indikationen, Fälle etc.), muss der pflegerische Bereich einen starken Einfluss auf die wirtschaftliche Kapazitätssteuerung haben, da die ausreichende Verfügbarkeit von pflegerischem Personal sowie die flexible Nutzung von Räumen und Betten in den Stations- und Funktionsbereichen eine komplexe Herausforderung darstellt, die von Experten mit hoher Präsenz vor Ort und großer Übersicht über die gesamte Betriebseinheit verantwortet werden muss. Dies gilt insbesondere für Bereiche, in denen mehrere medizinische Disziplinen gemeinsam Kapazitäten (Räume, Betten) nutzen müssen. Der Begriff »bettenführende Abteilung« für eine Klinik ist heute eher irreführend. Die ärztlichen Teams haben dies gerade in den letzten Jahren schon angesichts von Bettensperrungen und Stationsschließungen aufgrund der Pandemie oder des pflegerischen Fachkräftemangel leidlich spüren müssen. Den Kliniken sind zwar immer noch gewisse Bettenkapazitäten (Planbetten gemäß Krankenhausplan, leistungsgerechte Bettenverteilung gemäß Leistungsbudget etc.) zugeordnet, bei genauerer Betrachtung zeigt sich aber, dass Betten operativ im Klinikalltag immer weniger von ärztlichen Teams geführt oder gesteuert werden.
- Eine selbstverantwortliche Führung und agile Steuerung im Kerngeschäft der Pflege kann von der unteren und mittleren Führungsebene in der Pflege nur erfolgen, wenn sie umfassenden Einfluss im Bereich zahlreicher Management- und Führungsprozesse hat (z. B. im Bereich Personalbeschaffung, Personalauswahl, Personalsteuerung, Personalführung, Kapazitätssteuerung, klinische Prozessorganisation, Schnittstellenmanagement zu anderen Betriebseinheiten, Zusammenarbeit mit anderen Berufsgruppen etc.). Wer in der unteren und mittleren Ebene der Pflege in Führung geht, sollte innerhalb der Organisations- und Stellenplanvorgaben auch über die wesentlichen Ressourcen im eigenen Bereich verfügen. Wie soll etwa ein (zentrales) Bettenmanagement funktionieren, wenn es nicht vor Ort in den pflegerischen Betriebseinheiten mit Übersicht und fachlicher Expertise (mit-)gesteuert wird? Wie kann geprüft werden, ob eine neue pflegerische Fachkraft die konkreten fachlichen Anforderungen vor Ort erfüllt und ins Team passt, wenn die Leitung vor Ort nicht umfassend an der Personalauswahl und -entscheidung beteiligt ist, die Verantwortung übernimmt und alle damit verbundenen Konsequenzen trägt?
Und wenn wir Sorge tragen, dass die pflegerischen Leitungen der unteren und mittleren Führungsebene diesen Anforderungen nicht gewachsen sind? Dann sollten wir nicht auf das Strukturmerkmal einer starken Führung vor Ort verzichten. Dann sollten wir diese Führungsebene strukturell stärken (strukturelles Empowerment), die Führungskräfte auf ihre Eignung den Entwicklungsbedarf hin überprüfen (Assessment) und sie systematisch fördern (Managementqualifizierung).
- Eine selbstverantwortliche Führung im Sinne des Intrapreneurships bedeutet auch, dass der eigene Führungsbereich und Handlungsspielraum der unteren und mittleren Führungsebenen in der Pflege respektiert wird. Hierarchische

Führungsinterventionen von oben (übergreifende Führung) von Pflegedirektionen oder Pflegedienstleitungen sowie seitliche Interventionen aus anderen Berufsgruppen in diesen autonomen Führungsbereich (diagonale Führung) sollten konsequent unterbunden werden. Die Stärke der unteren und mittleren Führungsebenen hat vor allem auch etwas mit ihrem eigenen souveränen Auftritt und dem Konfliktmanagement zu tun, durch die der eigene Delegationsbereich abgesichert wird. Das Magnet®-Krankenhauskonzept spricht hier klar von mutigen Führungskräften. Manche Führungskräfte warten immer noch auf eine Wertschätzung. Andere Führungskräfte warten nicht auf Anerkennung, sie gehen mit einem klaren Selbstverständnis in den notwendigen Konflikt. Und wenn sie beharrlich bleiben, zollt man ihnen idealerweise auch Respekt.

Die unteren und mittleren Führungsebenen haben strukturell eine Sandwich-Position: einerseits haben sie übergreifende Zielsetzungen und Vorgaben der Pflegedirektion/Pflegedienstleitung zu erfüllen, andererseits sind sie mit den wachsenden Bedürfnissen und Erwartungen ihrer Mitarbeitenden konfrontiert. Und diese werden bei den jungen Generationen (Y, Z und Alpha) immer anspruchsvoller.

In vielen Unternehmen unterschiedlicher Branchen haben die Führungskräfte der mittleren Führungsebenen eine problematische Rolle. Eine Studie der Dr. Meyer Jürgen Stiftung unter dem Titel »Das mittlere Management – Die unsichtbaren Leistungsträger« zeigt, wie die mittleren Führungskräfte immer wieder zwischen den »Visionen der obersten Führungsebene« und den »Schmerzen an der Basis« vermitteln müssen.

> »Mittelmanager befinden sich in einer Sandwich-Position zwischen »the vision at the top and the pain at the bottom« (Caye et al., 2010): Einer wachsenden Arbeitsbelastung und steigenden Führungsverantwortung steht eine geringe Wertschätzung innerhalb der Unternehmen gegenüber. In der Folge ist gerade die Motivation und Leistungsbereitschaft jener Führungsebene gefährdet, die als Leistungsträger und Motivatoren entscheidend zum Unternehmenserfolg beiträgt.« (Dr. Jürgen Meyer Stiftung, 2011, S. 8)

Die Studie zeigt die hohen Anforderungen und Probleme auf (vgl. auch Dr. Jürgen Meyer Stiftung, 2011, S. 15 ff.):

1. Mittlere Führungskräfte nehmen gleichzeitig Fachaufgaben, organisatorische Planungs-, Steuerungs- und Kontrollaufgaben sowie Personalführungsaufgaben wahr.
2. Mittlere Führungskräfte sind das Bindeglied zwischen der strategischen Spitze und dem operativen Kern, d. h., sie müssen Strategien, Ziele und Vorgaben von oben nach unten weitergeben sowie einen transparenten Informationsfluss in alle Richtungen sicherstellen.
3. Mittlere Führungskräfte müssen bei problematischen Entscheidungen von oben die eigene Loyalität bewahren und auch die Loyalität der Mitarbeitenden sicherstellen.
4. Führungskräfte der mittleren Führungsebene müssen nach allen Seiten zwischen verschiedenen Anspruchsgruppen vermitteln.

5. Führungskräfte der mittleren Führungsebene sind häufig in der Rolle der »Troubleshooter«, d. h., sie müssen akute Probleme und Konflikte an der Basis ganz praktisch »ausbaden« und lösen.
6. Führungskräfte der mittleren Führungsebene sind häufig nicht ausreichend partizipativ in die Ressort-, Betriebs- und Unternehmensentwicklung eingebunden;
7. Der Beitrag der mittleren Führungsebene wird nicht immer ausreichend gewürdigt.

In unseren Projekten zur Führungsorganisation arbeiten wir mit einer sogenannten *Aufgaben- und Kompetenzmatrix*, um die Management-, Führungs-, Steuerungs- und Koordinationsaufgaben im Pflegemanagement zu profilieren und präzise zu definieren.

> **Definition: Aufgaben- und Kompetenzmatrix**
>
> In einer *Aufgaben- und Kompetenzmatrix*
>
> - werden für alle wichtigen Aufgabenfelder oder Managementprozesse die konkreten Aufgaben und Kompetenzen der einzelnen Fach- und Führungspositionen in einer kompakten Matrix beschrieben; Der Vorteil liegt in der überschaubaren Struktur der tabellarischen Übersicht;
> - stehen die einzelnen Führungsebenen und -positionen in der Übersicht in Spalten nebeneinander (vertikale Achse: die Position). Der Vorteil liegt darin, dass die Aufgaben und Kompetenzen der unterschiedlichen Führungskräfte simultan nebeneinander erfasst werden können; man muss also nicht zwischen einzelnen Stellenbeschreibungen oder Aufgabenprofilen eines QM- oder Organisationshandbuches hin und her blättern oder springen, um die Zuständigkeiten zu klären;
> - wird eine Art prozessorientierter Aufgabenverteilungsplan erstellt, bei dem ersichtlich wird, wer in einem Aufgabenfeld z. B. etwas vorbereitet, wer diesen Vorgang dann übernimmt, wer in dieser Angelegenheit dann mit wem berät, wer welche Entscheidungen trifft, wer daran aktiv mitwirken darf, wer dann informiert usw. Der Vorteil liegt in einer prozessorientierten Betrachtung (horizontale Achse: der Prozess);
> - werden nicht nur die Führungspositionen in der Linie dargestellt, sondern auch die Fachkräfte in den Zentralen Diensten und Stabsstellen, so dass Schnittstellen zu diesen Bereichen deutlich werden (unterstützende Funktionen, zentrale Dienste). Der Vorteil liegt darin, dass einerseits die Führungsverantwortung in der Linienorganisation betont wird und andererseits die unterstützenden Bereiche verantwortlich im Prozess zugeordnet werden.

> **Praxisbeispiel: Aufgaben- und Kompetenzmatrix im Pflegemanagement einer Klinik (▶ Tab. 1.1)**

Die Aufgaben- und Kompetenzmatrix im Pflegemanagement kann durch weitere interprofessionelle Aufgaben- und Kompetenzmatrizen für die Bereiche erweitert werden (z. B. Notaufnahme, Ambulanz, Station, Intensiv- und Intermediate-Care-Einheiten, OP, Funktionsdiagnostik etc.). Dabei ist besonders darauf zu achten, dass die pflegerischen Fach- und Führungskräfte aufgrund ihrer Organisationsexpertise bezogen auf patientennahe Prozesse auch umfassende Beratungs-, Steuerungs-, Koordinations- und Entscheidungskompetenzen erhalten müssen. Die Präsenz und Nähe zum Patienten sowie das Eingebundensein in zahlreiche klinische Prozesse ermöglicht ihnen in der Regel eine optimale Übersicht über die Prioritäten, Ressourcen und Kapazitäten in ihrer Einheit. Deshalb sind im stationären Kontext vor allem das Aufnahme-, Entlassungs- und Belegungsmanagement sowie im Funktionsbereich die Leistungs- und Kapazitätsplanung/-steuerung in der Zusammenarbeit mit dem ärztlichen Dienst präzise zu definieren.

Innerhalb von pflegerischen Exzellenzprogrammen müssen folgende Managementprozesse und -instrumente in Anlehnung an das Magnet®-Krankenhauskonzeptes beschrieben und in der Praxis dargestellt werden:

- Mission, Vision, Werte und strategische Ziele des Pflegemanagements in Übereinstimmung mit den Unternehmenszielen
- Managementprozess für die jährliche Aufstellung, Umsetzung und Evaluation der Masterpläne (Plan der kurz-, mittel- und langfristigen Ziele des Pflege- und Patientenmanagements sowie der klinischen Betriebsorganisation, Qualitätspläne, Patientensicherheitspläne, Projektmasterplan mit Erfassung sämtlicher Projekte in der Patientenversorgung etc.)
- Managementprozesse zur Einstellung und Bindung von Pflegefachkräften
- Managementprozesse zur Sicherstellung einer bedarfsgerechten Personalplanung und -steuerung
- Managementprozess für eine halbjährliche Bedarfsermittlung, Aufstellung, Umsetzung und Evaluation von beruflichen Informations-, Fortbildungs- und Weiterbildungsmaßnahmen der pflegerischen Fachkräfte einschl. der akademischen Eliten in der Pflege
- Richtlinien und Verfahren im Bereich der Vertretung von Mitarbeiter/-inneninteressen (Stressbewältigung, Burnoutprophylaxe und Fürsorge für beeinträchtigtes Pflegepersonal, Diversität/Vielfalt, Rechte etc.)
- Berichts- und Bearbeitungspflichten bei Problemen im beruflichen Umfeld, bei inkompetenten, unsicheren und unprofessionellen Praktiken sowie bei interprofessionellen Konflikten
- Managementprozesse zur proaktiven Risikobewertung sowie zum Fehler- und Beschwerdemanagement.

Tab. 1.1: Auszug aus einer Aufgaben- und Kompetenzmatrix (eigene Darstellung)

Aufgabenfeld Managementprozess	Pflegedirektion	Pflegedienstleitung (Bereich)	Stations- und Funktionsbereichsleitungen	Pflegeexperten (»Bachelor am Bett«)	Unterstützende Funktionen/Dienste
Personal • Bedarfsermittlung • Planung • Änderung • Suche • Ausschreibung • Auswahl • Beurteilung • Entscheidung • Einstellung	• Erarbeitung des pflegerischen Personalplans (einschl. bereichsbezogene Pläne) innerhalb der Wirtschaftsplanung einschl. Personalveränderungen und leistungsbezogene Prognose • Vorgabe von Prinzipien, Regeln, Verfahren und Kennzahlensystemen zur Personalbedarfsermittlung in der Pflege • Genehmigung von außerplanmäßigen Änderungen (Soll-Ist-Abweichungen) im bereichsbezogenen Stellenplan	• Ermittlung des qualitativen und quantitativen Personalbedarfs unter Einhaltung der betrieblichen und gesetzlichen Vorgaben • Prüfung der Einhaltung des pflegerischen Personalplans des Bereichs • Beantragung/Begründung von Soll-Ist-Abweichungen im bereichsbezogenen Stellenplan • Festlegung einer Such- und Personalmarketingstrategie (Printmedien, digitale Plattformen, Social Media, persönliche Netzwerke etc.)	• Erstellung von Anforderungsprofilen (formale Kriterien, fachliche, organisatorische, persönliche und soziale Kompetenz) • Sichtung von Bewerbungsunterlagen/Vorauswahl • Terminierung von Hospitationen und Vorstellungsgesprächen einschl. Einladung • Führen von Bewerbungsgesprächen und Empfehlungen zur Einstellung anhand Kurzbeurteilungsbogen	• Fachliche Begleitung von Hospitationen und Bewerbungsgesprächen • Feedback anhand Beobachtungsbogen	Personalabteilung • Personalkostenhochrechnungen (einschl. systematische Berücksichtigung von Tarifänderungen) für die Wirtschaftsplanung im Folgejahr • Ggf. Beratung zur tariflichen Einstufung • Vertragsabschluss Zentrales Bewerbungsmanagement • Verwaltung der eingehenden Bewerbungen einschl. Prüfung der Erfüllung von definierten Voraussetzungen (tabellarischer Überblick) Personalmarketing und Social Media-Strategie

Das strukturelle Empowerment der Pflege fordert eine klare Beschreibung der Zuständigkeiten und Befugnisse im Management und im klinischen Betrieb.

1.3 Interprofessionalität, duale Führung und klinische Bereichskonferenzen

Die *traditionale Krankenhausorganisation* orientiert sich nicht an den eigentlichen klinischen Prozessen. Das dominierende traditionale Strukturprinzip der Organisation liegt in den drei Säulen Medizin, Pflege und Verwaltung.

In diesen Säulen werden die Entscheidungen innerhalb klarer Hierarchien getroffen (▶ Abb. 1.2):

1. ärztlicher Dienst: Chefarzt/-ärztin – Oberarzt/-ärztin – Assistenzarzt/-ärztin
2. Pflegedienst: Pflegedirektion – Pflegedienstleitung – Stationsleitung – Pflegefachpersonen;
3. Kaufmännisch-administrative Dienste: Kaufmännische Direktion/Prokuristen – Abteilungsleitungen – administrative Mitarbeitende

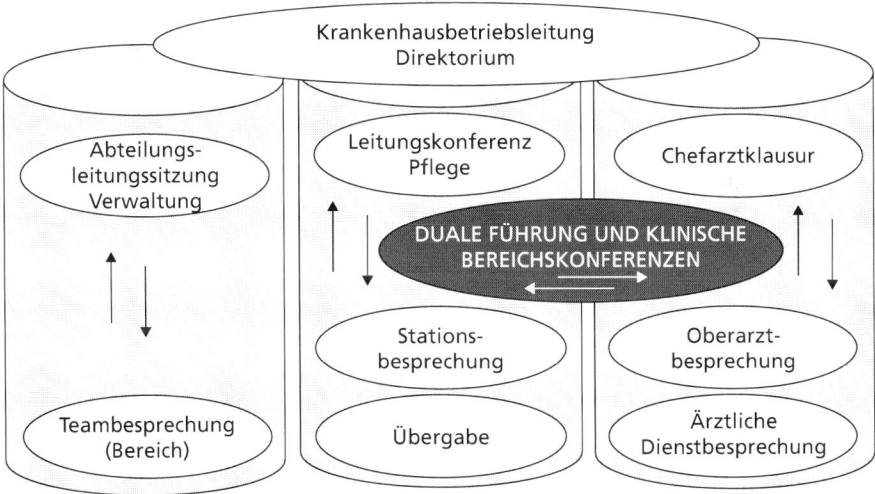

Abb. 1.2: Säulenorganisation

Die Informations-, Beratungs- und Entscheidungsprozesse vollziehen sich in dieser traditionalen Krankenhausorganisation fein säuberlich abgegrenzt innerhalb dieser Säulen. In vielen Kliniken ist die Krankenhausbetriebsleitung immer noch die einzige institutionalisierte interprofessionelle Entscheidungsebene in der Betriebsorganisation. Die zentralen Probleme und Themen werden entlang der Säulen immer wieder »hoch und runter gespielt«. Die Krankenhausbetriebsleitung versucht dann als zentrale Steuerungsinstanz im klinischen Betrieb zahlreiche organisatorische Probleme und Konflikte zu bearbeiten. Und das auch noch fernab vom eigentlichen Tagesgeschäft der patientennahen Bereiche. Die Experten an der Basis suchen die oberen Führungsebenen auf, um Lösungen für ihre offenen Baustellen zu erhalten. Und sie wundern sich, wenn sie dann »von oben« praxisferne Lösungen bekommen, welche ihre Probleme und Konflikte nicht nachhaltig lösen, sondern teilweise nur verschieben oder sogar verschärfen. Dies führt zu fehlendem Verständnis sowie fehlender Nachvollziehbarkeit und Nachhaltigkeit von Entscheidungen, die häufig von der Realität an der Basis weit entfernt sind.

In einer traditionalen Krankenhausorganisation nehmen Ärzte und Ärztinnen nur in Ausnahmefällen an den Dienstbesprechungen der pflegerischen Einheiten teil. In diesen Unternehmen nehmen pflegerische Fachkräfte auch nur vereinzelt an ärztlichen Besprechungen teil. Die Berufsgruppen leben in getrennten Welten mit eigenem Denken, mit eigener Sprache und mit eigenen Interessen. Organisationsexperten, die nicht aus dem Gesundheitswesen kommen, kann man nicht wirklich erklären, warum Berufsgruppen, die am Patienten »Hand in Hand« arbeiten, ihre Personal- und Organisationsprobleme ganz »ungestört« in voneinander getrennten Besprechungen lösen wollen.

Das Krankenhaus der Zukunft setzt auf eine *duale Führung*, d. h., die wesentlichen klinischen Organisationsberatungen, -optimierungen und -entscheidungen erfolgen interprofessionell auf Augenhöhe zwischen ärztlichen und pflegerischen Führungskräften (▶ Abb. 1.3).

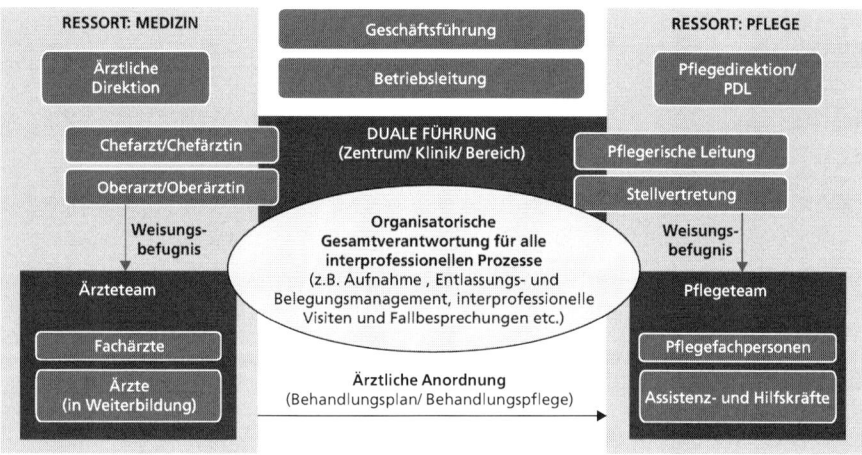

Abb. 1.3: Duale Führung in Zentren, Kliniken und Bereichen

Fachlich sind die Führungskräfte innerhalb der Berufsgruppen selbstverständlich immer noch verantwortlich für die Vorgabe von fachlichen Standards und Verfahren, die Überwachung ihrer Einhaltung sowie die kontinuierliche Sicherung und Weiterentwicklung der fachlichen Qualität.

Die pflegerischen Leitungen sind dienstvorgesetzt und weisungsbefugt gegenüber den Pflegefachpersonen sowie den pflegerischen Assistenz- und Hilfskräften. Die leitenden Ärzte (Chefärzte/Chefärztinnen und Oberärzte/Oberärztinnen) sind dienstvorgesetzt und weisungsbefugt gegenüber den Assistenzärztinnen und -ärzten.

Im medizinischen Behandlungsprozess einschließlich der definierten fachlichen Anordnungen und Delegationsregeln in der Behandlungspflege trägt der behandelnde Arzt die Verantwortung. Unabhängig von der fachlichen Verantwortung und Haftung innerhalb der Professionen Pflege und Medizin sind allerdings zahlreiche organisatorischen Strukturen, Prozesse und Schnittstellen interprofessionell zu organisieren. Eine Vielzahl von klinischen Prozessen und Standards rund um die fachliche Kernaufgabe in der Patientenversorgung müssen hier berufsübergreifend gesteuert werden, um das bestmögliche Ergebnis am Patienten zu erreichen: interprofessionelle Visiten, das Aufnahme-, Entlassungs- und Nachsorgemanagement, die Belegungssteuerung usw.

Die Pflege kann die Qualität ihrer Prozesse nur sichern, wenn die unterstützenden fachlichen und organisatorischen Aufgaben durch die Ärzte optimal erbracht werden und umgekehrt. Dies führt zu einer dualen Organisationsverantwortung mit kollegialen und einvernehmlichen Entscheidungsprozessen auf Augenhöhe. Medizinische Entscheidungen innerhalb einer Visite trifft der zuständige Arzt/die Ärztin. Die Fragen wann, wer, mit wem, wie eine interprofessionelle Visite organisatorisch durchzuführen hat, muss allerdings berufsgruppenübergreifend nach Anforderungen der Gesamtorganisation definiert werden und kann sich nicht nur an den Anforderungen, Vorstellungen und Bedürfnissen einer Berufsgruppe orientieren.

Den Berufsgruppen im hierarchischen Expertensystem Krankenhaus fällt es oft schwer, sich in ein neues Setting zu begeben, in dem Hierarchien nicht dominieren, sondern gemeinsam auf Augenhöhe organisatorische Lösungen gefunden werden müssen. Es gibt im Bereich des ärztlichen Dienstes immer noch viele Vertreter, die aus ihrer Expertenrolle in der medizinischen Diagnostik und Behandlung automatisch auch eine dominierende Rolle in der Planung, Steuerung und Überwachung der klinischen Betriebsorganisation ableiten. Ärzte und Ärztinnen müssen im Tagesablauf häufig an völlig unterschiedlichen Einsatzorten hochkomplexe und spezialisierte Leistungen erbringen. Warum sollten sie dann die Organisationsverantwortung für interdisziplinäre und interprofessionelle Betriebseinheiten, Strukturen und Abläufe ganz allein übernehmen?

Die duale Führung für eine klinische Betriebseinheit (z. B. Abteilung, Station, Funktionsbereich) setzt sich zusammen aus mindestens einer pflegerischen Leitungskraft und einem Leitenden Arzt bzw. einer Leitenden Ärztin (Chefarzt/ Chefärztin oder Oberarzt/ Oberärztin).

Auf der ärztlichen Seite kann die Organisationsverantwortung von den Chefärzten und Chefärztinnen auf umfassend entscheidungsbefugte und bereichsverantwortliche Oberärzte und Oberärztinnen übertragen werden. Insgesamt gibt es hier je nach Klinik und Pflegebereich ganz unterschiedliche Möglichkeiten und Varianten der Gestaltung. In größeren Pflegebereichen oder interdisziplinären Bereichen sind mehrere leitende Pflegekräfte und mehrere leitende Ärzte/Ärztinnen in die duale Leitungsstruktur einzubeziehen.

Die duale Führung trifft sich regelmäßig zu *interprofessionellen Leitungssitzungen*, in denen wesentliche Entscheidungen und Vereinbarungen getroffen werden, z. B.:

- Identifizierung und Analyse von Problemen, Engpässen und Hindernissen in der klinischen Organisation;
- Suche nach organisatorischen Lösungen, Vereinbarung gemeinsamer Ziele sowie Festlegung und Evaluation von Umsetzungsmaßnahmen innerhalb gemeinsam vereinbarter Aktionspläne;
- Interprofessionelle Beratung von Anforderungen und Auswirkungen der jeweiligen Personalplanung und Personaleinsatzplanung der Berufsgruppen;
- Planung und Umsetzung der interprofessionellen Fortbildung;
- Gemeinsame interne Informationsarbeit zu Sicherung maximaler Transparenz;
- Planung und Umsetzung der interprofessionellen Informations- und Öffentlichkeitsarbeit für den Bereich;
- Förderung der interprofessionellen Zusammenarbeit und Vertrauensbildung einschl. interprofessionelles Konfliktmanagement;
- Erarbeitung von schriftlichen Betriebskonzepten sowie Zentraldokumenten zur klinischen Organisation (z. B. Geschäfts-, Dienst- oder Klinikordnung, Prozess- und Verfahrensanweisungen, Aufgaben- und Kompetenzmatrizen, Aufgabenprofile etc.);
- Vertrauliche Beratung und wechselseitige Unterstützung in der Personalauswahl, -beurteilung und -führung einschl. einzelne kritische Leistungs-, Haltungs- und Verhaltensabweichungen in den Berufsgruppen.

Die Zukunft des Besprechungswesens im klinischen Betrieb liegt in *klinischen Bereichskonferenzen*, die von der dualen Leitung einberufen werden. Ergänzend können agile Besprechungsformate wie »Huddles«, »Daily-Stand-Up-Meetings«, »Teamboards« etc. im operativen Tagesgeschäft genutzt werden (▶ Kap. 2.3). Alle diese Konferenzformate sind multiprofessionell, dezentral und agil!

   »*Multiprofessionell*« bedeutet, dass hier verschiedene Berufsgruppen in die Beratung, Entscheidung, Umsetzung und Evaluation der klinischen Organisation eingebunden sind.

   »*Dezentral*« meint, dass die eigentlichen Entscheidungen der Organisation der Patientenversorgung (innerhalb der allgemeinen Rahmenvorgaben der Geschäftsführung und der Krankenhausbetriebsleitung) von den klinischen Fach- und Führungskräften an der Basis in den patientennahen Bereichen und nicht auf den oberen Führungsebenen getroffen werden.

   »*Agil*« bedeutet, dass in diesen Konferenzen – wenn sie erst einmal gut etabliert sind – schneller und effektiver an praktikablen Lösungen gearbeitet werden kann als im klassischen Besprechungswesen oder im komplexen Projektmanagement vieler Kliniken. Die gemeinsam erarbeiteten Lösungen zeichnen sich in der Regel durch eine höhere Praxisnähe und breitere Akzeptanz aus.

   Die Einführung derartiger Konferenzformate ist nicht immer einfach, da die Berufsgruppen es eher gewohnt sind, innerhalb ihrer Professionen zu agieren und sich dort sicher fühlen. Die Implementierung sollte in einem gut begleiteten Prozess geschehen. Sie sollte von Trainingsmaßnahmen zur interprofessionellen Kommunikation und Zusammenarbeit flankiert werden.

> **Definition: Klinische Bereichskonferenzen**
>
> In klinischen Bereichskonferenzen treffen sich leitende Ärzte, Ärztinnen und pflegerische Führungskräfte sowie weitere relevante Fachkräfte aus Diagnostik, Patientenbetreuung, Therapie, Fallsteuerung und Administration, um den klinischen Betrieb gemeinsam zu organisieren. Die Sitzungen finden in personeller Kontinuität und in definierten Intervallen (z. B. alle vier, sechs oder acht Wochen) statt. Die Sitzungen werden von einer akzeptierten Leitung moderiert, die Ergebnisse in einem Protokoll mit Aktionsplan dokumentiert (Wer? Was? Bis Wann?).

Durch die klinischen Bereichskonferenzen werden die Hierarchien sowie die fachliche und haftungsrechtliche Verantwortung der Berufsgruppen nicht nivelliert, sondern respektiert und in der organisatorischen Lösung berücksichtigt. Nachdem grundsätzliche Betriebskonzepte und Prozessstandards in den klinischen Bereichskonferenzen einvernehmlich und verbindlich erarbeitet wurden, müssen sie durch die ärztlichen und pflegerischen Leitungen jeweils innerhalb ihrer hierarchischen Expertenorganisation in Medizin und Pflege freigegeben werden. Umsetzung und Evaluation der organisatorischen Regelungen erfolgen dann innerhalb gemeinsam vereinbarter und verbindlicher Aktionspläne. Die organisatorischen Entscheidungen werden von den zuständigen Führungskräften einvernehmlich getroffen. Dabei übernehmen alle anderen Mitglieder der Klinischen Bereichskonferenz eine beratende Funktion innerhalb des Gremiums.

Die Teilnehmer der klinischen Bereichskonferenz analysieren gemeinsam die aktuellen Herausforderungen in der Organisation, legen Ziele und Maßnahmen zur Verbesserung der klinischen Prozesse fest, planen konkrete Projekte und Maßnahmen zur erfolgreichen Umsetzung und prüfen die Ergebnisse.

Aus unserer Sicht reicht es nicht, neue organisatorische Zuständigkeiten, Tagesablaufstrukturen, Prozesse und Regelungen in diesen Konferenzen gemeinsam zu erarbeiten, sie dann durch die Führungskräfte nur freizugeben und zu verkünden. Verkündung bedeutet noch lange nicht Akzeptanz und Umsetzung. Neue Prozesse und Regelungen werden vielerorts nicht wirklich verankert, führen immer wieder zu Uneinigkeit und Diskussionen, müssen immer wieder erklärt werden oder werden wider besseren Wissens einfach nicht beachtet. Die Erfahrung zeigt, dass in Organisationsbesprechungen und -projekten immer wieder gute Lösungsansätze erarbeitet und gemeinsame Vereinbarungen getroffen wurden, die dann am Ende in der Praxis aus unterschiedlichen Gründen scheitern. Teilweise fehlt das richtige Verständnis, teilweise fehlt die Akzeptanz, teilweise fehlt die Verbindlichkeit und Verhaltensdisziplin in der Umsetzung. Treten erste Reibungsverluste auf, fallen mehrere Organisationsbeteiligte einfach wieder zurück in alte Muster und Gewohnheiten. Wir empfehlen deshalb dringend die systematische Evaluation von gemeinsam erarbeiteten Prozessstandards in der Praxis.

1 Magnet®-Konzept, Empowerment und Zusammenarbeit

 Praxisbeispiel: Evaluation von stationären Prozessen

Nachfolgend zeigen wir am Beispiel eines stationären Evaluationsbogens, wie interprofessionell erarbeitete Prozessstandards täglich überprüft werden.

Tab. 1.2: Stationärer Evaluationsbogen

Woche vom bis	Zuständig für Doku.	Mo	Di	Mi	Do	Fr
Gemeinsamer Stations-Check bei Dienstbeginn auf der Station durchgeführt (Arzt/Pflegefachperson)						
Die geplanten Entlassungstermine für alle Patienten sind überprüft und ggf. aktualisiert						
Entlassungspapiere liegen rechtzeitig zur Entlassung um 11.00 Uhr vor						
Visitenbeginn 9.00 Uhr						
Oberarztvisite hat für alle Patienten der Station am definierten Tag stattgefunden						
Pflegebegleitung bei der Visite war gewährleistet						
Störungen während der Visite? (Bitte benennen)						
Ärztliche Anordnungen im grünen Anordnungsblatt komplett erfasst*						
Neuaufnahmen vollständig Arzt						
Neuaufnahmen vollständig Pflege						
Alle geplanten Entlassungen sind bis 11.00 Uhr ordnungsgemäß mit vollständigen Unterlagen erfolgt						
Ungeplante Entlassungen/Spontanentlassungen (Bitte Anzahl angeben und begründen)						

*die ärztliche Anordnung sämtlicher Maßnahmen, die aufgrund der Einschätzung des Patientenstatus, der Befunde und des Diagnostik- und Behandlungsplans absehbar sind (keine Verschiebung von absehbaren Anordnungen in den weiteren Tagesablauf).

Am Ende der Woche geprüft:

_____   _____
Unterschrift Oberärztin/Oberarzt   Unterschrift pflegerische Leitung

Im Gesundheitswesen werden zukünftig die meisten organisatorischen Entscheidungen der patientennahen Versorgung inter- und multiprofessionell in dualen Leitungssitzungen und klinischen Bereichskonferenzen getroffen. Hier können die klinisch Verantwortlichen die Qualität der Organisation kontinuierlich verbessern, interprofessionelle Konflikte lösen, die vertrauensvolle Zusammenarbeit vertiefen, verbindliche Vereinbarungen treffen und den Prozesserfolg evaluieren. Die oberen Führungsebenen (Geschäftsführung, Krankenhausbetriebsleitung etc.) werden entlastet, weil die Experten an der Basis mit hoher Selbstverantwortung und Wirksamkeit die Organisation verbessern. Die Qualität in der Patienten- und Bewohnerversorgung sowie die Mitarbeiterzufriedenheit werden dadurch deutlich gesteigert.

1.3.1 Zusammenarbeit auf Augenhöhe braucht eine psychologische Sicherheitskultur.

Alle sprechen von Fehlerkultur. Zielführender erscheint uns der Begriff der *psychologischen Sicherheitskultur*. Psychologische Sicherheit ist ein Kernmerkmal erfolgreicher interprofessioneller Teams.

> **Definition: Psychologische Sicherheitskultur**
>
> Eine psychologische Sicherheitskultur ist charakterisiert durch folgende Merkmale:
>
> - Die Teammitglieder gehen respektvoll miteinander um; die Kommunikation ist geprägt von fachlicher und persönlicher Akzeptanz.
> - Die Teammitglieder haben Vertrauen und fühlen sich sicher, auch wenn sie Fehler begehen und Defizite und Schwächen zeigen.
> - Die Teammitglieder verstehen Fehler als Ausgangspunkt von Lernprozessen und nicht als Grund für Schuldzuweisung und Bestrafung. Sie werden ermuntert angstfrei aus ihren Fehlern zu lernen.
> - Die Teammitglieder dürfen Bedenken äußern, Fragen stellen und ihre Meinung offen artikulieren, ohne negative Konsequenzen fürchten zu müssen.
> - Die Teammitglieder sind in ihrem Handeln und in Ihrem Dialog auf gemeinsame Ziele und das bestmögliche Ergebnis ausgerichtet.

»Es ist anzunehmen, dass Teams, die erfolgreich multiprofessionell zusammenarbeiten, eine hohe psychologische Sicherheit aufweisen, in der es möglich ist, dass eine Pflegefachkraft auch die Aussage eines Arztes kritisch hinterfragen darf. Dort, wo das gelebt wird, gibt es offenbar eine gemeinsame Ausrichtung auf das bestmögliche Ergebnis für die Patienten, und die Vorurteile gegenüber den anderen Professionen wurden zugunsten einer patientenzentrierten Zusammenarbeit aufgegeben.« (Starker et. al. 2022, S. 140)

1.3.2 Fazit

Traditionelle Krankenhausstrukturen basieren auf getrennten Säulen und Hierarchien in Medizin, Pflege und Verwaltung. Diese nach wie vor vorhandene Siloorganisation erschwert interprofessionelle Zusammenarbeit und führt zu alltags- und praxisfernen Entscheidungen. Gerade in Krisenzeiten wird vermehrt auf Zentralisierung, direktiven Führungsstil und scharfe Abgrenzung der Berufsgruppen gesetzt. Wir plädieren für ein modernes Führungsmodell mit dualer Leitung aus ärztlicher und pflegerischer Führung auf Augenhöhe. Zentrale Entscheidungsprozesse sollen dezentral, multiprofessionell und agil in klinischen Bereichskonferenzen erfolgen. Diese Konferenzen ermöglichen praxisnahe Lösungen, stärken die Selbstverantwortung der Fachkräfte und entlasten die oberen Führungsebenen. Voraussetzung dafür ist eine psychologische Sicherheitskultur, in der alle Berufsgruppen vertrauensvoll miteinander kommunizieren und gemeinsam Verantwortung übernehmen – für eine bessere Patientenversorgung und ein konstruktives Miteinander im Team.

2 Organisationen und Führung im Wandel – von direktiv bis agil

2.1 Die Evolution von Organisationen in der Geschichte der Menschheit

Der ehemalige Wirtschaftsprüfer und Vordenker zukünftiger Organisationen Frederik Laloux hat in seinem Grundlagenwerk »Reinventing Organizations« (zu deutsch etwa: »sich immer wieder neu erfindende Organisationen«) eine beeindruckende Geschichte der menschlichen Organisation von den Anfängen bis zur nahenden Zukunft geschrieben (Laloux, 2015).

So wie sich unser menschliches Bewusstsein entwickelt hat, so hat sich fortlaufend unser Denken und Handeln in Organisation historisch durch mehrere Phasen und Umbrüche hindurch immer weiterentwickelt. In jeder dieser Phasen, die Laloux mit Farben markiert (rot-bernstein-orange-grün-petrol) haben sich die Organisationen als Reaktion auf die sich verändernden wirtschaftlichen, sozialen und politischen Bedingungen weiterentwickelt. Dabei sind sie immer humaner geworden. Wer Laloux liest, erkennt, dass wir Menschen bereits mehrere Stadien des organisationalen Reifegrads durchschritten haben und gerade wieder in einem historischen Umbruch der Veränderung unserer Organisationen stehen. Das wird auch das Gesundheitswesen radikal verändern.

Die Geschichte der Organisation beginnt mit der Phase der sogenannten *tribalen Organisation* (Farbe: Rot). Der Begriff »tribal« bezieht sich auf eine Stammeskultur. Die Menschen ziehen in Gruppen durch die Welt, die wie Wolfsrudel ihre eigene Existenz sichern. Es gibt eine Arbeitsteilung zwischen den Gruppenmitgliedern und es gibt Anführer mit klarer Autorität, Befehlsgewalt und persönlicher Loyalitätsverpflichtung: »Ich zähle auf euch – gnadenlos und bedingungslos!«. Regeln werden über Drohung und Sanktionierung durchgesetzt. Noch heute finden wir in unserer modernen Gesellschaft tribale Organisationen, die ganz impulsiv auf Angst und Schrecken aufgebaut sind, z. B. die Mafia oder Straßengangs. Und auch in unseren modernen Unternehmen schleichen sich ab und zu in Nischen tribale Verhaltensmuster ein: dann setzen Einzelne gern einmal wieder auf persönliche Loyalitätsbindung mit bedingungslosem Gehorsam, auf Gruppenzwang und Sippenhaft sowie auf öffentliche Bestrafung mit Abschreckungseffekt.

In der Phase der *traditional-konformistischen Organisation* (Farbe: Bernstein) herrscht vor allem Ordnung. Strukturen und strenge Verfahren werden auf lange Sicht etabliert und ungern wieder hinterfragt, denn das Höchste der Organisation sind ewige Werte und eigene Stabilität. Es entstehen Staaten und Institutionen mit zahlreichen Gesetzes- und Regelwerken und mit Bürokratie: »Hoch lebe der Vorgang«! Die Menschen sollen Regeln der »Obrigkeit« nicht hinterfragen, sondern sich anpassen. Anweisung, Durchsetzung und Kontrolle erfolgen autoritär von der hierarchischen Spitze bis nach unten. Staaten, Armeen und die katholische Kirche sind stark nach diesem Organisationskonzept aufgebaut.

In der Phase der *modernen leistungsorientierten Organisation* (Farbe: Orange) geht es um ehrgeizige Ziele, Leistung und Wettbewerb zwischen den Organisationen: »Die Besten werden gewinnen«. Strukturen, Prozesse und Technologien werden durch ständige Innovation verändert. Das Management gibt Zielvorgaben, aber erlaubt Handlungsspielräume in der Umsetzung. Große multinationale Konzerne richten sich in der Regel nach diesem Organisationsprinzip aus und auch das Gesundheitswesen agiert häufig noch in diesem Muster.

In der Phase der *postmodernen Organisation* (Farbe: Grün) stehen Werte und soziale Grundhaltungen im Vordergrund der Organisation. Strukturen und Verfahren werden nach ihrem Sinn sowie dem menschlichen und gesellschaftlichen Nutzen hinterfragt. Es bestehen zwar noch Hierarchien, aber diese sind flach und unterstützen vertrauensvoll Teams (»Organisationsfamilien«), die hohe Bindung erzeugen und eigene Entscheidungen treffen. Wir befinden uns gerade im Umbruch zur postmodernen Organisation, bei der die reine Profitsucht der Unternehmen mit Blick auf ihre soziale Verantwortung und Nachhaltigkeit hinterfragt wird.

In der *integral-evolutionären Organisation* (Farbe: Petrol) tritt das Ego komplett hinter die Gemeinschaft zurück. Die Mitarbeitenden in diesen Organisationen, die Gemeinschaften und Teams führen sich selbst ohne Führungskräfte. Systeme, die sich immer wieder agil und flexibel auf neue Anforderungen von innen und außen einstellen und sich immer wieder erneuern. Frederik Laloux zeigt anhand von Praxisbeispielen auf, dass wir auch in unserer Zeit weltweit bereits einzelne Unternehmen finden können, die jetzt schon auf diesem für viele von uns noch visionären Organisationsniveau arbeiten.

Ausgehend vom Laloux-Modell haben wir aufgezeigt, wie sich innerhalb der letzten 30–40 Jahre ein Wandel in unseren Gesundheitsorganisationen vollzogen hat, den wir in fünf Phasen unterteilen können (vgl. Röhrßen & Stephan, 2021):

- *Traditional und personenzentrierte Gesundheitsunternehmen 1.0*
  »Traditionale Organisation mit personenzentrierte Chefkultur«
  In dieser Phase, in der sich noch vor 30 Jahren viele Gesundheitsunternehmen befanden, ist die Organisation noch stark auf ewige Tradition und Stabilität ausgerichtet (siehe traditional-konformistische Organisation nach Laloux). Die Aufstellung und Durchsetzung von Werten, Strukturen und Verfahren erfolgt dabei stark personenzentriert. Einzelne exponierte Führungskräfte und Experten setzen »ihre« Regeln in ihrem Bereich autoritär um. Deshalb sprechen wir hier von einer »rule of man« (Herrschaft des einzelnen Menschen). In dieser personenzentrierten Expertenorganisation dominieren Vorstehende/Direktoren und Direktorinnen, Ordensoberer und Oberinnen, Chefärzte und Chefärztinnen jeweils in »ihrem« kaufmännischen, pflegerischen oder medizinischen Ressort. Die Übertragung von Aufgaben und Verantwortung erfolgte durch die Chef-

etage und die Verantwortung kann jederzeit wieder entzogen werden. In einigen Kliniken und Pflegeeinrichtungen finden wir auch heute immer noch Relikte aus dieser Zeit. Das Problem dieser Organisationsform liegt in dem paradoxen Zusammenspiel einer starren bürokratischen Ordnung mit einer starken Personenabhängigkeit und Willkür. Hoch leben die Struktur, der Vorgang und die Disziplin, aber der Chef kann dies auch jederzeit nach Belieben wieder ändern.

- *Gesundheitsunternehmen mit differenzierter Verantwortungsstruktur 2.0*
  »Management by Objectives & Delegation«
  In dieser Phase werden unterhalb der hierarchischen Spitze eigene Delegationsbereiche und Handlungsspielräume für die mittlere und untere Führungsebene aufgebaut. Die mittleren und unteren Führungskräfte sowie die Fachkräfte erhielten über operationale Zielvorgaben (»Management by Objectives«) und eigene Aufgaben- und Verantwortungsbereiche (»Management by Delegation«) einen Rahmen für eigenverantwortliches Handeln. In mittelständischen Unternehmen der Wirtschaft in Deutschland wurde dieses Denken vor allem durch das sogenannte »Harzburger Modell« in den 1950er und 1960er Jahren bekannt. In den Kliniken und Pflegeeinrichtungen setze sich dieser Ansatz erst später in den 1990er Jahren durch. In Kliniken und Pflegeeinrichtungen wurden die ersten Organisationshandbücher mit Stellenbeschreibungen geschrieben. Nun stehen die normativen Strukturen und Regeln selbst (»Rule of Law«) über der persönlichen Autorität der Chefs (»Rule of Man«). In dieser Phase wurde die Bedeutung des mittleren Managements als Leistungs-, Erfolgs- und Qualitätsfaktor stärker betont. Bereichs-, Abteilungs-, Stations-, Funktionsdienst-, Wohnbereichs-, Team- und Gruppenleitungen in der Pflege erhielten feste Kompetenzen und Befugnisse. Führungsqualifizierungen nahmen deutlich zu. Das Problem des verantwortungsstrukturierten Krankenhauses liegt allerdings in der Inflexibilität der Strukturen und dem Fokus auf Aufgaben und Zuständigkeiten, aber nicht auf Kunden und Prozesse.

- *Prozessorientierte Gesundheitsunternehmen 3.0*
  »Zertifizierte Qualität und klinisches Prozessmanagement«
  In dieser Phase der Prozessorientierung richten sich die Gesundheitsunternehmen stärker auf die äußeren Anforderungen aus: die gesetzlichen, wirtschaftlichen und fachlichen Anforderungen in einem dynamischen Umfeld und Markt sowie die ständig steigenden Ansprüche und Erwartungen von Kunden, Patienten und Patientinnen, Bewohnenden, Angehörigen, Gästen, Einweisenden Gesetzgebenden, Kostenträgern, öffentliche Administration und Politik. Jetzt geht es weniger um Strukturen, sondern verstärkt um Prozesse und Qualität. Die Unternehmen etablieren zertifizierte Qualitätsmanagementsysteme allgemein für das ganze Unternehmen (z. B. ISO oder EFQM) oder speziell für einzelne Leistungsangebote nach speziellen Vorgaben einzelner Fachgesellschaften bzw. unabhängiger Prüfungsinstitute (z. B. OnkoZert für die Onkologie). Die Abläufe wurden in Verfahrensanweisungen beschrieben. Prozesse wurden analysiert, optimiert, auditiert und evaluiert. Das Prozessmanagement löst sich inzwischen stärker von der Systematik einzelner Zertifizierungssysteme. Neue Berufsbilder wie »Prozessmanager«, »Case-Manager«, »Koordinatoren« etc. ergänzen die Strukturorganisation.

- *Postmoderne Gesundheitsunternehmen 4.0*
  »Agil-hybride Organisationen und selbstorganisierte Teams«
  Wir leben in Zeiten des Umbruchs. Wenn immer mehr Abläufe schriftlich in Prozesslandkarten und -schaubildern und in Verfahrensanweisungen mit komplexen Algorithmen schriftlich fixiert werden, frustriert dies die Menschen. Die Unternehmen erkranken an »chronischer Prozessitis«. Häufig kommen Änderungsdienst und Dokumentenlenkung im QM-Stab nicht mehr hinterher, weil sich die Prozesse schneller ändern, als erwartet. Vor allem die neuen Generationen Y und X wollen mehr Selbstverantwortung, Spielräume und Flexibilität. Sie wollen aus dem engen Korsett der klassischen Führungs-, Struktur- und Prozessansätze heraus. Viele Gesundheitsunternehmen befinden sich in einem radikalen Umbruch. Das Tempo der Veränderung nimmt auch mit der digitalen Transformation ständig zu. Wozu lange Handbücher und Leitlinien, wenn die künstliche Intelligenz mir hilft? Die digitale Prozessbürokratie in den Intranets der Kliniken führt zu einem Kollaps der Übersteuerung. In der postmodernen Unternehmensorganisation bleibt eine flache Hierarchie bestehen, aber es entsteht ein neuer Spirit in agilen Teams, welche von gemeinsamen Werten getragen sind und sich mit weniger Struktur- und Prozessvorgaben schneller und flexibler selbst organisieren.
  »Postmoderne Organisationen behalten die leitungsorientierten hierarchischen Strukturen moderner Organisationen bei, geben aber die Mehrheit der Entscheidungen an die Arbeiter und Angestellten weiter, die so weitreichende Entscheidungen treffen können, ohne sich die Genehmigung des Managements einzuholen. Die Menschen, die direkt mit den Anforderungen der täglichen Arbeit zu tun haben, kennen die unzähligen kleinen Probleme im Arbeitsablauf am besten. Deshalb sollte ihnen das Vertrauen entgegengebracht werden, dass sie bessere Lösungen finden können als Experten, die aus weiter Ferne auf die Situation schauen. […] Dezentralisierung und Empowerment in einer großen Organisation zu implementieren ist schwierig. Das leitende und mittlere Management muss seine Macht mit allen Mitarbeitern teilen und einen Teil seiner Kontrolle aufgeben. […] Den Mitarbeitern wird das Vertrauen entgegengebracht, dass sie die richtigen Entscheidungen treffen, wobei sie sich an einer Reihe gemeinsamer Werte orientieren, statt an dicken Regelbeschreibungen und Absprachen.« (Laloux, 2015, S. 32 f.)
- *Integral-evolutionäre Gesundheitsunternehmen 5.0*
  »Selbstorganisation und Selbstführung«
  Bei der integral-evolutionären Organisation richtet sich alles konsequent am Unternehmenszweck aus, der zu Beginn durch einen Gründer definiert und später von den Mitarbeitenden weiter differenziert und immer wieder erneuert wird. Alle Mitarbeitenden sollen aus dem gemeinsam bestimmten Unternehmenszweck einen tieferen Sinn für ihre Arbeit ableiten, so dass sich eine hohe Eigenmotivation entwickeln kann. Das Unternehmen verzichtet vollkommen auf Führungskräfte und setzt allein auf die Verantwortung und Fähigkeiten jedes Einzelnen (Selbstführung) sowie selbstorganisierter Teams. Der Einzelne ist kein Kästchen mehr in einem Organigramm, sondern übernimmt eine Rolle, die immer wieder auf Augenhöhe besprochen und einvernehmlich geändert werden

kann.

Es gibt ein großes Vorbild einer solchen zukunftsweisenden Organisationsform in Europa: das 2006 in den Niederlanden gegründete und inzwischen internationale ambulante Pflegeunternehmen Buurtzorg (übersetzt etwa: »Nachbarschaftshilfe«) mit über 10.000 Mitarbeitenden, dass nach dem Prinzip teamorientierter Selbstorganisation vor Ort aufgebaut ist (vgl. Laloux, 2015, S. 61–72). Die regionalen Teams haben eine Größe von etwa zwölf Mitarbeitenden. Die Verwaltungs-, Management- und Führungsaufgaben werden im Team verteilt und für die Besprechungen wird ein Moderator gewählt. Es gibt einen hohen Grad kollegialer Vernetzung, um sich Unterstützung z. B. in speziellen fachlichen Fragestellungen zu holen. Es werden freiwillige Arbeitsgruppen gegründet und manchmal werden vom Team nicht-pflegerische Mitarbeiter für Zusatzaufgaben außerhalb der Pflege eingestellt, etwa zur Entlastung von administrativen Aufgaben. Die Teams werden nach Bedarf von regionalen Beratern des Unternehmens oder von externen Moderatoren unterstützt, die sie selbst buchen können. Die regionalen Buurtzorg-Berater betreuen jeweils etwa 40–50 Teams. Es ist für viele erfahrene Führungskräfte unserer Zeit unvorstellbar, wie ein derartiges Unternehmen in Konzerngröße ganz ohne Führungskräfte funktionieren kann.

Eine Studie der Wirtschaftsprüfungsgesellschaft Ernst and Young ergab, dass Buurtzorg im Vergleich zu anderen Pflegediensten die Patientenanforderungen mit deutlich geringerem Zeitaufwand erfüllen konnte. Die Buurtzorg-Patienten erlangen in kürzerer Zeit ihre Autonomie zurück, werden seltener in die Notaufnahme von Krankenhäusern aufgenommen und hatten insgesamt kürzere Verweildauern in den Krankenhäusern als Patienten anderer ambulanter Pflegedienste. (vgl. Gray, 2015). Auch weitere Studien und Untersuchungen bestätigten die herausragende Qualität, Wirtschaftlichkeit und Mitarbeiterzufriedenheit bei Buurtzorg.

2.2 Führungsprozess und Führungsstil

2.2.1 Was bedeutet Führung?

Es gibt zahlreiche Definitionen von Führung und immer wieder tauchen in den zahlreichen Begriffsklärungen ähnliche Verben auf wie z. B. beeinflussen, lenken, leiten, inspirieren, motivieren, überzeugen, unterstützen, fördern, anleiten, begleiten, coachen, ermutigen, entscheiden, delegieren, steuern, organisieren usw.

Wir beantworten die Frage nach der Führung mit unseren zwei zentralen Führungskonzepten:

- dem partizipativen Führungsprozessmodell (das inhaltliche WAS und WANN im Prozess)

- dem Leadership Performance Navigator (das psychologische WIE in der Beziehung und Kommunikation)

Das *partizipative Führungsprozessmodell*, die Darstellung erfolgt im nächsten Kapitel (▶ Kap. 2.2.2), beschreibt die einzelnen systematischen Verfahrensschritte, die eine Führungskraft in der Beratung und Beteiligung, Entscheidung, Überzeugungsarbeit, Delegation, Kontrolle und Anpassung vornehmen muss, um erfolgreich gemeinsame Ziele zu erarbeiten, zu vereinbaren und umzusetzen. Das partizipative Führungsprozessmodell erklärt, was genau die Führungskraft im eigenen Führungshandeln alles tun muss. Es erklärt das verhaltensorientierte WAS der Führung in einzelnen Schritten.

Der *Leadership Performance Navigator* beschreibt die inneren Prozesse bei Führungskräften und Mitarbeitenden sowie die Interaktion und Beziehung zwischen ihnen. Das Konzept basiert auf Erkenntnissen der Neuropsychologie, der kognitiven Verhaltenspsychologie, der Psychotherapie und systemischen Therapie, der Kommunikationspsychologie sowie der Arbeits-, Betriebs- und Organisationspsychologie, die wir entsprechend in acht Dimensionen integriert haben:

1. Selbstmanagement (sich selbst steuern),
2. Selbstausdruck (stimmige Selbstaussagen treffen),
3. Modus-Change (den Zustand der Mitarbeitenden beeinflussen),
4. Beziehungsgestaltung (zwischen Führungskraft und Mitarbeitenden),
5. Sachinhalt/Fakten-Check,
6. Feedback mit Appell,
7. Zielverankerung und Delegation sowie
8. Kontrolle und Konsequenz.

Der Leadership Perfomance Navigator hilft Führungskräften, die einzelnen psychologischen Ebenen in einem Führungsprozess zu unterscheiden und wirksam zu intervenieren. Der Leadership Performance Navigator beschreibt also das psychologische WIE im Dialog.

2.2.2 Das partizipative Führungsprozessmodell

Unser partizipatives Führungsprozessmodell (▶ Abb. 2.1) umfasst sieben Verfahrensschritte, die im Ablauf durchlaufen werden:

Beratende Mitwirkung/Partizipation in der Entscheidungsvorbereitung

In dieser ersten Phase, der Entscheidungsvorbereitung, werden die Mitarbeitenden über Information und aktive Mitwirkung beratend eingebunden. Bei individuellen Problem- und Fragestellungen geschieht dies in der Regel in einem Mitarbeitergespräch, bei allgemeineren Fragestellungen erfolgt dies in der Regel im Team oder einer kleineren Gruppe.

2.2 Führungsprozess und Führungsstil

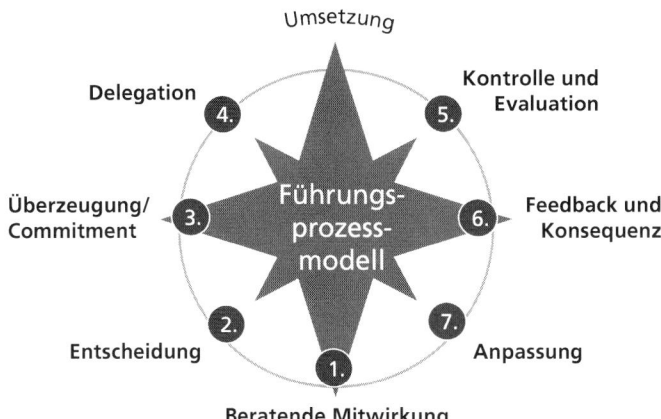

Abb. 2.1: Partizipatives Führungsprozessmodell (eigene Darstellung)

Die Führungskraft skizziert die Ausgangssituation und Ziele des Teams, des Bereichs oder des Unternehmens sowie die Anforderungen, die sich daraus ergeben. Die Führungskraft gibt Feedback und beschreibt die daraus abgeleitete Themen- und Fragestellung. Es findet eine gemeinsame vertiefende Problemanalyse, Zielfindung und Lösungssuche statt, an dem der Einzelne, das Team oder die Gruppe umfassend beteiligt wird. Partizipation hat drei große Vorteile: erstens führt die Beteiligung dazu, dass die Fragen und Probleme aus unterschiedlicher Perspektive beleuchtet werden. Zweitens kann die Führungskraft im Dialog so besser herausfinden, wo mögliche Akzeptanzprobleme, Widerstände und Hindernisse liegen. Drittens fördert Partizipation die wechselseitige Vertrauensbildung in der Beziehung zwischen Führungskraft und Mitarbeitenden. Im Rahmen der psychologischen Sicherheit am Arbeitsplatz ist die Partizipation ein entscheidender Faktor.

Entscheidung

Innerhalb der Organisation ist über Aufgabenverteilungspläne, Aufgabenprofile oder Kompetenzregelungen im Wesentlichen beschrieben, wer welche Entscheidung trifft. Bei hoher Delegationstiefe treffen Mitarbeitende in vielen Fällen ihre eigenen Entscheidungen. In den meisten Organisation sind zentrale Entscheidungen den Führungskräften vorbehalten (Ausnahme: Selbstorganisation und Selbstführung in integral-evolutionären Unternehmen).

Es gibt eine Faustregel: Je gelungener die Partizipation, desto leichter die Zielvereinbarung, desto einfacher die Umsetzung und desto höher die Akzeptanz und Zufriedenheit mit den Entscheidungen der Führungskraft sowie der empfundenen psychologischen Sicherheit der Mitarbeitenden.

Einige Führungskräfte tun sich bei diesem Verfahrensschritt schwer. Entscheidung braucht immer auch Entschlossenheit und Willenskraft. Wer nach reifer Analyse und Beteiligung weiter zögert, am liebsten keine Entscheidungen treffen will oder die Verantwortung für eine Entscheidung nicht übernehmen möchte

(»Laissez-faire«), leidet an der eigenen Entscheidungsinkompetenz und trägt zur Verunsicherung bei. Ein begründeter Reset zurück in die Partizipationsphase sollte die absolute Ausnahme sein. Natürlich ist jede Entscheidung immer mit einem gewissen Unsicherheitsfaktor und Risiko verbunden. Aber: keine Entscheidung ist auch eine Entscheidung! In den meisten Fällen ist die Nicht-Entscheidung keine echte Lösung. Bei mangelnder Entscheidungsfähigkeit liegt meistens ein persönliches Problem im Bereich des Selbst-, Konflikt- und Risikomanagements zugrunde (siehe Dimension *Selbstmanagement* in unserem Leadership Performance Navigator). Dann blockieren Ängste, Zweifel und Sorgen den Entscheidungsprozess.

Nach der Partizipation und dem folgenden inneren Abwäge-Prozess spielt sich der eigentliche Entscheidungsvorgang selbst in einem kleinen Zeitfenster von wenigen Zehntelsekunden ab. Vorher reift die Entscheidung mental vielleicht noch länger, jetzt wird sie blitzschnell getroffen. Wir werden später noch aufzeigen, dass neuropsychologisch »Kopf« (Großhirnrinde) und »Bauch« (limbisches System mit ausgelösten Körperempfindungen) intensiv zusammenarbeiten. Und wir werden zeigen, dass motivationspsychologisch ein Sprung »über den emotionalen Rubikon« (▶ Kap. 3.2) stattfinden muss, d. h., vernünftige Ziele, Wünsche und Vorsätze reichen meist nicht aus. Zur Entscheidung brauchen wir vor allem noch starke Motive und Entschlossenheit, einen Willen zur Tat und bestenfalls auch noch einen guten Masterplan für die Umsetzung. Nach einer Entscheidung geht es weiter. Dann müssen Führungskräfte weiter eine hohe Fokussierung auf ihre Ziele aufrechterhalten, ihre Ziele gegen Ablenkungen und Widerstand abschirmen und eine optimale Steuerung und Kontrolle im weiteren Verlauf durchhalten. Entscheidungen durchhalten fällt nicht jedem leicht, insbesondere dann nicht, wenn die Komfortzone verlassen werden muss.

Überzeugungsarbeit und Commitment

Die Entscheidung ist getroffen, die »Würfel sind gefallen«. Viele Führungskräfte schreiten dann gleich zur Tat: Entscheiden, verkünden, umsetzen! Wenn alles verstanden und akzeptiert ist, kein Problem. Häufig gibt es aber noch Verständnis- und Akzeptanzprobleme beim Einzelnen oder im Team. Die Führungskraft hat sich bei der Abwägung und Entscheidung (hoffentlich) bereits selbst überzeugt. Nun geht es darum, diesen inneren Prozess der eigenen Argumentation, Überzeugung und Entschlossenheit im Gespräch anderen zu vermitteln. Wir befinden uns in der Phase der Entscheidungsnachbereitung. Die Führungskraft informiert über die getroffene Entscheidung, schafft damit Transparenz. Sie erklärt und begründet die Entscheidung, schafft damit Verständnis. Sie leistet Überzeugungsarbeit, schafft damit Akzeptanz. Genau an dieser Stelle zeigt sich manchmal ein Vermeidungsverhalten: »Warum unbequeme Fragen beantworten?« »Wozu Kritik, Spannungen und Widerständen noch unnötig Raum geben?« »Wozu soll jetzt Diskussion noch gut sein?«

Wer hier nicht ausreichend investiert, merkt es spätestens bei der Umsetzung. Eine erfolgreiche und vor allem nachhaltige Umsetzung basiert auf Vertrauen,

Akzeptanz und Überzeugung, nicht auf direktiver Anordnung. Insbesondere die Generation Z hat für stumpfe Anordnung ohne das »Warum« kein Ohr.

Manche Führungskräfte kippen in dieser Phase dann noch um. Sie zögern, revidieren Entscheidungen oder beginnen wieder mit erneuter Partizipation, eine Endlosschleife gemeinsamer Beratungen. Dies sind häufig Probleme des persönlichen Selbst-, Konflikt- und Risikomanagements. Gefragt ist die Bereitschaft, die Spannungen und Unsicherheiten auszuhalten, die mit Entscheidungen verbunden sind. Am Ende der Überzeugungsarbeit steht ein Commitment. Ein Commitment ist ein Ergebnis bzw. ein Zustand, der durch Führungsarbeit erreicht werden soll. Commitment bedeutet innere Verpflichtung oder Selbstverpflichtung. Wenn dieser Zustand erreicht ist, fühlt sich der Mitarbeiter bzw. die Mitarbeiterin verantwortlich, eine Zielsetzung mitzutragen und zu unterstützen. Commitment muss nicht immer mit Begeisterung verbunden sein und manchmal wird hier auch gerungen. Bestenfalls steht am Ende Verständnis und Einsicht sowie Akzeptanz und Loyalität. Dann können wir von einer gemeinsam getragenen Zielvereinbarung sprechen. Haben wir kein ausreichendes Commitment, dann haben wir keine andere Wahl: dann müssen wir im nächsten Schritt direktiv führen, d.h., klare Anweisung geben und Konsequenzen bei kritischen Abweichungen ziehen.

Delegation

Jetzt werden auf der Grundlage der vereinbarten Zielsetzungen konkrete Vorgehensweisen geplant sowie konkrete Aufgaben delegiert. Idealerweise gibt es eine Art Aktionsplan mit klaren Aufträgen, Zuständigkeiten und Fristen (Wer macht was bis wann?). Dieses Vorgehen ist notwendig und dient, neben der Transparenz und Klarheit, der konsequenten Zielverfolgung. Wichtig ist es, einen solchen Plan in der Umsetzung mit regelmäßigen Feedback- und Reflexionsgesprächen zu begleiten, die das Commitment sichern sowie das Engagement aller Mitarbeitenden fördern.

Eine professionelle Delegation berücksichtigt das, was wir als *AKVH-Formel* bezeichnen: die Definition klarer Aufgaben (A), die Kompetenz zur selbständigen Durchführung und Entscheidung (K), die Verantwortungsübergabe und -übernahme (V) sowie die (interne) Haftung bezogen auf die Folgen und Konsequenzen des eigenen Handelns (▶ Kap. 2.2.4, Delegatives Führen).

Kontrolle und Evaluation

Nach einem geeigneten und ggf. auch vereinbarten Zeitraum setzt die Kontrolle ein. Vielen Mitarbeitenden fällt es schwer, Kontrolle als Überprüfung und Evaluierung zu verstehen. Die Führungskraft kann beobachten, stichprobenartig prüfen, systematisch kontrollieren, sich berichten lassen, das Ergebnis bewerten usw. Dabei kann sie unterschiedliche Aspekte bewerten, die bestenfalls gemeinsam reflektiert werden. Dabei sollten die Mitarbeitenden idealerweise mit einer Selbsteinschätzung beginnen:

- Wie ist der Grad der Zielerreichung (Soll-Ist)
- Wie war die Durchführung?
- Wie ist die Qualität des Ergebnisses?
- Wo waren die Fähigkeiten, Stärken und Defizite?
- Welche Grundhaltungen haben sich gezeigt?
- Was waren die Ursachen für Abweichungen?

Feedback und Konsequenz

Im Anschluss an die Kontrolle und Evaluation sollte das Feedback folgen. Es beinhaltet die Anerkennung und Würdigung positiver Leistungen und Resultate sowie die konstruktive Kritik bei negativen Abweichungen. Bei gravierenden oder wiederholten Abweichungen ist eine Konfrontation erforderlich, die ggf. auch Konsequenzen beinhalten muss. Häufig ist das Ausbleiben von Konsequenzen der Grund für fehlendes Engagement und weitere Fehlentwicklungen. Konsequenz meint hier natürlich nicht gleich arbeitsrechtliche Maßnahmen.

In unserem Leadership Performance Navigator zeigen wir anhand eines sechsstufigen Feedbackprozesses auf, welche Bausteine ein gutes Feedback beinhaltet (▶ Kap. 4.1).

Anpassung/Integration

Schließlich mündet der Führungsprozess in der Anpassung und Integration.

Die erarbeiteten Ziele, Ergebnisse, Erkenntnisse, Verfahren, Verhaltensweisen etc. werden jetzt beim Einzelnen, im Team, im Bereich oder Unternehmen in die tägliche Arbeit integriert. Es entstehen nachhaltige Standards, Routinen und Gewohnheiten (ggf. auch formale Integration innerhalb von schriftlichen Leitlinien, Standards, Dienstanweisungen und -ordnungen, Verfahrensanweisungen etc.). Jetzt gilt es problematische informelle Regeln und dysfunktionale Verhaltensmuster aufzuspüren und durch die neu vereinbarten Regeln zu ersetzen. Dieser Prozess ist häufig langwieriger als im Vorfeld vermutet.

2.2.3 Führungsstil, Führungsmodus und situatives Führen

Führen ist ein systemischer und dynamischer Prozess, der zwischen Führungskraft und Mitarbeitenden stattfindet. Der Prozess ist *systemisch*, weil hier Menschen in unterschiedlichen inneren und äußeren Zuständen sowie in unterschiedlichen Rollen interagieren und sich wechselseitig beeinflussen. Der eine ist die Ursache für das Erleben und das Verhalten des anderen und umgekehrt. Der Prozess ist *dynamisch*, weil sich über die Zeitdauer einzelner Millisekunden, Sekunden, Minuten, Stunden, Tage, Wochen und Jahre die Zustände der Menschen innerhalb einer Führungsbeziehung immer wieder verändern. Manche Zustände überdauern und werden unbewusst lebenslang mitgetragen. Führungsbeziehungen schreiben ihre Geschichte. So ist das Leben. Es gibt gewisse Muster, aber kaum Routine. Und immer wieder erleben wir Überraschungen, dann hilft Reflexion anhand der Fragen: Wieso? Wozu? Weshalb? Warum?

Es gibt bestimmte Muster in der Führung, die wir *Führungsmodi* nennen und bestimmte Muster, die wir *Führungsstile* nennen.

> **Definition: Führungsmodus und Führungsstil**
>
> Der *Führungsmodus* ist situativ. Er beschreibt den aktuellen Zustand einer Führungsperson, der durch bestimmte Verhaltensweisen und Erwartungen an die Mitarbeitenden geprägt ist.
> **Beispiel:** Beim direktiven Führungsmodus gibt die Führungskraft in einer konkreten Situation eine klare Anweisung oder Instruktion. Und sie erwartet eine loyale Umsetzung ohne grundsätzliche Diskussion in dieser Situation.
>
> Der *Führungsstil* beschreibt den situationsübergreifenden allgemeinen Ansatz einer Führungsperson. Der Führungsstil ist charakterisiert durch eine bestimmte Grundhaltung und Überzeugung sowie einige für diese Haltung typische Verhaltensmuster und Gewohnheiten einer Führungskraft. Hier spielt das Menschenbild der Führungskraft eine große Rolle.
> **Beispiel:** Ein partizipativer Führungsstil ist verbunden mit der Überzeugung, dass wichtige Entscheidungen fundierter getroffen werden können und mehr Akzeptanz bekommen, wenn die Mitarbeitenden aktiv am Entscheidungsprozess beteiligt werden. Ein typisches Verhaltensmuster für diesen Stil ist dann z. B. die Information der Mitarbeitenden in einer Besprechung vor einer Entscheidung, das Stellen von offenen Fragen an die Mitarbeitenden, die Anregung und Moderation einer intensiven Diskussion sowie die Berücksichtigung von Kritik, neuen Ideen und Lösungsvorschlägen der Mitarbeitenden in der Entscheidungsvorbereitung.

Führungsstile und Führungsmodi sind klar zu unterscheiden. Ein chirurgischer Chefarzt kann innerhalb seiner Klinik einen *partizipativen Führungsstil* pflegen; situativ in der Durchführung einer Operation wird er aber meistens einen direktiven *Führungsmodus* praktizieren, bei dem auf Anweisung eine schnelle und korrekte Umsetzung erfolgen muss. Die pflegerische Leitung einer Station, die im pflegerischen Alltag bei Gesprächen, Übergaben und Besprechungen immer wieder dazu neigt, den Mitarbeitenden im Team direktiv Anweisungen zu geben, Diskussionen zu unterbinden und stark zu kontrollieren, zeigt eher einen *direktiven Führungsstil*, auch wenn sie sich ab und zu einmal in einem *partizipativen Führungsmodus* bezogen auf ihre Stellvertretung begibt, ihr dann genau zuhört und sich von ihr auch beraten lässt.

Es geht beim *Führungsmodus* also um ein Muster, dass nur in bestimmten Situationen oder nur bei bestimmten Mitarbeitenden praktiziert wird. Ein *Führungsstil* ist ein Muster, dass in vielen Situationen, bei den meisten Mitarbeitenden bevorzugt wird und von einer tiefen Grundüberzeugung getragen wird.

> **Definition: Situatives Führen**
>
> *Situatives Führen* beruht auf der Grundidee, dass ein Führungsmodus je nach Situation unterschiedlich sein muss, um eine hohe Wirksamkeit in dieser Situation zu erzeugen. Situatives Führen geht davon aus, dass es kein universelles und immer erfolgreiches Führungskonzept gibt. Führungsstrategien und Führungsverhalten müssen immer an die Situation, den Mitarbeitenden und deren gegenwärtige Zustände ausgerichtet werden. Die aktuelle Beziehung zwischen Führungskraft und Mitarbeitendem und auch der aktuelle Zustand und die Befindlichkeit der Führungskraft spielen ebenfalls eine entscheidende Rolle.

Erfolgreiche Führung ist dann evidenzbasiert, wenn man nachweisen kann, dass bestimmte Führungsmodi und -interventionen in bestimmten Situationen bei bestimmten Mitarbeitenden zu einer wirksamen und nachhaltigen positiven Einstellungs- und Verhaltensänderung führen. Bei allem gilt: Führung dient dazu, Mitarbeitende erfolgreich werden zu lassen und ihre Selbstwirksamkeit zu erhöhen. Je mehr Selbstwirksamkeit im Handeln erlebt wird, desto leichter gelingen Veränderungen.

2.2.4 Typische Führungsstile

Typische Führungsstile sind in der folgenden Übersicht dargestellt. Einige davon können auch als situative Führungsmodi auftreten.

Tab. 2.1: Führungsstile

Direktiv	Führung mit Anweisung und Kontrolle	Das direktive Führen ist stark hierarchisch an der formalen Autorität und Legitimation der Führungskraft orientiert. Anweisungen müssen loyal befolgt werden und Entscheidungen werden von oben durchgesetzt. Die Führungskraft übt umfassende Kontrolle aus.
Delegativ	»Management by Delegation« Führen mit Übertragung von Verantwortung	Nachgeordnete Führungskräfte und Mitarbeitende erhalten transparente Aufgaben- und Verantwortungsbereiche mit klaren (teilweise schriftlich fixierten) Aufgaben, Kompetenzen und Handlungsspielräumen, die vom Vorgesetzten respektiert werden.
Partizipativ	»Management by Participation« Führen mit Beteiligung	Die Mitarbeitenden werden über beratende Mitwirkung in die Analyse, Problemdefinition, Zielbestimmung, Lösungssuche und Entscheidungsfindung einbezogen. Sie nehmen damit aktiv an der Bereichs- und Unternehmensentwicklung teil.
Transaktional	»Management by Results«	Die Führungskraft konzentriert sich auf gewünschte Ergebnisse, Verhaltensweisen und Leistungen der Mitarbeitenden. Die Mitarbeitenden

Tab. 2.1: Führungsstile – Fortsetzung

		Führen mit Belohnung nach Ergebnis	werden bei Erfüllung, Erreichung oder Einhaltung über externe Anreize positiv sanktioniert (extrinsische Motivation über Belohnung, Belobigung, Bevorteilung, Förderung usw.).
Transformational		Führen mit Vorbild, Inspiration, intellektueller Stimulierung und individueller Förderung	Die Führungskraft ist authentisches Vorbild in einer auf Vertrauen basierenden Beziehung mit hoher emotionaler Bindung. Sie fördert bei jedem Einzelnen Sinnstiftung, positive Werte und Grundhaltungen und verbindet dies mit dem Unternehmenszweck. Die Mitarbeitenden sollen sich in ihrem Verhalten selbstgesteuert und nachhaltig an inneren Werten und eigenen Überzeugungen ausrichten (intrinsische Motivation).
Laissez faire		Machen-lassen	Die Führungskraft überlässt den Mitarbeitenden die Organisation ihrer Arbeit sowie die Gestaltung der Zusammenarbeit und der Kommunikation. Sie kümmert sich wenig um die Ergebnisse und greift bei Problemen und Konflikten nicht ein.
Agil-hybrid		Führen nur im Ausnahmefall (»Management by Exception«)	Wie bei einem Hybrid-Motor ergänzen sich Führungskräfte und Mitarbeitende: die Mitarbeitenden handeln mit hoher Selbstmotivation, Selbstverantwortung, Selbstorganisation und Selbstwirksamkeit (»Strommotor«). Die Führungskräfte übernehmen eher eine Coachingrolle und greifen nur bei Energieverlust, Stocken oder Störungen des Stromkreislaufs operativ ein (»Benzinmotor«).
Holokratisch		Selbstführung ohne Führungskraft	Die Führungskraft (»Eigentümer«) legt neben den erwarteten Ergebnissen (Qualität, Rendite etc.) nur einen allgemeinen Rahmen und wenige Regeln fest oder verzichtet vollständig auf weitere Vorgaben. Die Mitarbeitenden führen sich innerhalb dieser Rahmenbedingungen selbst in einer agilen (Team-)Organisation.

Beim *direktiven Führen* werden die Mitarbeitenden nur selten beratend in die Entscheidungsvorbereitung einbezogen. Die Führungskraft entscheidet in der Regel allein und setzt die Entscheidungen dann von oben durch. Es werden Ziel-, Ergebnis- und Verhaltensvorgaben benannt. Die Führungskraft hat meistens auch genaue Vorstellungen von der konkreten Durchführung der Tätigkeiten bzw. von der Vorgehensweise bei der Umsetzung, an die sich die Mitarbeitenden loyal zu halten haben. Bei kritischen Abweichungen werden diese häufig ohne individuelle Ursachenanalyse oder gemeinsame Klärung einfach erneut eingefordert, bis der Standard erreicht ist.

Direktives Führen ist vor allem dann angemessen, wenn

a) die Mitarbeitenden nicht über ausreichende Kenntnisse, Fähigkeiten und Möglichkeiten verfügen, eine Aufgabe ohne Anweisung korrekt umzusetzen;
b) die Dringlichkeit der Aufgabe eine klare und zügige Umsetzung ohne Interpretations- und Handlungsspielräume erfordert (z. B. Notfall);
c) bei mangelnder Einsicht bzw. Akzeptanzproblemen eine konfrontative Durchsetzung zur Sicherung der Qualität der Arbeit und der Zusammenarbeit erforderlich ist. Hier sind neben einer klaren Ansage, weitere flankierende Führungsinterventionen natürlich weiter sinnvoll.

Beim *delegativen Führen* (»Management by Delegation«) wird die umfassende und willkürliche Eingriffsmöglichkeit der Führungskraft dadurch eingeschränkt, dass die Mitarbeitenden einen eigenen geschützten Verantwortungsbereich und Handlungsspielraum erhalten, der entsprechend beachtet und respektiert wird. Die Mitarbeitenden können innerhalb vereinbarter Ziele und Ergebniserwartungen sowie ggf. weiterer Regelvorgaben eigenständig handeln. Sie können die Art und Weise der Durchführung ihrer Aufgaben frei gestalten. Sie dürfen innerhalb der definierten Regeln und Spielräume eigene Entscheidungen treffen und haben (insbesondere als Führungskräfte) auch umfangreiche Weisungsbefugnisse.

Wir haben eine Formel entwickelt, die wesentliche Voraussetzungen einer delegativen Führung beschreibt: die *AKVH-Formel*.

Definition: AKVH-Formel

- *A* steht für die Definition von *Aufgaben*. Die wichtigsten Aufgaben in einer Fach- und Führungsposition werden eindeutig festgelegt und sind transparent für alle.
- *K* steht für *Kompetenzbereich*. Gemeint ist nicht nur die Kompetenz, die Ausführung/Umsetzung einer Aufgabe innerhalb der Vorgaben frei zu gestalten, sondern – insbesondere bei Führungskräften – auch eigene fachliche, personelle und organisatorische Entscheidungs- und Weisungsbefugnisse.
- *V* steht für *Verantwortung*. Hier geht es um den subjektiven Faktor, die Verantwortungsübernahme durch die Mitarbeitenden (sich verpflichten, Verantwortungsbewusstsein und -gefühl entwickeln): Kann die Führungskraft ganz abgeben und loslassen, hat der/die Mitarbeitende die mit der Aufgabe verbundene Verantwortung verstanden, akzeptiert und übernommen?
- *H* steht für *Haftung*. Wenn Mitarbeitende eine Aufgabe (A) mit der dazugehörigen Kompetenz (K) übernommen haben, dann haften sie auch für die Konsequenzen, die sich aus ihrem Handeln oder Nicht-Handeln (Unterlassen) ergeben. Dann haften sie für das, was sie getan oder gelassen haben und das, was daraus entstanden ist. Sie haften auch und gerade dann, wenn sie die Verantwortung nicht richtig übernommen haben.
Es handelt sich hier in der Regel nicht um eine gesetzliche Haftung gegenüber externen Institutionen oder Patienten, Bewohnern, Angehörigen, Besuchern etc. Hier sind die Mitarbeitenden in den meisten Fällen durch die gesetzlichen Vertreter im Unternehmen geschützt. Sie haften aber intern

gegenüber dem eigenen Unternehmen und dem eigenen Vorgesetzten. Wer intern haftet, muss für das Handeln und die Folgen einstehen. Er/Sie kann zur Rechenschaft gezogen werden und es können entsprechende Konsequenzen gezogen werden. Bei gravierenden oder wiederholten kritischen Abweichungen kann es auch zu arbeits- und disziplinarrechtlichen Konsequenzen kommen (▶ Kap. 4.9).

Auf Seiten der Führungskraft ist ein erfolgreiches Delegieren von drei zentralen Faktoren abhängig (▶ Kap. 4.8).

- *Verantwortungsstruktur definieren/Strukturelle Bevollmächtigung*
  Die Festlegung einer klaren Aufgaben- und Verantwortungsstruktur in der Organisation zur Vermeidung von Verantwortungsdiffusion, z. B. mit einem klaren Stellenprofil oder einer Aufgaben- und Kompetenzmatrix (▶ Kap. 1.2);
- *Loslassen können*
  Die innere Bereitschaft und Fähigkeit, loslassen zu können und Verantwortung, vollständig zu übergeben und zuzumuten. Dazu gehört ggf. auch, ein übertriebenes Fürsorge- oder Kontrollverhalten zu vermeiden bzw. zu unterlassen. Das emotionale Loslassen ist entscheidend. Die Führungskraft tritt vollkommen in den Hintergrund, was von den Mitarbeitenden nicht als vollkommen »alleingelassen« oder »fallenlassen« interpretiert werden sollte.
- *Ermunterung/Empowerment*
  Die Aufforderung, Ermunterung und Förderung der Mitarbeitenden in ihrer Selbstständigkeit und Selbstverantwortung.

Beim direktiven Führen können die Handlungs- und Entscheidungsspielräume der Fach- und Führungskräfte jederzeit eingeschränkt werden. Die Führungskraft kann willkürlich Aufgaben selbst übernehmen, abgeben oder anordnen. Sie kann willkürlich Entscheidungen treffen, die in der Alltagsroutine eigentlich von den Fach- und Führungskräften selbst getroffen werden.

Beim delegativen Führen ist dies grundsätzlich nicht möglich, es darf aber in begründeten Ausnahmefällen davon abgewichen werden. Dies erfordert eine hohe, klare und erkennbare Struktur- und Verhaltensdisziplin bei den Führungskräften. Es steht immer die Frage im Raum: Ist das meine Aufgabe und meine Kompetenz? Darf ich das selbst entscheiden?

Regelmäßige Interventionen über die Delegationsgrenzen hinweg destabilisieren die Struktur und können alle Beteiligten verunsichern. In der ▶ Abb. 2.2 zeigen wir typische Probleme der Störung oder Auflösung von Delegationsgrenzen in Krankenhäusern.

Wenn eine Pflegedirektion/Pflegedienstleitung einer Stationsleitung Aufgaben oder Entscheidungen abnimmt, die im eigenen autonomen Handlungs- und Entscheidungsbereich der Stationsleitung liegen, dann liegt eine *eingreifende Führung* vor. Die Delegationsgrenze wird überschritten und die Führungskraft sowie die Mitarbeitenden verunsichert. Dies führt zum Phänomen der erlernten Hilflosigkeit

2 Organisationen und Führung im Wandel – von direktiv bis agil

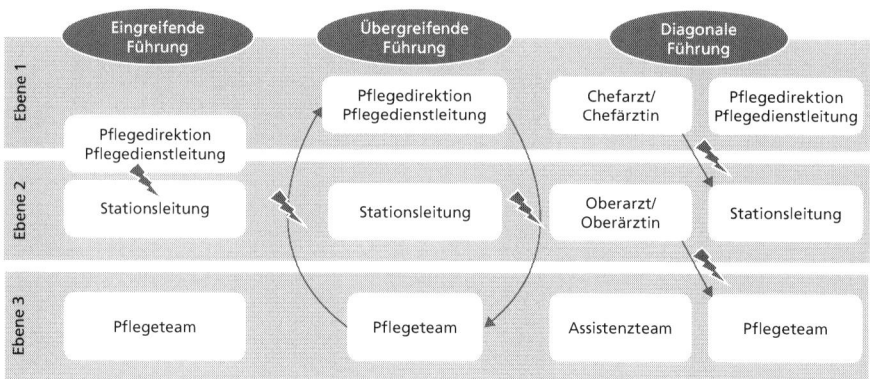

Abb. 2.2: Verletzung von Delegationsgrenzen (eigene Darstellung)

mit der häufigen Konsequenz, dass Verantwortung nicht mehr übernommen wird und Vertrauen erheblich leidet.

Eine eingreifende Führung kann von oben oder unten initiiert werden:

a) *Eigenmächtiger Eingriff der oberen Führungsebene*
   Die obere Führungsebene greift eigenmächtig ein. In diesem Fall sollte die Stationsleitung gegenüber ihren Vorgesetzten klar auf die Verletzung der Delegationsgrenze hinweisen. Das erfordert häufig etwas Mut und Fingerspitzengefühl, ist aber zur stabilen Sicherung der Delegationsgrenze erforderlich. In unserem Coaching und in Trainings ermuntern wir die mittlere Führungsebene immer wieder, auch gegenüber ihren Vorgesetzten klar und mutig aufzutreten, anstatt still in die schweigende und duldende Opferrolle zu gehen. Es gilt, Bewusstsein dafür zu schaffen, dass vereinbarte Delegationsgrenzen überschritten wurden sowie auf die Regeltreue und Loyalität zur vereinbarten Organisationsstruktur hinzuweisen. Bei mangelnder Einsicht und Akzeptanz der oberen Leitungsebene müssen dann selbstverständlich direktive Anordnungen loyal akzeptiert werden.

b) *Eingriffsbitte der Stationsleitung*
   Die mittlere Führungsebene bittet um Intervention. In diesem Fall sollte die obere Führungsebene darauf hinzuweisen, dass die Entscheidung oder Durchführung nicht in ihrem eigenen Kompetenzbereich liegt und eine Re-Delegation vermeiden. Natürlich kann hier eine Beratung oder Unterstützung angeboten werden, aber die Aufgabe, Entscheidung und Verantwortung bleibt im Kern dann immer noch bei der nachgeordneten Ebene.

Wenn eine Pflegedirektion/Pflegedienstleitung den Delegations- und Handlungsspielraum einer Abteilungs-, Bereichs-, Stations-, Funktions- oder Wohnbereichsleitung vollständig respektiert, dann ist sie »Gast« in diesem Bereich.

Bei der *übergreifenden Führung* gehen die Kommunikationswege an der mittleren Führungsebene vorbei (Bypass-Kommunikation). In diesem Fall suchen Mitarbeitende einer Station oder Abteilung eine Pflegedirektion oder Pflegedienstleitung immer wieder auf, um im geschützten Raum ganz im Vertrauen über wichtige Angelegenheiten eines Pflegebereiches zu sprechen, der von einer Leitung geführt wird. Manchmal finden derartige Gespräche auch umgekehrt auf Initiative der Pflegedirektion bzw. Pflegedienstleitung an der mittleren Leitungsebene vorbei statt. In diesen Fällen überspringen beide Seiten den eigenständigen Delegationsbereich der mittleren Leitungseben. Wenn dies häufiger geschieht, wird die Führungsposition langfristig geschwächt und der autonome Delegationsbereich nachhaltig beschädigt. Pflegedirektionen und Pflegedienstleitungen können in begründeten Ausnahmen bei bestimmten negativen Stimmungsbildern, Beschwerden und kritischen Vorkommnissen, vertrauliche Einzelgespräche mit Mitarbeitenden an der Basis führen. Diese Ausnahmefälle sollten aber in einem transparenten und mit der Leitung abgestimmten Verfahren erfolgen. Das ist nicht immer einfach, aber verhindert eine vertrauensmindernde Geheimnisbildung. In einigen Fällen ist ggf. auch eine externe Unterstützung sinnvoll.

Bei der *diagonalen Führung* erfolgt eine unzulässige seitliche Intervention einer fremden Profession in den Delegationsbereich der Pflege. Hier wird dann von einer Seite eine Führungsrolle unterstellt und diese auch von der anderen Seite akzeptiert, die formell so nicht besteht. Wenn etwa ein Chefarzt/eine Chefärztin oder ein Oberarzt/eine Oberärztin organisatorische Anweisungen an eine Stationsleitung oder Fachkraft in der Pflege gibt und dabei eine loyale Umsetzung einfordert, ohne über die entsprechende Weisungsbefugnis zu verfügen, dann wird auch hier der Delegationsraum verletzt. An dieser Schnittstelle ergeben sich viele Missverständnisse und Konflikte. Es bestehen im Bereich der ärztlichen Anordnung gegenüber der Pflege klare fachliche und berufsrechtlich definierte Delegationsregeln und -grenzen in der Patientenversorgung. Auf fallübergreifende organisatorische Regelungen trifft dies in vielen Fällen aber nicht zu.

Im Störungsfall weisen pflegerische Führungs- und Fachkräfte häufig daraufhin, dass der autonome Handlungs- und Entscheidungsbereich von Ärzten einseitig und dominant verletzt oder eingeschränkt wurde. In Anlehnung an das Magnet®-Krankenhauskonzept, welches von mutigen Leitungen und Pflegeexperten spricht, weisen wir allerdings auch daraufhin, dass eine Delegationsgrenze nur überschritten wird, wenn die zuständige Leitung oder Fachkraft in der Pflege dies auch zulässt. Es gibt eine Person, die mehr oder weniger bewusst die Delegationsgrenze verletzt. Aber dann gibt es auch immer die andere Person, die dies zulässt. Verständnis, Einsicht und Respekt bezogen auf Delegationsgrenzen entsteht nicht immer harmonisch und reibungslos. Meistens ist ein souveränes Konfliktmanagement gefordert.

An nachfolgendem Praxisbeispiel soll verdeutlicht werden, welche Loyalitätspflichten auch nachgeordnete Mitarbeitende gegenüber der pflegerischen Führungskraft bei Grenzüberschreitungen durch Ärzte haben:

> **Praxisbeispiel**
>
> Angela Stark ist seit kurzem pflegerische Abteilungsleitung innerhalb einer großen chirurgischen Klinik. Die Pflegefachfrau Mira Neumann bittet sie um ein kurzes Gespräch.
>
> Mira: »Ich muss einmal mit Dir über gestern sprechen. Die Oberarztvisite hat wieder eine Stunde zu spät angefangen und Herr Dr. Schnell hat uns über die Verspätung wieder mal nicht informiert. Das war echt ein Problem, weil wir gerade in dieser Zeit Patienten für den OP vorbereiten mussten und mehrere Entlassungen hatten. Da gab es dann richtig Chaos.«
>
> Angela: »Ihr habt ihn also auf der Visite begleitet, obwohl ihr eigentlich wichtige pflegerische Aufgaben hattet?«
>
> Mira: »Ja, natürlich.«
>
> Angela: »Wieso ›natürlich‹. Ich muss Dich da noch einmal erinnern: Wenn ihr wegen organisatorischer Probleme im ärztlichen Dienst wichtige Aufgaben nicht durchführen könnt und daraus Probleme der pflegerischen Versorgungsqualität oder erhebliche Verzögerungen in der Organisation entstehen, dann tragt ihr dafür die Verantwortung. Wir haben vereinbart, dass dann die Visite ausnahmsweise ohne Pflegebegleitung stattfinden muss und der Oberarzt dann über die schriftlichen Anordnungen hinaus euch auch zusätzlich über alles Wesentliches im Nachgang kurz informieren muss. Einiges kann dann spätestens noch während der Kurvenvisite am Nachmittag geklärt werden.«
>
> Mira: »Ja, ich weiß.«
>
> Angela: »Hast Du oder eine andere Kollegin ihn denn wenigstens darauf hingewiesen.«
>
> Mira: »Mhh, nein, Du weißt doch wie aufbrausend er dann sein kann.«
>
> Angela: »Ja, aber ich erwarte von Dir bzw. von euch, dass ihr ihn klar auf die Pflicht zur telefonischen Ankündigung von Verspätungen hinweist und dass ihr diese Abweichung im Formular ›Ereignismanagement‹ dokumentiert. Und dass keine pflegerische Visitenbegleitung bei einer verspäteten Visite erfolgt, wenn dies pflegerisch nicht verantwortet werden kann. Hier müsst ihr bitte loyal die Regelungen und auch meine Anweisungen unterstützen, selbst wenn dies zu Konflikten führt. Ich erwarte, dass ihr da klar auftretet. Natürlich werde ich es bei der nächsten Besprechung mit dem Chefarzt und dem Oberarzt ansprechen, aber zunächst einmal müsst ihr hier auch selbst in den Konflikt gehen. Wenn Dir das schwer fällt, ist das ein eigenes Thema, das wir vertiefen müssen.«

Beim *partizipativen Führen* (»Management by Participation«) werden die Mitarbeitenden aktiv an der Lösungssuche und Entscheidungsfindung beteiligt. In unserem partizipativen Führungsprozessmodell gilt die beratende Mitwirkung als erste wichtige Stufe im Führungsprozess (▶ Kap. 2.2.2). Mitarbeitende oder das gesamte Team werden ermuntert, ihre Ideen, Vorschläge, Anliegen und Bedenken einzubringen. Partizipative Führung setzt ein wechselseitiges Grundvertrauen in der Führungsbeziehung sowie eine offene Dialog- und Konfliktkultur im Team voraus. Führungskräfte und Mitarbeitende müssen über die Bereitschaft und Fähigkeit verfügen, auftretende Widersprüche, Konflikte und Spannungen auszuhalten und konstruktiv zu bewältigen. Bestehen keine ausreichende Wertschätzung oder psychologische Spannungstoleranz sowie psychologische Sicherheit, dann werden kritische Beiträge und abweichende Meinungen eher ignoriert, negativ abgewertet oder manipulativ geglättet (»Das hast du sicher so nicht gemeint«). Dann wird es eher still im Raum.

Bei den beiden nachfolgenden Führungsstilen (transaktional und transformational) handelt es sich um zwei Führungsstile, die von unterschiedlichen Motivationskonzepten ausgehen.

Beim *transaktionalen Führungsstil* geht die Führungskraft davon aus, dass Mitarbeitende positive Verhaltensweisen, Leistungen und Ergebnisse zeigen, wenn sie immer wieder externe Motivationsanreize durch die Führungskraft bekommen. In der Bezeichnung transaktionaler Führungsstil steckt der Begriff »Transaktion«. Es geht also um eine Transaktion, bei der sich wie in einem Tauschhandel, Wert und Gegenwert gegenüberstehen: »Zeigst du mir das von mir gewünschte Verhalten und gibst du mir das vereinbarte Ergebnis, dann bekommst Du eine Belohnung von mir. Gibst Du mir, dann gebe ich Dir.«

Hieraus entwickelt sich in der Regel dann auch ein System von materiellen und symbolischen Wertschätzungen, wie Ankerkennung, Belobigung, Bevorzugung, Vergütung, Förderung, Beförderung, Erfolgsprämien, Incentives usw.

Unabhängig von der Innenwelt und den inneren Überzeugungen der Mitarbeitenden zählt hier vor allem das, was sie äußerlich in der Welt leisten, was sie erbringen und was sie dafür bekommen oder nicht bekommen. Es geht um Ergebnisse (»Management by Results«), nicht um innere Werte und Haltungen. Die erwünschten Verhaltensweisen, Leistungen und Ergebnisse werden psychologisch konditioniert. Es werden Belohnungen in Aussicht gestellt, wenn wesentliche Vorgaben eingehalten, vereinbarte Ziele erreicht, definierte Aufträge optimal erfüllt und gewünschte Leistungen voll erbracht werden. Dadurch wird das Verhalten motivational verstärkt. Wir sprechen bei diesem Mechanismus von »bedingter Belohnung«, d. h., die Mitarbeitenden bekommen einen Verstärker nur dann, wenn sie die Bedingung in ihrem Verhalten, ihrer Leistung, ihrem Ergebnis erfüllen.

Motivational wirkt der Verstärker nur, wenn er von den Mitarbeitenden als solcher auch innerlich akzeptiert wird. Dann wird er vom Mitarbeitenden von außen nach innen genommen und treibt ihn an. Dann steht der »Deal«. Es kommt also beim transaktionalen Führungsstil auch darauf an, dass die Führungskraft die Interessen, Bedürfnisse und Motive der Mitarbeitenden erkennt, um sie befriedigen zu können. Hier bestehen individuelle Unterschiede, die ggf. erst durch eine Motivstrukturanalyse (▶ Kap. 3.3) herausgearbeitet werden müssen. Sucht der Mitarbeiter oder die Mitarbeiterin vor allem individuelle Anerkennung von der Führungskraft oder öffentliche Würdigung der Leistungen, eher materielle Belohnungen und Vergünstigungen oder persönliche und fachliche Förderung, einen hohen sozialen Status in der Gruppe oder Unterstützung auf dem Karriereweg, ehrgeizige Leistungsziele oder Work-Life-Balance und Lebenszufriedenheit usw.

Die Bezeichnung *transformationale Führung* leitet sich vom lateinischen »transformatio« (Umbildung, Verwandlung) ab. Hier geht es also um eine innere Verwandlung des Menschen im Vergleich zu einer nur äußerlichen Zielorientierung und Verhaltensanpassung. Es zählt die innere Grundhaltung, nicht die äußere Handlung. Wünschenswerte und erfolgreiche Verhaltensgewohnheiten sollen sich nachhaltig aus einer vorbildlichen inneren Haltung ergeben. Während der transaktionale Führungsstil äußerliche Anreize für das gewünschte Verhalten und die positiven Ergebnisse und Leistungen setzt, vertraut der transformationale Führungsstil vielmehr auf die inneren Anreize, die sich eine Person selbst setzt. Die Mitarbeitenden sollen ihren Blick vor allem nach innen richten und herausfinden, von welchen Überzeugungen sie geprägt sind und welche Werte sie vertreten wollen. Sie sollen ihre Motive hinterfragen und nach dem Sinn suchen, der ihre Arbeit erfüllt. Sie sollen prüfen, ob sie vom Unternehmenszweck, den Visionen und Zielen berührt und überzeugt sind. Beim transformationalen Führungsstil werden Mitarbeitende ermuntert, nach dem Wieso? Weshalb? Wozu? Warum? hinter einem Ziel und einer Aufgabe zu fragen. Es stehen nicht nur Belohnungen, Anerkennungen und Förderungen im Fokus, sondern auch die Führungskraft selbst und die Beziehung zu ihren Mitarbeitenden.

> **Definition: Transformationaler Führungsstil**
>
> Der transformationale Führungsstil beinhaltet vier Dimensionen (Bono & Judge, 2004):
>
> - *Idealisierter Einfluss*
>   Die Führungskraft dient als Vorbild und zeigt im eigenen Handeln auf, dass die Ziele und Werte erstrebenswert und konkret erreichbar sind. Die Mitarbeitenden richten sich an diesem persönlichen Vorbild aus. Sie lernen am Modell und orientieren sich daran.
> - *Inspirierende Motivierung*
>   Die Ziele und Werte werden emotional im Bewusstsein, Erleben und Verhalten der Mitarbeitenden verankert. Sie werden in Dialogen, Ansprachen, Ritualen und Appellen über ansprechende Visionen, Bilder, Symbole, Beispiele, Leitsätze, Hinweise vermittelt.
> - *Intellektuelle Stimulierung*
>   Die Führungskraft fordert immer wieder dazu auf, zu hinterfragen, neu und quer zu denken. Der Status quo soll immer wieder hinterfragt werden, neue Lösungen sollen gefunden und umgesetzt, Entwicklungen und Veränderungen vorangetrieben werden.
> - *Individuelle Zuwendung und Wertschätzung*
>   Die Führungskraft setzt sich intensiv mit der Persönlichkeit, den Interessen,

Bedürfnissen, Motiven und Potenzialen des Einzelnen auseinander, unterstützt und fördert sie in der persönlichen und beruflichen Entwicklung.

Über idealisierten Einfluss, inspirierende Motivierung, intellektuelle Stimulierung und individuelle Zuwendung aktiviert die Führungskraft die Suche nach eigenen Werten, Zielen und Motiven bei den Mitarbeitenden als innere Treiber, die sie zu Höchstleistungen motivieren.

»Hier wird der Mitarbeitende in seiner Eigendynamik gesehen. Diese Dynamik können wir zwar beeinflussen, aber nicht ganz beherrschen, kontrollieren oder manipulieren. Hier wird der Mitarbeitende in den Wechselwirkungen und Ambivalenzen seiner unterschiedlichen Persönlichkeitsanteile, Sichtweisen, Motive, Emotionen und Verhaltensweisen gesehen. Und es wird die Selbststeuerung und Eigenverantwortung betont. Die Führungskraft nimmt über spezielle Interventionen Einfluss auf die inneren Prozesse von Mitarbeitenden, die sich dann aber autonom, d. h. in ihrer Eigengesetzlichkeit, auf einen selbstgewählten Zustand (»Ziel«) zubewegen.« (Röhrßen & Stephan, 2021, S. 103 f.)

Der transformationale Führungsstil ist in vielen internationalen Untersuchungen – teilweise auch im direkten Vergleich mit dem transaktionalen Führungsstil – erforscht worden:

»In zahlreichen Studien und Metaanalysen [...] konnte der Einfluss von transformationaler Führung auf Mitarbeiterzufriedenheit [...] und Leistung [...] belegt werden. Allerdings gilt dies auch für transaktionale Führung und speziell für bedingte Belohnung [...]. Beide Formen der Führung implizieren demnach ein hohes Maß an Zuwendung. In weiteren Studien [...] konnten deutlich Effekte auf Innovationsverhalten und auch auf strategische Prozesse nachgewiesen werden. [...] Eine offene Frage bleibt, ob transformationale Führung als sehr mitarbeiternahe Führung, die ein hohes Maß an Vermittlung von eigenen Zielen und Visionen fordert, tatsächlich von allen Führungskräften geleistet werden kann, oder ob eine bestimmte Persönlichkeitsstruktur notwendig ist, um transformational zu führen.«
(von Rosenstiel & Kaschube 2014, S. 700 f.)

Die Forschung zum Magnet®-Krankenhauskonzept in den USA zeigt, dass der transformationale Führungsstil im Pflegemanagement als einer von mehreren Faktoren zu einer Verbesserung der Versorgungsqualität von Krankenhäusern beiträgt (▶ Kap. 1.1).

Beim *Laissez-faire Führungsstil* (einfach übersetzt mit »Machen lassen«) erhalten die Mitarbeitenden umfassende Freiheiten. Die Mitarbeitenden entscheiden selbst über ihre Aufgaben, die Abläufe, die Zusammenarbeit und Kommunikation. Auch bei Problemen und Konflikten greift die Führungskraft nicht ein. Eine Laissez-faire Führung ist nur effektiv, wenn die Mitarbeitenden und Teams über ausreichend Motivation sowie die notwendigen Fähigkeiten verfügen, um die Arbeit selbst zu organisieren, die Ziele zu erreichen und die Konflikte zu lösen. Wenn die Mitarbeitenden kollegial keine ausreichende Orientierung, Förderung und Unterstützung erhalten oder sich in chronische Konflikte verstricken, ist die Abstinenz der Führungskraft beim Laissez-faire-Führungsstil kontraproduktiv.

Mit dem Umbruch der Unternehmen in Richtung auf eine höhere Agilität und Selbstorganisation von Teams entwickeln sich neue Führungsansätze in unserer Zeit.

Die Veränderung der Umfelder und Innenwelten von Unternehmen wird gern mit dem sogenannten VUKA-Modell erklärt (Sichart & Preußig).

> **Definition: VUKA-Welt**
>
> - V steht für *Volatilität/Flüchtigkeit*
>   Volatilität ist vom lateinischen »volatilis« (flüchtig, schnell, vergänglich) abgeleitet. Hiermit ist die Unbeständigkeit der Welt mit ihren vielen Schwankungen und Sprüngen in kurzen Zeiträumen gemeint.
> - U steht für *Unsicherheit*
>   Die Welt ist in ihrer Unbeständigkeit immer weniger berechenbar. Prognosen sind schwieriger geworden. Dadurch entsteht Unsicherheit.
> - K steht für *Komplexität*
>   Die Welt ist zunehmend vernetzt in zahlreichen Verbindungen, Abhängigkeiten und wechselseitigen Beeinflussungen.
> - A steht für *Ambiguität/Mehrdeutigkeit*
>   Die Welt ist nicht mehr so einfach wie früher. Menschen haben Rollenkonflikte, leben mit Widersprüchen und mehrdeutigen Botschaften.

In einer VUKA-Welt müssen neue Impulse von allen Seiten schnell aufgenommen sowie in veränderte Strategien und kundenorientierte Qualitätsverbesserungen übersetzt werden.

> »Es ist erfolgsentscheidend, dass Unternehmen rasch auf Marktveränderungen reagieren können, dass sie Schnellboote sind statt großer Dampfer: flexibel und flink. Während früher Prognosen, Planungen und deren effektive Umsetzung Erfolgsfaktoren für Unternehmen waren, ist es heute in erster Linie die Fähigkeit zu schneller und flexibler Adaption sich ständig verändernder Rahmenbedingungen. All dies stellt Führungskräfte und deren Teams vor die Herausforderung, schnell, innovativ und kompetent auf die sich ständig verändernden Rahmenbedingungen zu reagieren. Agile Prinzipien wie beispielsweise die Dezentralisierung und Selbstorganisation von Teams machen Unternehmen dabei besonders erfolgreich. Langwierige hierarchische Entscheidungsprozesse erweisen sich zunehmend als hinderlich. Doch nicht nur von außen wirken Änderungen auf Unternehmen ein. Auch innerhalb der Organisationen gibt es Veränderungen und neue Trends: Fragen nach der Sinnhaftigkeit der Arbeit, nach Kommunikation auf Augenhöhe und individueller Entwicklungsmöglichkeiten rücken stärker ins Zentrum. Viele Führungskräfte realisieren, dass junge Mitarbeiter in die Organisationen kommen, die traditionelle Führung infrage und althergebrachte Karriere- und Motivationssysteme auf den Kopf stellen. Gleichzeitig bestimmten der Austausch über Social Media sowie Homeoffice und flexible Arbeitszeiten unser (Zusammen-)Arbeiten. Die Präsenzkultur schwindet zunehmend. Nie zuvor wurde so eng vernetzt über Orts- und Zeitgrenzen hinweg miteinander gearbeitet. Mitarbeitern und Kunden stehen völlig neue Möglichkeiten aktiver Beteiligung zur Verfügung. Flache Hierarchien und Selbstorganisation in Netzwerken prägen das Bild.« (Sichart & Preußig, 2019, S. 15 f.)

Bei den hierarchischen Führungsansätzen dominiert in den wesentlichen Phasen der Information, Beratung, Mitwirkung, Entscheidung, Delegation und Kontrolle die vertikale Achse zwischen Führungskraft und Mitarbeitenden. Führung geschieht im Wesentlichen von oben nach unten und umgekehrt. Das gilt mehr oder weniger für die bisher genannten Führungsstile: den direktiven, delegativen, par-

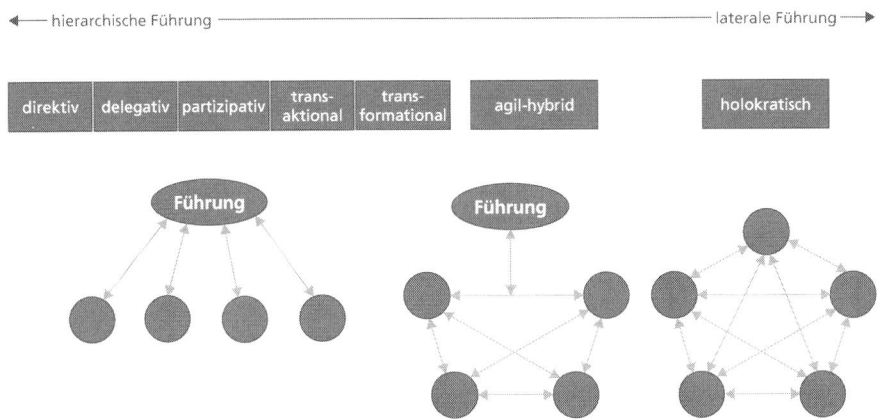

Abb. 2.3: Führungsansätze (eigene Darstellung)

tizipativen, transaktionalen und auch den transformationalen Führungsstil. Der transformationale Führungsstil ist zwar immer noch hierarchisch, markiert aber schon den Übergang zu agileren Führungsansätzen, weil er die Sinnstiftung, Eigenmotivation und Selbstverantwortung der Mitarbeitenden fördert und sie damit zur Selbstführung ermuntert.

Bei den lateralen Führungsansätzen dominiert die horizontale Achse zwischen den Mitarbeitenden. Die Führungskraft tritt deutlich in den Hintergrund. Die Selbstverantwortung, Selbstmotivation, Selbstorganisation und Selbstwirksamkeit der Mitarbeitenden stehen im Vordergrund. Die Mitarbeitenden treffen sich ohne Führungskraft im Team, verteilen die Rollen und Aufgaben, informieren und beraten sich wechselseitig, treffen gemeinsam Entscheidungen, unterstützen sich untereinander in der Umsetzung, werten die Ergebnisse miteinander aus und geben sich Feedback auf Augenhöhe. Sie führen sich selbst.

Die *agil-hybride Führung* ist eine Art Mischform zwischen den hierarchischen und den lateralen Führungsansätzen. Bei diesem Führungsstil unterstützt die Führungskraft die Mitarbeitenden vor allem als Coach und ist in dieser Unterstützungsrolle jederzeit ansprechbar. In der Rolle als Coach wird *keine* klassische Führungsintervention wie Zielvereinbarung, Delegation, Anweisung etc. umgesetzt und keine Entscheidung durch die Führungskraft getroffen. Zwei Prinzipien ergänzen sich wie bei einem Hybridmotor. Im Regel- und Normalfall handeln die Mitarbeitenden mit hoher Selbstmotivation, Selbstverantwortung und Selbstwirksamkeit und die Führungskraft handelt eher als Coach, bleibt aber als Führungskraft außen vor (Führungsabstinenz). In diesem Modus organisieren die Mitarbeitenden sich im Team komplett selbst (»Prinzip Strommotor«). In besonderen Ausnahmefällen kann, darf, soll und muss die Führungskraft aber eingreifen. Dann springt das System um auf hierarchische Führung (»Prinzip Benzinmotor«).

Agil-hybride Führung greift nur in das Team und das operative Tagesgeschäft ein, wenn die Selbstorganisation gefährdet ist. Das erfordert eine starke operative Zurückhaltung, aber auch eine Verlagerung des Fokus der Führung, weg von der Kontrolle und der Korrektur von Abweichungen, hin zur Förderung von Eigeninitiative, Verantwortungsübernahme und Selbststeuerung. Eine agil-hybride Führung setzt ein hohes Maß an Vertrauen voraus und die Führungskraft muss die Kompetenzen der Mitarbeitenden gut einschätzen können, um Überforderungen und Fehler zu vermeiden.

Es gibt zwei typische Eingriffsanlässe, die ein Umschalten auf hierarchische Führung erfordern:

- Die Führungskraft wird vom Team bei gravierenden Problemen, Störungen, Blockaden und Konflikten angefragt; sie prüft allerdings, ob wirklich eine Moderatorenrolle notwendig ist;
- Die Führungskraft interveniert eigeninitiativ, wenn aus ihrer Sicht definierte Ziele oder Ergebnisse gefährdet sind oder gravierende Abweichungen von Vorgaben vorliegen.

Dieser Ansatz wird in der einschlägigen Literatur auch »Management by Exception« (Führung nur in Ausnahmefällen) genannt (Schütz, 2016, S. 114f.).

Die konsequenteste laterale Führung liegt in den evolutionär-integralen Unternehmen vor, in denen komplett auf Führungskräfte verzichtet wird – für manche Unternehmenseigentümer und Führungskräfte immer noch eine unvorstellbare Organisationsform. Ein Beispiel für eine radikale laterale (Selbst-)Führung liegt beim niederländischen Pflegeunternehmen Buurtzorg mit über 10.000 Mitarbeitenden vor (▶ Kapitel 2.1). Eine derartige Organisationsform muss gut vorbereitet werden und kann nicht von heute auf morgen in den Regelbetrieb eines Krankenhauses oder eines Pflegeunternehmens integriert werden – und dennoch gibt es Teilaspekte dieses Ansatzes, die den Alltag konfliktfreier und mit mehr kollegialer Wertschätzung bereichern können.

Ein zukunftsweisendes Unternehmens- und Managementmodell, das auf vollständige Selbstorganisation und Selbstführung basiert, ist das von Brian J. Robertson entwickelte holokratische Unternehmenskonzept (Robertson, 2016). Das holokratische Unternehmen ist ein kollegial geführtes Unternehmen. Hier liegt die Macht (fast) komplett in Mitarbeiterhand. Es gibt zwar noch eine Eigentümerin bzw. Unternehmerin (Eigentümer/Unternehmer), die aber keine klassische Führungsrolle mehr übernimmt. Deshalb handelt es sich eher um eine Investorenrolle, die das Eigentum hält und entsprechende Ergebnisse erwarten darf, mehr aber nicht.

Brian Robertson zitiert zu Beginn seines Buches »Holocracy« den erfolgreichen Online-Händler und Bestseller-Autor Tony Hsieh:

> »Forschungen zeigen, dass sich jedes Mal, wenn sich die Größe einer Stadt verdoppelt, die Innovation oder Produktivität pro Einwohner um 15 Prozent erhöht. Aber wenn Unternehmen größer werden, verringert sich meist die Innovation oder Produktivität pro Mitarbeiter.«
> (Hsieh zitiert nach Robertson, 2016, S.15).

In Städten gibt es zwar viele Ordnungs- und Verkehrsregeln sowie »Geschäftszeiten«, aber jeder Bürger kann sich innerhalb dieser Vorgaben ziemlich frei bewegen

2.2 Führungsprozess und Führungsstil

und Entscheidungen darüber treffen, wo er hingeht, mit wem er sich trifft, was er wo einkauft, womit und wie lange er fahren möchte, wo er wohnen möchte, welche Arbeit er annimmt usw. Städte sind im Grunde ziemlich chaotische und agile Systeme mit frei entscheidenden Menschen. Einzelne und kleine Gruppen entscheiden, was sie tun wollen. Ist das auch in Unternehmen möglich?

In agilen Unternehmen herrscht eher das Prinzip »Small is beautiful«. Das gilt auch für agile und holokratische Großunternehmen. Bei ihnen ist die Organisation und Zusammenarbeit nicht mehr von managergeführten Geschäfts- und Betriebseinheiten geprägt, sondern von der Vielfalt kleiner lebendiger Zellen, den selbstorganisierten Teams. Wie in einer Stadt bestehen allerdings Ordnungsprinzipien und »Verkehrsregeln«, die in der Zusammenarbeit beachtet werden müssen. Es gibt auch eine Unternehmensverfassung, an der regelmäßig gearbeitet wird.

Die Prinzipien und Grundstrukturen sind ganz einfach und in ▶ Abb. 2.4 dargestellt.

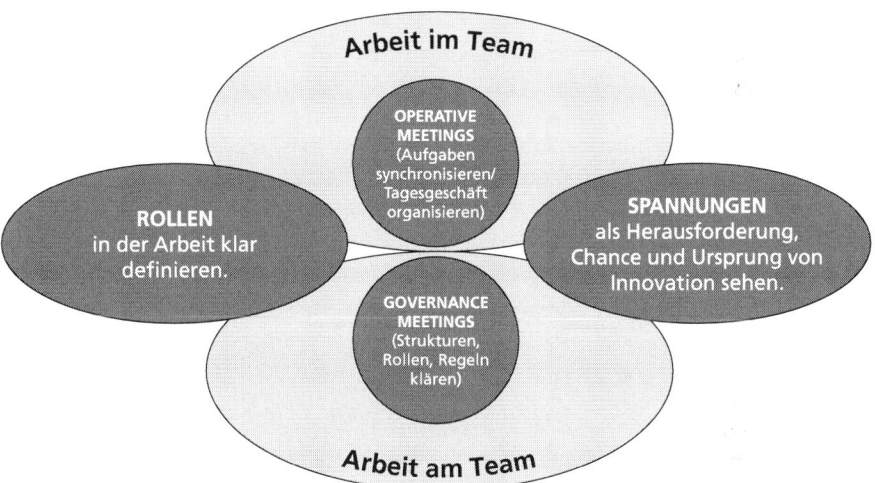

Abb. 2.4: Holokratische Organisation (eigene Darstellung)

Anstelle von Stellen- und Funktionsbeschreibungen treten Rollen. Einzelne Mitarbeiter/-innen nehmen in der Regel mehrere ganz unterschiedliche Rollen wahr, die auch schriftlich fixiert sind. Aus den Rollen ergeben sich dann die einzelnen Aufgaben und Tätigkeiten in der täglichen Arbeit. Jedes Team organisiert sich selbst, d.h., es trifft sich regelmäßig in sogenannten »Operativen Meetings«, um das Tagesgeschäft zu planen, zu überwachen und zu gestalten. Diese Meetings werden von gewählten Sprechern moderiert. In diesen Meetings werden häufig White Boards genutzt, um alle wesentlichen Zahlen, Daten und Fakten sowie die Ergebnisse und Vereinbarungen zu dokumentieren (Wer? Was? Wann?). Das unterstützt die Verbindlichkeit und Transparenz. Alle Teams in einer Organisation sind umfassend miteinander vernetzt und stehen im operativen Tagesgeschäft in operativen Meetings auch im Austausch. Die Gesetze und Regeln der Organisation wie z.B. die Rollen in der Organisation, die Zusammenarbeit in den Teams und zwischen den Teams, einzelne Prozesse und Schnittstellen etc. werden in gesonderten Organisationsbesprechungen, sogenannten »Governance Meetings« immer wieder überprüft und an die Anforderungen des Umfeldes und der internen Organisation angepasst. In diesen Meetings gibt es bestimmte Regeln für Entscheidungsprozesse, bei denen Meinungen, Bedenken und schwerwiegende Einwände von Einzelnen und Minderheitsgruppen in einem Beteiligungsverfahren berücksichtigt und ggf. integriert werden müssen.

Spannungen sind in einer holokratischen Organisation von großer Bedeutung. Sie werden als Herausforderung, Chance und Ausgangspunkt für wichtige Veränderungen und Innovationen nicht nur akzeptiert, sondern positiv wahrgenommen und genutzt. Diese Haltung und eine konstruktive Konfliktkultur sind innerhalb der meisten Unternehmen nicht ausreichend etabliert. Auseinandersetzungen sind häufig angstbesetzt und werden teilweise vermieden. Dadurch wird ihre innovationsfördernde Kraft nicht freigesetzt. Die Wurzel dieses Problems liegt in unserer Sozialisation und den mit Konflikten verbundenen Ängsten und Sorgen. Eine spannungsbejahende Haltung wird in holokratischen Unternehmen erst gelernt und dann immer wieder unterstützt. Es geht darum Spannungen, Ambivalenzen und Ambiguität nicht zu glätten, zu übergehen oder zu unterdrücken, sondern sie auszuhalten, aufzunehmen und zu nutzen. Daraus entstehen dann erst innovative Lösungen und reife Entscheidungen. Holokratie ist ohne ausreichende Konfliktfähigkeit und Konfliktmoderation (Mediation) nicht möglich.

In agilen Organisationen stehen die Menschen mit ihren Motiven, Interessen und Fähigkeiten viel mehr im Zentrum der (Zusammen-)Arbeit als in konventionellen Organisationen, in denen die Strukturen und Prozesse die Menschen noch viel stärker beherrschen. Allerdings können sich in agilen Unternehmen auch verschleierte Machtverhältnisse über die Persönlichkeiten etablieren:

> »Grob lässt sich sagen, dass in agilen Organisationen Einfluss weniger hierarchisch-formal, sondern mehr informal erfolgt, über die Anerkennung, die eine Person in ihrem Umfeld genießt. Wichtige Kräfte, weshalb jemandem mehr Gewicht bei einer Entscheidung beigemessen wird, sind persönliche Stärken (Arbeitsleistung, Talent, Ideenreichtum), die Fähigkeit, auf andere sympathisch zu wirken und das Vermögen, Beziehungen aufzubauen und Netzwerke zu knüpfen, um Mehrheiten zu finden […]. Selbst unter informalen Bedingungen bilden sich mit der Zeit eher verschleiert wirkende Machtasymmetrien, nicht zuletzt, weil die Bereitschaft, eine Führungsrolle zu übernehmen, von Person zu Person unterschiedlich stark ist. […].« (Busch & Link, 2022, S. 35)

Natürlich ergeben sich mit Blick auf die Vielfalt der Persönlichkeitseigenschaften, Motivstrukturen und Kompetenzprofile unterschiedliche Einflüsse der Einzelnen auf das Team. Diese sind allerdings nicht formal legitimiert und können sich deshalb jederzeit innerhalb der Teamdynamik ändern.

2.3 Agilität und TeamProzessPerformance (TPP)

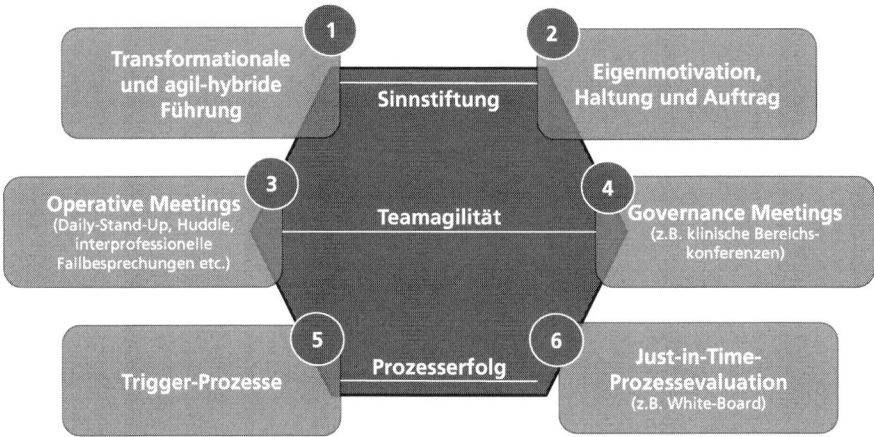

Abb. 2.5: TeamProzessPerformance (TPP) (eigene Darstellung)

Kliniken und Pflegeeinrichtungen tun sich noch schwer mit flachen Hierarchien, selbstorganisierten Teams und agilen Besprechungsformaten. Wir stehen aber vor radikaleren Umbrüchen hinein in eine agile Welt.

Mit unserem Ansatz der TeamProzessPerformance (TPP) haben wir ein Instrument geschaffen, das den Unternehmen erlaubt, auch innerhalb einer klassischen hierarchischen Organisation einzelne Bereiche und Prozesse agil zu strukturieren. Am Beispiel eines OP-Saals im Krankenhaus haben wir diesen Ansatz praktisch bereits in einzelnen Dimensionen erprobt und das Grundmodell bereits veröffentlicht (vgl. Röhrßen & Wohlmeiner, 2021).

Das Modell der TeamProzessPerformance gliedert sich in die drei Achsen: »Sinnstiftung«, »Teamagilität« und »Prozesserfolg. Jede Achse beinhaltet zwei Dimensionen.

2.3.1 Dimensionen

Insgesamt geht es um die folgenden sechs Dimensionen:

Transformational-agil-hybrid Führen

»Von der direktiven Führung zur Moderation der Selbststeuerung des Teams«
In unseren gegenwärtigen Führungswelten fliegen die Führungskräfte immer noch gern voraus und geben direktive Anweisungen. Sie observieren und kontrollieren die Teamaktivitäten auf »ihrem« Territorium aus der Helikopter-Perspektive und greifen immer wieder ein.

TeamProzessPerformance erfordert einen transformationalen Führungsstil, bei dem die Führungskraft von den Grundprinzipien einer agilen Organisation überzeugt ist und diese auch vorbildlich im eigenen Führungsverhalten im Alltag vorleben kann. Gerade beim Einstieg in die TeamProzessPerformance kommt es darauf an, dass die Führungskraft sich mit den Motiven und Interessen, den Grundhaltungen und Überzeugungen sowie den Erfahrungen und Erwartungen der Einzelnen befasst. Unterstützen die Mitarbeitenden mit hoher Selbstverantwortung eine agile Teamorganisation oder stehen sie ihr kritisch gegenüber und fordern eine direktive Führung von oben ein? Am Ende dieses Klärungsprozesses steht eine gemeinschaftliche Zielsetzung und Verpflichtung (Commitment). Im laufenden Implementierungsprozess müssen traditionale Haltungen und Gewohnheiten hinterfragt werden, damit ein neuer Teamspirit mit hoher Selbstverantwortung entstehen kann. Neben einem transformationalen Führungsansatz muss sich im Tagesgeschäft ein agil-hybrider Führungsstil etablieren. »Hybrid« steht für Selbstorganisation einerseits sowie das Eingreifen nur im absoluten Ausnahmefall andererseits. Die Führungskraft lernt, Selbstverantwortung zu fördern und Selbstorganisation zuzulassen. Sie greift nur im Ausnahmefall (»Management by Exception«) in das Alltagsgeschäft ein. Der Schwerpunkt liegt auf Coaching und Förderung von Stärken, nicht auf zentraler Steuerung und Kontrolle.

Agile Haltung

»Vom Top-Down-Auftrag zum inneren Auftrag und der sozialen Bindung«
In der TeamProzessPerformance werden die Mitarbeitenden aufgefordert, sich noch einmal auf der individuellen Ebene eigener Werte, Ziele und Grundmotivationen bewusst zu machen: was sie wirklich wollen, wofür sie stehen und was sie als sinnstiftend erleben. Wie stehen persönliche Missionen, Erwartungen und innere Aufträge in Verbindung mit gemeinsamen Zielen und einer agilen Teamorganisation? Es wird also nicht nur über die Strukturen, Prozesse und erwarteten Ergebnisse oder über drängende Probleme, Lösungen und Wege gesprochen, sondern auch über Fragen der persönlichen Motivation in der Arbeit, Fragen der persönlichen Werte und Grundhaltung sowie Fragen der Beziehungsgestaltung und des Vertrauens in der Zusammenarbeit. Ziel ist die Entwicklung einer Kultur der vertrauensvollen Kommunikation und Konfliktbewältigung, des offenen Feedbacks auf Augenhöhe und des Vertrauens und der Verbindlichkeit zwischen den Teammitgliedern mit ganz unterschiedlicher Expertise, Profession und Persönlichkeit. Hier spielt die emotionale Bindungsfähigkeit in der Vielfalt eines Teams eine entscheidende Rolle.

Operative Meetings

»Von der chronischen Konferenzitis zur agilen Kurzbesprechung«
Wir leben in Zeiten, in denen immer noch erschreckend lange und ineffektive Sitzungen den betrieblichen Alltag bestimmen. Diese Erkrankung der Organisati-

on nennen wir »chronische Konferenzitis«. Der hohe zeitliche und personelle Aufwand steht häufig in keinem Verhältnis zum dürftigen Ergebnis.

Eine agile Selbstorganisation setzt auf innovative Besprechungsformate. Hierzu zählt etwa der sogenannte »*Huddle*« (engl. »Haufen«):

> »Das Konzept des Huddle stammt aus dem American Football. Vor jedem Spielzug stecken die Spieler kurz die Köpfe zusammen [...] und besprechen ihre Taktik. Die Anzeigetafel gibt dazu Anhaltspunkte: Ist das Team auf dem Weg, das Spiel zu gewinnen? Wieviel Zeit verbleibt, um das Resultat zu beeinflussen? Entscheidend dabei ist, dass man gemeinsam als Team nach vorne schaut, zielgerichtet kommuniziert und konkrete Handlungen ableitet. Im Krankenhaus bedeutet das, dass sich ein Behandlungsteam mehrmals täglich für einen kurzen Austausch trifft. Die Bezeichnung »Huddle« ist wichtig, um den Unterschied zu anderen Treffen aufzuzeigen: Ein Huddle ist kein Rapport und keine Sitzung. Und: Man sitzt nicht, sondern man steht. Das beschleunigt das Ganze. Es geht darum, sich in kurzer Zeit (maximal sieben Minuten) gemeinsam als interprofessionelles Team einen Überblick über das Geschehen basierend auf Kennzahlen zu verschaffen. Besprochen werden die tägliche Auslastung, die Abweichungen vom Standard und besondere Ereignisse. Als ›Anzeigentafel‹ dient das Huddleboard. Stimmt die Leistung in einem Bereich nicht oder tauchen Probleme auf, werden konkrete Gegenmaßnahmen definiert. Falls ein Problem vom Team nicht innerhalb von 24 Stunden gelöst werden kann, wird es auf die nächste Führungsstufe eskaliert.« (Walker et al., 2017, S.98)

Huddles können im Krankenhaus in ganz unterschiedlichen Bereichen im klinischen Tagesgeschäfts etabliert werden, z. B.:

- Interdisziplinäre Fallbesprechungen und Patientensteuerungen in einem medizinischen Zentrum
- Morgendlicher Stationscheck zwischen Stationsarzt oder -ärztin und Pflegeteam auf einer Station (in der Regel vor der ärztlichen Dienstbesprechung)
- Nachmittägliche Entlassungssteuerung zwischen ärztlichem Personal und bereichsverantwortlichen Pflegefachpersonen auf einer Station (in der Regel nach den Kurvenvisiten)
- Übergreifende Aufnahme- und Belegungssteuerung mehrerer Stationen in einer großen Belegungseinheit (mehrmals täglich)
- Kurze Fallbesprechungen und Fallsteuerung in einer Zentralen Notaufnahme (mehrmals täglich)
- Prozesssteuerung in einem OP-Saal im interprofessionellen Team (einschl. Manöverkritik OP-Tag und Planung Folgetag am Dienstende)

In administrativen Bereichen und Dienstleistungszentren können zur strukturierten Aufgaben-, Maßnahmen- und Projektsteuerung im Team sogenannte »*Dailys*« oder »*Daily-Stand-Up-Meetings*« durchgeführt werden. Daily-Stand-Up-Meetings sind gut moderierte, kurze und klar strukturierte (Tages-)Besprechungen im Stehen. Das Team sollte maximal aus sieben Mitgliedern bestehen und das Meeting sollte nur ca. 10–15 Minuten dauern. Reihum informiert jeder Teilnehmer in ca. zwei Minuten die anderen Teammitglieder über den aktuellen Stand seiner Arbeit, am besten anhand zweier Fragen: Was habe ich gestern in meiner Arbeit geschafft und erreicht? Welche Arbeitspakete liegen für heute an und wo könnten möglicherweise Probleme und Hindernisse auftreten? Der Moderator oder die Moderatorin und die Teammitglieder können bei Problemanzeige kurz eigene Ideen und Lösungshinweise einbringen. Ob Daily-Stand-Ups oder Huddles eingeführt werden und in welcher Reihenfolge ist nicht entscheidend, geht es doch vor allem darum, sich von den trägen und meist zu langen Konferenzen und Besprechungen im Tagesgeschäft zu verabschieden und die gewonnene Zeit für die Patienten- und Bewohnerversorgung zu nutzen.

Governance Meetings

»Vom starren QM zum agilen Orgaflow im Team«
Governance Meetings sind Organisationsbesprechungen, in denen eine kontinuierliche Anpassung der Strukturen, Prozesse und Schnittstellen erfolgt. Sie orientieren sich an der Frage: Welche Anforderungen stellen unsere Patienten, Bewohner, Besucher, Kostenträger, Kooperationspartner und Mitarbeitenden? Dabei sind fachliche und wirtschaftliche Erfordernisse zu berücksichtigen. Wir leben immer noch in einer Zeit starrer Organigramme und Stellenbeschreibungen. Müssen denn erst zahlreiche Probleme, Krisen und Konflikte aufkommen, bis man sich zur Restrukturierung und Prozessoptimierung interprofessionell an einen Tisch setzt? Governance Meetings gehen davon aus, dass unsere Organisationen in Kliniken und Pflegeeinrichtungen immer im ständigen Orgaflow gehalten werden müssen. Die Trägheit vieler QM-Systeme mit ihren bürokratisch gelenkten Dokumenten sowie ihren langatmigen Änderungsprozessen bis hin zur zentralen Freigabe stehen dem entgegen. Die ständig sich verändernden Rahmenbedingungen und Anforderungen in unserer VUCA-Welt (Definition siehe ▶ Kap. 2.2.4) erfordern eine hochflexible Organisation, in der Rollen, Zuständigkeiten, Abläufe und Regeln immer wieder gemeinsam und interprofessionell auf Augenhöhe verbessert und neu erfunden werden müssen.

Governance Meetings sind regelmäßige Konferenzen, bei denen die betriebliche Organisation im agilen Team überprüft und angepasst wird. In den Krankenhäusern sind dies etwa klinische Bereichskonferenzen, in denen leitende Ärzte und Ärztinnen, pflegerische Führungskräfte, leitende Therapeuten und Therapeutinnen, Leitungen der Funktionsbereiche, Kodierfachkräfte, Sozialdienstmitarbeitende etc. neue Rollen, Aufgaben, Abläufe und Regeln erarbeiten, vereinbaren und mit dem Ziel hoher Transparenz, Akzeptanz und Verbindlichkeit kommunizieren. Wir empfehlen, die vereinbarten Strukturen und Prozesse nicht in zahlreichen QM-Verfahrens- und Arbeitsanweisungen zu fragmentieren, sondern diese in einem kompakten Zentraldokument zur klinische Betriebsorganisation (»Dienstordnung« »Orga-Handbuch« »Rollen und Kernprozesse«) zusammenzufassen und immer wieder zu aktualisieren. Dieses Zentraldokument sichert Verbindlichkeit und Verfahrenssicherheit sowie eine fundierte Einarbeitung und Anleitung in die Betriebsorganisation für neue Mitarbeitende.

In den Governance Meetings werden Probleme des Tagesgeschäfts lediglich als vordergründige und anschauliche Praxisbeispiele eingebracht, um die dahinter liegenden Strukturen und Prozesse zu verbessern. Es geht um grundsätzliche Lösungen, nicht um Einzelfalllösungen. Die organisatorischen Probleme und Herausforderungen werden jeweils in einem PLAN-DO-CHECK-ACT-Zyklus (PDCA) im Team bearbeitet. Der erste Schritt des PDCA-Zyklus besteht in einer Ursachenanalyse, der Definition von Zielen, der Erarbeitung von Lösungsstrategien, der gemeinsamen Entscheidung, der Planung von Umsetzungsschritten sowie der Vereinbarung von Aktionsplänen (PLAN: Wer? Was? Bis Wann?). Im Anschluss an die Umsetzung des Aktionsplans (DO: Umsetzung) werden die Durchführung der Maßnahmen sowie die erreichten Ziele und Ergebnisse evaluiert (CHECK: Prüfung). Im letzten Schritt wird die neue Organisation bestätigt. Die Anpassung der Organisation wird in wenigen zentralen Dokumenten festgehalten (ACT: Anpassung).

Trigger-Prozesse

»Vom Prozessdschungel zum neuen Prozessverständnis«
Kliniken und Pflegeeinrichtungen können als komplexe Prozess-Netzwerke gesehen werden. Kaum ein Ablauf, der nicht vom QM als qualitätsrelevanter Prozess eingestuft, in einem Workflow-Diagramm oder einer Verfahrensanweisung dokumentiert und als gelenktes Dokument im Intranet hinterlegt werden kann. In manchen Unternehmen ist der dokumentierte Prozessdschungel kaum noch zu überblicken. Wir brauchen dringend ein neues Prozessverständnis, dass sich von der ausfernden technokratischen Prozessitis hin zu einem Prozessverständnis bewegt, in dem der tiefere Sinn und Zweck, das »Wieso, Weshalb, Warum, Wozu« eines Prozesses wieder stärker in den Vordergrund gebracht wird. Innerhalb dieser Vorgaben brauchen die agilen Teams weniger Anweisungen und mehr Handlungsspielräume, um das bestmögliche Ergebnis zu erzielen.

In der TeamProzessPerformance fokussieren wir uns vor allem auf einige wenige Prozesse, die von großer Relevanz für die Strategie, Qualität und Effizienz der Organisation sind und viele andere Prozesse erheblich beeinflussen. Ein Trigger-Prozess (»trigger« = Auslöser) ist nach unserer Definition ein Prozess, der viele weitere Prozesse auslöst und beeinflusst. Trigger-Prozesse konsequent aus der Sicht des Patienten zu definieren und ihren tieferen Sinn zu verstehen, führt häufig zu mehr Patientensicherheit und Patientenzufriedenheit.

Im Krankenhaus-OP haben wir z.B. einen Trigger-Prozess definiert, der die Synchronisierung vieler Tätigkeiten, eine Verkürzung von Warte- und Wechselzeiten sowie eine optimale Kapazitätsauslastung ermöglicht. Diesen Prozess nennen wir »Teamcommitment Planbeginn«: Es handelt sich um einen Prozess, der mit der interprofessionellen minutiösen Festlegung des Beginns einer Folge-OP am Ende einer laufenden OP beginnt, ein präzise definiertes Abrufmanagement beinhaltet und mit der Erfassung von Abweichungen im OP-Saal bei Verzögerungen endet. In diesem Prozess lernt das agile OP-Saal-Team den ganzen OP-Prozess optimal zu steuern. Das agile OP-Saal-Team nimmt maximalen Einfluss auf alle weiteren damit verbunden Prozesse wie rechtzeitige Patientenvorbereitung auf der Station, Patiententransport, Schleusenmanagement, Saalvorbereitung, Einleitung etc.

Quick-Time-Prozessevaluation

»Von den IT-Datenfriedhöfen zur Quick-Time-Prozessevaluation«
In unseren Gesundheitsunternehmen verfügen wir über eine Fülle von Kennzahlen, die erhoben, gespeichert und ausgewertet werden. Darunter finden sich viele Daten, die sich kaum noch einer ansieht. Und die Rückmeldungen und Reports zu diesen Kennzahlen erreichen die relevanten Leistungsträger meistens sehr spät. Dann bestehen häufig unterschiedliche Auffassungen über die Ermittlung einer Kennzahl bei den Anwendern vor Ort (z. B. Wie ist die Wartezeit im OP operationalisiert und ab welchem Zeitpunkt t_0 wird sie gemessen?). Weiterhin werden systematische Fehler und einzelne Eingabefehler bei der Datenerhebung nicht zeitnah erkannt und korrigiert. Das ist alles nicht gerade agil. In unserem Ansatz der agilen Quick-Time-Prozessevaluation werden möglichst einfache und aussagefähige Prozesskennzahlen definiert und transparent für das verantwortliche Team auf einem White-Board vor Ort dokumentiert. In unseren OP-Projekten haben wir z. B. eine ganz einfache Kennzahl zur Prozessoptimierung entwickelt: die Abweichung zwischen dem vorab geplanten OP-Beginn einer Folge-OP (gemeinsame Vereinbarung im Saal gegen Ende einer OP) und dem realen Beginn dieser Folge-OP in Minuten. Diese Kennzahl wird auf einem White-Board für alle sichtbar dokumentiert. Weiterhin werden ab einer negativen Abweichung über fünf Minuten zusätzlich die Abweichungsgründe mit einem Schlüssel (Wartezeitkategorien) erfasst. Das direkte Feedback über das White-Board führt fast automatisch zu einer kontinuierlichen selbstorganisierten Prozessoptimierung in den OP-Saalteams. Die Saalteams erhalten zeitnahe Rückmeldungen über ihren Prozesserfolg von OP zu OP. Dies fordert sie auf, aktiv noch im Tagesgeschäft in die Prozesse einzugreifen, um das Ergebnis zu verbessern.

Eine agile Prozessevaluation mithilfe von White-Boards kann jederzeit und mit geringem Aufwand auf unterschiedliche Prozesse und Kennzahlen angewendet werden.

Bei dieser Methode spielt der aus der psychologischen Forschung bekannte sogenannte »Hawthorne-Effekt« (auch als Beobachtereffekt bekannt) eine entscheidende Rolle. Der Hawthorne-Effekt beschreibt das Phänomen, dass Mitarbeitende, wenn sie an einer Studie oder Untersuchung teilnehmen, ihr Verhalten in Richtung einer erhöhten Produktivität anpassen. Die Teams führen sozusagen ihre eigene empirische Prozessstudie durch und erhalten evidenzbasierte Erkenntnisse über ihre Abläufe.

Das White-Board an der Wand oder das digitale Dash-Board auf dem Computer oder dem mobilen Endgerät – all das sind zentrale Instrumente der Selbststeuerung:

> »Das Konzept der autonomen Dashboard-Steuerung z. B. stammt von den sogenannten Magnet Hospitals, allesamt große Einrichtungen, wo die Teams auf einen Blick erkennen können, wo es Schwierigkeiten gibt und wo alles gut läuft. Dafür braucht es keine Führungskraft mehr und auch keine mehr dafür, die jeweiligen Ziele zu setzen. Welche Kennzahlen auf dem Board erfasst und welche Zielwerte gebildet werden, entscheiden alle Mitglieder des Teams. Im Ergebnis sind dann Case Mix Index, Liegezeiten, Verweildauern, Sturzraten, aber auch die Verfassung der Patienten etc. transparent und für alle sichtbar auf

der Station. Für den Fall der Abweichung von den selbst gesetzten Zielwerten braucht es klare, vorab vereinbarte Prozesse und Rollenzuständigkeiten, die man anwendet, um die Zielwerte wieder zu erreichen.« (Starker et. al. 2022, S. 125)

2.3.2 Fazit

Unsere Gesundheitsunternehmen mit ihren hierarchischen Führungsstrukturen, den inflexiblen Stellenbeschreibungen, der Flut an Verfahrens- und Arbeitsanweisungen sowie einem aufwändigen Besprechungswesen mit langen Konferenzen muten teilweise an wie Dinosaurier in einem turbulenten urbanen Umfeld. Die jungen Generationen Y, Z und Alpha, die nach und nach in exponierte Führungspositionen aufsteigen, haben andere Vorstellungen von ihrer Arbeitswelt. Sie fordern Selbstbestimmung, Handlungsspielräume und Kommunikation auf Augenhöhe.

Die TeamProzessPerformance gibt uns die Möglichkeit, in unseren hierarchischen Unternehmensstrukturen im Gesundheitswesen in einzelnen Bereichen und bei bestimmten Prozessen eine agile Teamorganisation zu etablieren.

3 Die psychologischen Grundlagen von Leadership

3.1 Psychologie, Coaching und evidenzbasierte Führung

Jetzt wird es akademisch! Ein Buch über evidenzbasierte Führung braucht eine wissenschaftliche Grundlage. Wir stellen in diesem Kapitel wichtige Erkenntnisse der Neurowissenschaften, der Motivationsforschung und der Persönlichkeitspsychologie vor – alles psychologisch-wissenschaftliche Grundlagen von Führung.

Die Leserinnen und Leser können sich jetzt folgende Frage stellen: Möchte ich meine psychologisch-wissenschaftliche Basis von Führung vertiefen oder steige ich gleich in ▶ Kap. 4 in die Führungspraxis ein? Das Kapitel 3 ist keine notwendige Grundlage für das Verständnis des Leadership Performance Navigator in ▶ Kap. 4.

Leadership vollzieht sich im Dialog zwischen Menschen. Aus diesem Grund ist die Psychologie *die* Grundlagenwissenschaft für Führung. Psychologie ist die Wissenschaft vom Erleben und Verhalten des Menschen. So wie die physikalischen Gesetze für alle technischen Anwendungen gelten, gelten die psychologischen Gesetze für alle Anwendungen im Bereich der Begegnung und Veränderung von Menschen. Die Initiierung und Begleitung von Problembewältigungs-, Veränderungs- und Entwicklungsprozessen bei Menschen ist Ziel von Psychotherapie, Coaching und Führung.

Psychotherapie dient der Behandlung von psychischen Störungen und Problemen, die einen Menschen erheblich beeinträchtigen. *Coaching* dient der persönlichen und beruflichen Entwicklung und Zielerreichung, der Lösung von Problemen und Konflikten im beruflichen und sozialen Umfeld, der Ausschöpfung von individuellen Potenzialen und der Verbesserung von Fähigkeiten u. v. m. *Führung* sorgt dafür, dass übergreifende Strategien und Ziele entwickelt, verankert und erreicht werden, die den Unternehmenserfolg maximal unterstützen. Dies wird in Führung durch eine gezielte Beeinflussung von Menschen erreicht.

Coaching orientiert sich stärker an individuellen Zielen. Führung orientiert sich an einer optimalen Verbindung von individuellen Zielen mit übergreifenden Zielen. Im Idealfall gelingt es, Führung, individuelle und übergreifende Ziele miteinander in Einklang zu bringen. Zeitgemäße Führung beinhaltet immer auch Coachinganteile mit dem Fokus auf der Entwicklung und Förderung des Einzelnen.

Das Prinzip der Evidenzbasierten Praxis (EbP) ist nicht nur für das professionelle Handeln in Medizin und Pflege fundamental. Auch in therapeutischen und pädagogischen Bereichen ist dieses Prinzip inzwischen professionell bestimmend. Dieses Prinzip fordert, dass ein Mittel, eine Methode oder ein Verfahren in der Praxis nur angewandt werden darf, bei dem anhand wissenschaftlicher Studien nachgewiesen ist, dass es das angestrebte Ziel bzw. Ergebnis erreicht, bestenfalls sogar im Vergleich zu anderen Anwendungen am effektivsten ist (Nachweis über Vergleichsstudien). Eine Pflegefachperson pflegt ihre Patientinnen und Patienten auf der Grundlage von medizinischem und pflegerischem Wissen sowie differentialdiagnostischer und pflegerischer Kompetenz. Dabei nutzt sie evidenzbasierte Erkenntnisse. Sie lernt nicht (nur) »by doing«. Viele Führungskräfte »behandeln« ihre Mitarbeitenden und intervenieren in ihren Teams immer noch zu intuitiv, ohne ausreichendes psychologisches Basiswissen, ohne solide führungsbezogene Grundausbildung sowie ohne die Nutzung evidenzbasierter Erkenntnisse. Wir gehen davon aus, dass Führung in Zukunft von den Anwendern, den Führungskräften, auch als evidenzbasierte Praxis verstanden wird. Führung ist keine Kunst oder Magie. Wer führt, sollte sich mit der eigenen Professionalität in Führung, der eigenen Führungswirksamkeit (Leadership Performance) intensiv auseinandersetzen, d.h. auch eigene Führungsansätze und -methoden auf der Grundlage von wissenschaftlichen Erkenntnissen der Psychologie hinterfragen. Dazu wollen wir in den nächsten Kapiteln beitragen.

3.2 Gehirngerechtes Führen – Neuroleadership

Die im Vergleich zur Medizin eher junge Wissenschaft der Psychologie, mit dem ersten Lehrstuhl für Psychologie im Jahre 1875 in Leipzig (Prof. Wilhelm Wundt), steht für eine Beschleunigung der Erkenntnisproduktion vor allem in den letzten Jahrzehnten. Die Neurowissenschaften und die Neuropsychologie mit ihren neuen diagnostischen Möglichkeiten haben erheblich dazu beigetragen. Heute können wir etwa mit funktioneller Magnetresonanztomografie die Arbeitsweise des Gehirns gut abbilden und daraus neue Erkenntnisse gewinnen. Gehirngerechte Führung (Neuroleadership) knüpft an diese Entwicklungen in Forschung und Praxis an.

> **Definition: Neuroleadership**
>
> Unter Neuroleadership verstehen wir die Nutzung von Erkenntnissen der Neurowissenschaften und der Neuropsychologie im Anwendungsbereich von Führung. Bei Neuroleadership geht es nicht in erster Linie um die Veränderung von Verhalten, sondern um die Veränderung von inneren psychoneuronalen Zuständen bei der Führungskraft und bei den Mitarbeitenden, einschließlich

3 Die psychologischen Grundlagen von Leadership

der systemischen Wechselwirkungen zwischen beiden. Führung wird dann als transformationaler Prozess verstanden, bei dem psychoneuronale Zustände gezielt verändert werden. Aus der Sicht des Neuroleadership ist das Gehirn Ursprung jeder Veränderung.

Was unterscheidet das Gehirn von einem Computer mit künstlicher Intelligenz? Antwort: Das menschliche Gehirn lebt in einem Organismus mit Bedürfnissen. Je nachdem wie die Bedürfnisbefriedigung gelingt, kann es sich freuen, ärgern, leiden, hoffen, resignieren usw. Bedürfnisse und Emotionen stehen in einem direkten Zusammenhang. Ein Computer hat keine Bedürfnisse und keine Emotionen. Er ist gleichgültig. Das Gehirn aber hat einen existentiellen Auftrag, es dient unserer Lebenserhaltung und persönlichen Entwicklung in Interaktion mit der Umwelt. Der Psychologe Klaus Grawe (2004) hat in seiner Konsistenztheorie die wesentlichen menschlichen Bedürfnisse dargestellt, die wir durch das sogenannte SCARF-Modell von David Rock (2012) ergänzen (▶ Abb. 3.1).

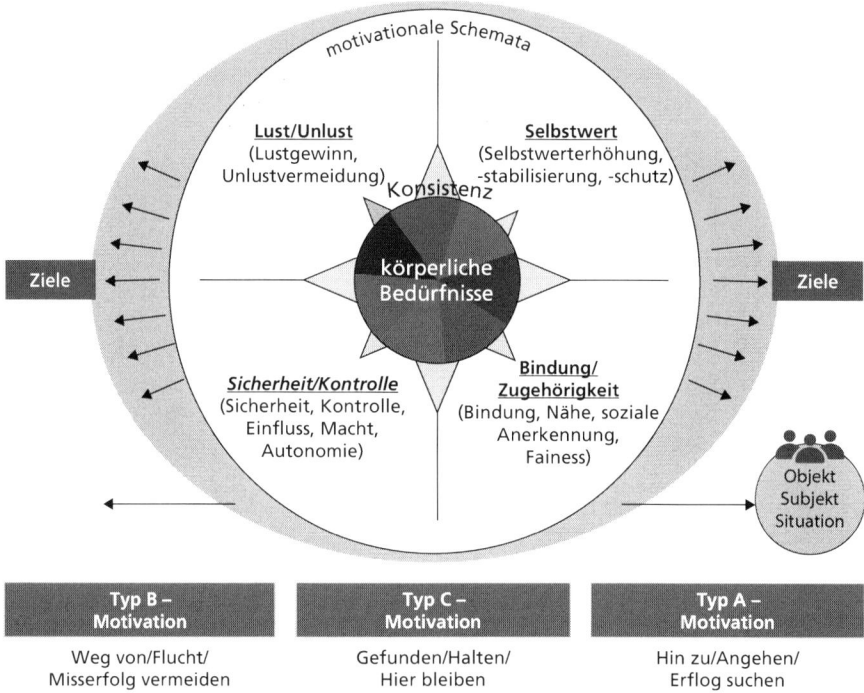

Abb. 3.1: Konsistenztheorie modifiziert (eigene Darstellung)

Ein Bedürfnis ist ein Zustand des Mangels, ein Verlangen. Der Mensch braucht etwas, um zu überleben, sich wohlzufühlen und sich weiterzuentwickeln. Zunächst einmal hat der Mensch *physiologische Grundbedürfnisse (im Kern des Modells)* wie z. B.

Hunger, Durst, Schlaf, Körperwärme, Sexualität etc. Diese Bedürfnisse dienen dem biologischen Erhalt des Menschen und der Fortpflanzung der Art.

Bei den *psychischen Bedürfnissen* unterscheidet Grawe (2004) elementare Bedürfnissysteme, die für den Erhalt unserer psychischen Gesundheit von Bedeutung sind:

Bindung und Zugehörigkeit
Dieses in der psychologischen Wissenschaft erst spät, dann aber sehr umfassend erforschte Bedürfnis geht auf unsere frühe Kindheit zurück, in der wir Vertrauen in die Verfügbarkeit einer zentralen Bindungsfigur gewinnen oder nicht. Wir haben positive Bindungserinnerung, aber auch kritische, in denen unser Bindungsbedürfnis unerfüllt oder bedroht war. Die Bindungsstile, die wir später pflegen, sind bereits in diesen frühen Jahren geprägt worden. Im Neuroleadership geht es hier um die Nähe und das Vertrauen, das wir als Führungskräfte zu unseren Mitarbeitenden und diese zu uns aufbauen. Es geht weiterhin um das Gefühl sozialer Zugehörigkeit und Anerkennung in der Gruppe bzw. im Team sowie einen fairen und kollegialen Umgang untereinander.

Kontrolle und Sicherheit
Im Fokus des zweiten Bedürfnissystem steht die Kontrolle. Schon früh in unserem Leben versuchen wir, uns die Welt anzueignen und sie für uns zu nutzen. Das Kontrollbedürfnis ist darauf ausgerichtet, den Lebensraum zu regulieren, die eigenen Fähigkeiten zu entwickeln und unsere Handlungsspielräume zu erweitern. Die kognitive Komponente der Kontrolle liegt in dem Überblick und der Orientierung, die wir uns verschaffen. Die emotionale Komponente liegt in unserem Kontrollgefühl. Wir haben entweder das Gefühl, selbst die Kontrolle über das Geschehen zu haben (interne Kontrollüberzeugung: Ich fühle mich als Gestalter oder Gestalterin) oder wir haben das Gefühl, extern von anderen Menschen oder anderen externen Einflüssen abhängig zu sein (externe Kontrollüberzeugung: Ich fühle mich als Opfer). Es geht hierbei nicht immer nur um äußere Kontrolle. Wenn wir äußerlich nicht weiterkommen, können wir unsere Kontrolle nach innen verlegen, also Selbstkontrolle ausüben. Auch das stärkt unsere Kontrollüberzeugung. Die empfundene Kontrolle über das eigene Umfeld und über uns selbst wird auch als Autonomie (Selbstbestimmung, Selbststeuerung) bezeichnet. Erlebte Kontrolle wird im Gehirn belohnt. Das Gegenteil, die gefühlte Einschränkung von Handlungsfähigkeit und Kontrolle wird eher als Bedrohung mit Gefühlen der Angst und Unsicherheit erlebt. Im Neuroleadership spielt die autonome Selbststeuerung der Führungskraft und der Mitarbeitenden, ihre subjektiv erlebten Entscheidungsmöglichkeiten und Handlungsspielräume eine wichtige Rolle.

Eng verbunden mit dem Kontrollbedürfnis ist das Sicherheitsbedürfnis (»Certainty« nach Rock, 2012). Der Mensch sucht nach einer gewissen Vorhersagbarkeit, Zuverlässigkeit und Stabilität in der Situation, in der er lebt und in der Beziehung zu den Menschen, die ihn umgeben. Im Neuroleadership zeigt sich dies positiv in einem allgemeinen Sicherheitsempfinden im Arbeitsumfeld, der Vorhersagbarkeit von Menschen und Ereignissen in der gegenwärtigen Situation am Arbeitsplatz sowie einer sicheren Perspektive in der nahen oder ferneren Zukunft. Negativ zeigt es sich in der bedrohlichen Ungewissheit von Gegenwart und Zukunft oder in der Unberechenbarkeit, Verunsicherung oder Bedrohung durch Menschen in unserem Arbeitsumfeld.

Selbstwert
Der Mensch schaut auch auf sich und er gibt sich einen Wert. Dies geschieht nicht immer bewusst. Das Streben nach Selbstwerterhalt, -schutz und -steigerung ist ein typisch menschliches Bedürfnis. Schon früh beginnen wir in unserem Leben uns selbst zu bewerten und dabei gute oder schlechte Selbstwertgefühle zu produzieren. Schon früh fragen wir, wenn etwas in der Welt schiefläuft, ob es an der Sache, an dem Anderen oder an uns selbst liegt: Ist der andere ok und ich nicht ok? Oder ist der andere nicht ok und ich aber ok? Oder ist der andere ok und ich bin auch ok, es ist ja nur ein Problem zu lösen? Ist es die Sache oder sind wir selbst das Problem? Und wenn wir es selbst sind, wie verändert sich dann unser Gefühl zu uns selbst? Ist der Selbstwert dann gefährdet oder bleibt er stabil? Im Neuroleadership ist das Selbstwertbedürfnis immer dann virulent, wenn Führungskraft oder Mitarbeitende oder beide im Dialog ihren Selbstwert irgendwie in Frage gestellt oder bedroht sehen, wenn sie also meinen, um ihren eigenen Selbstwert ringen zu müssen.

Lustgewinn und Unlustvermeidung
Schon Sigmund Freud hatte den Lustgewinn und die Vermeidung von Unlust und Schmerz zur zentralen Triebfeder unseres Daseins erklärt und auch Friedrich Nietzsche stimmt dem zu: »*Alle Lust will Ewigkeit – will tiefe, tiefe Ewigkeit*« (Nietzsche, 2012, S. 612). Auch dieses Bedürfnissystem geht zurück auf unsere Lerngeschichte im Leben. Wir haben bestimmte Ereignisse, Objekte und Menschen als für uns »gut«, d. h. positiv, angenehm und befriedigend erlebt sowie andere als »schlecht«, d. h., negativ, unangenehm frustrierend. Dieses Bedürfnissystem richtet unser Verhalten klar aus, in dem wir das »Gute« aufsuchen, sich ihm annähern, es möglichst behalten wollen oder es irgendwie herzustellen versuchen sowie alles »Schlechte« vermeiden, uns davor schützen wollen, uns davon distanzieren oder es zu entfernen versuchen. Im Neuroleadership geht es darum, die offensichtlichen oder subtilen Bewertungen (»gut« und »schlecht«) und die damit verbundenen Verhaltenstendenzen zu erkennen, die uns und unsere Mitarbeitenden beeinflussen. Hinter diesen Gut-Schlecht-Bewertungen liegen biographische Erfahrungen und Lerngeschichten: Warum wird eine bestimmte Situation als »gut« erlebt und eine andere als »schlecht«? Welche Erfahrungen sind damit verbunden? Können diese neu bewertet werden?

Der Begriff der Konsistenz (Zusammenhalt, Zusammenhang) beschreibt im Konsistenzmodell nach Grawe (2014) den Zustand einer möglichst spannungs- und widerspruchsfreien Ausgewogenheit der Bedürfnissysteme. Im Alltag hat der Mensch kontinuierlich die Aufgabe, seine Bedürfnissysteme in einem einigermaßen befriedigenden und ausbalancierten Gesamtzusammenhang zu halten. Dies wird durch motivationale Schemata sichergestellt. Motivationale Schemata sind mehr oder weniger erlernte Muster, mit denen Menschen ihr Verhalten ausrichten. Häufig werden mit einem motivationalen Schema gleich mehrere Bedürfnissysteme angesprochen. Mit einem motivationalen Schema wird ein Ziel oder ein wünschenswerter Zustand angestrebt, das mehr Bedürfnisbefriedigung verspricht. Dabei unterscheiden wir drei grundlegende motivationale Tendenzen, die stark vom Lustgewinn-Unlustvermeidungs-System beeinflusst sind.

Typ A-Motivation: Annäherung
Diese Motivation ist darauf ausgerichtet, einen befriedigenden Zustand zu erreichen. Wir nennen dies eine Annäherungsmotivation, bei der sich der Mensch auf etwas Positives zubewegt und Ziele für sich formuliert, die ihn erfolgreich dem positiven Zustand näherbringen. Es entsteht eine Erfolgs- und Leistungsmotivation hin auf wünschenswerte Ziele und Zustände. Wenn eine Person sich in der Typ A-Motivation befindet, ist sie voll auf das Ziel und den gewünschten Zustand fokussiert. Die Person »brennt« für ein Ziel. Jede Annäherung an das Ziel ist dann häufig schon mit positiven Emotionen verbunden.

Typ B-Motivation: Vermeidung
Diese Motivation ist darauf ausgerichtet, einen unbefriedigenden Zustand zu vermeiden. Wir nennen dies eine Vermeidungsmotivation. Der Mensch flüchtet oder geht einem unangenehmen Zustand aus dem Weg. Die Person versucht möglichst viel Abstand vom negativen Zustand zu gewinnen. Es ergeben sich sogenannte Antiziele, d.h. Ziele, die als Negation formuliert werden (»Ich möchte nicht, ...« »Es darf auf keinen Fall, ...« »Ich will weg von...«).

Typ C-Motivation: Halten/Bleiben
Diese Motivation ist darauf ausgerichtet, einen befriedigenden Zustand zu halten und zu genießen. Der Mensch befindet sich in einer angenehmen Komfortzone, in der die Bedürfnisse (weitgehend) befriedigt sind: »Hier geht's mir gut, hier will ich bleiben.«
Wenn die äußeren Anzeichen zunehmend kritisch sind, aber eine Person immer noch aus Sorge um die Risiken einer Veränderung den gegenwärtigen mehr oder weniger komfortablen Zustand halten möchte, dann sprechen wir motivational von einer Lageorientierung. Die Person versucht die gegenwärtige Lage so weit wie möglich zu halten, weil ihr eine Veränderung (noch) zu bedrohlich oder (noch) zu riskant erscheint.

Wer nun gehirngerecht führen möchte, braucht zunächst einen ersten Einblick in Aufbau und Funktionsweise des menschlichen Gehirns.

Die Graphik (▶ Abb. 3.2) zeigt das Gehirn in einer schematisch vereinfachten Form. Wenn in dieser Darstellung der Eindruck entsteht, dass bestimmte Gehirnregionen jeweils eine klar abgegrenzte und eindeutig lokalisierbare Funktion besitzen, dann ist das nicht korrekt. Das Gehirn ist ein komplexes Netzwerk, in dem viele Ebenen, Bereiche und Funktionen vielfältig miteinander verbunden sind und komplexe Aufgaben in einer Arbeitsteilung im neuronalen Netzwerk des Zentralen Nervensystems (ZNS) wahrnehmen. Herausgestellt in dieser Graphik sind vor allem die zentralen Player und Koordinatoren von Gehirnnetzwerken.

3 Die psychologischen Grundlagen von Leadership

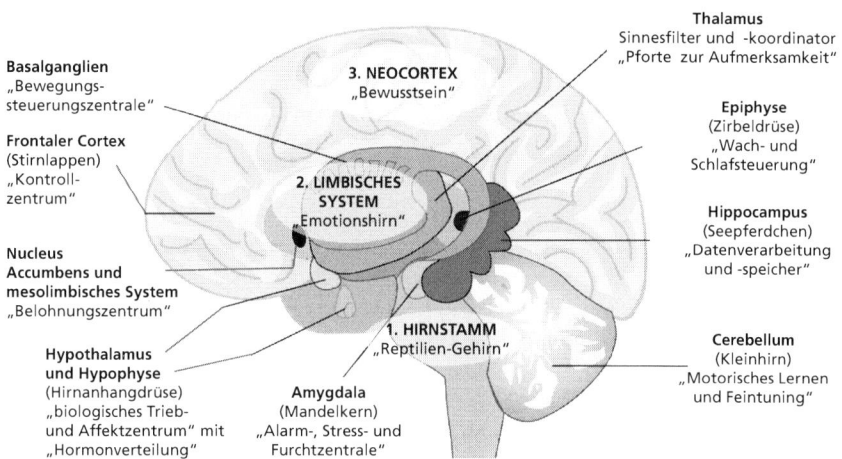

Abb. 3.2: Unser Gehirn, schematisch vereinfacht © Adobe Stock (eigene Darstellung)

Zunächst müssen wir allerdings die Mikroebene des Gehirns betrachten. Die Grundstruktur unseres Gehirns liegt in einem hochkomplexen Netzwerk aus vielfältig miteinander verbundenen Nervenzellen (Neuronen). Die Nervenzellen sind über eine Kontaktstelle, den sogenannten synaptischen Spalt miteinander verbunden. Die Signal- und Informationsübertragung von einer Nervenzelle zu einer anderen über die Synapse kann auf zwei Weisen geschehen: entweder über einen rein elektrischen Impuls oder über eine Kombination von elektrischen Impulsen und chemischen Substanzen. Die chemische Signalübertragung erfolgt über Botenstoffe, die wir Transmitter nennen. Eine Gruppe dieser Transmitter, die sogenannten Neuromodulatoren (Noradrenalin, Dopamin, Serotonin, Acetylcholin etc.) verändern die Übertragungsintensität. Sie haben entweder hemmende bzw. dämpfende oder eher erregende bzw. verstärkende Wirkung auf die Impulsübertragung (vgl. Roth und Ryba, 2016, S. 85 f.).

Wir unterscheiden zunächst drei zentrale Ebenen des Zentralen Nervensystems:

Hirnstamm und autonomes Nervensystem
Die unterste Ebene, der Hirnstamm, ist für die Steuerung von Körperfunktionen sowie basaler kognitiver und motorischer Grundfunktionen zuständig. Der Hirnstamm wird auch »*Reptiliengehirn*« genannt, weil es der entwicklungsgeschichtlich älteste Teil des Gehirns ist und dem Gehirn heutiger Reptilien gleicht. Über den Hirnstamm und das autonome Nervensystem werden lebenswichtige Funktionen (»Vitalfunktionen«) wie Atmung, Herz- und Kreislaufsystem, Verdauungssystem (Magen-Darm-Trakt), Urogenital-System, Schlafen und Wachen, Gleichgewicht, Blickbewegungen sowie die Koordination des Bewegungsapparats reguliert. Das sich in den Körper verästelnde autonome Nervensystem arbeitet größtenteils unwillkürlich und unbewusst. Es wird vereinfacht in ein sympathisches Nervensystem (Sympathikus) und ein parasympathisches Nervensystem (Parasympathikus) unterteilt. Der Sympathikus fördert eine schnelle und aktivierende Reaktion auf Reize; er unterstützt Kampf- oder Fluchttendenzen (»fight or flight«). Bei einer

Alarmierung des limbischen Systems in einer realen oder vermeintlichen Gefahrensituation kann es über die Aktivierung des Parasympathikus zu einem »Einfrieren« (»fright«) des Körpers über den sogenannte hinteren Vagus-Ast kommen (Rosenberg, 2021; Dana, 2022). Diese Reaktion führt zu einer Immobilisierung, die wir mit Bezug zu unseren evolutionären Wurzeln auch als »Totstellreflex« bezeichnen (Shutdown, Abkopplung, Kollaps). Bei dieser Reaktion werden unsere kognitiven Gedächtnisfunktionen beeinträchtigt und der Neocortex mit seiner logisch-bewussten Verarbeitungsfunktion dissoziiert (Wallbruch, 2020). Diese Reaktionsform tritt besonders bei schweren Traumatisierungen auf.

Der Vagus-Nerv hat aber auch einen vorderen Ast, der entwicklungsgeschichtlich nur bei Säugetieren vorhanden ist, den vorderen Ast bzw. den ventralen Schaltkreis. Nach der sogenannten Polyvagal-Theorie schaltet er sich insbesondere dann ein, wenn etwas »ganz von Herzen kommt«. Dann sind wir nicht einfach nur entspannt, sondern vielmehr in einem Zustand der vollständigen Sicherheit, Ruhe und Dankbarkeit sowie der sozialen Verbundenheit mit anderen Menschen.

Man kann sich also vereinfacht folgendes autonome Regelsystem vorstellen: Ich bin alarmiert und aktiviert (Sympathikus »Ein«). Ich bewege mich dann auf das Objekt zu (Kampf) oder vom Objekt weg (Flucht). Wenn die Bedrohung immer größer wird, Flucht und Kampf nicht mehr möglich erscheinen, dann gebe ich auf und schalte auf Shutdown (dorsaler Vagus-Nerv »Ein«). Dann verharre ich in der Situation in einen Zustand der Immobilität und Dissoziation (Abspaltung von Emotionen und Körperempfindungen), meine logischen Denkfunktionen sind blockiert. Ich bin unter Stress ganz ausgeschaltet (»Totstellreflex«).

Wir spüren Entspannung, wenn

a) Keine alarmierende Stressreaktion ausgelöst wird und deshalb auch keine Flucht-, oder Kampfimpulse nötig sind (Sympathikus: »Aus«);
b) Keine Notbremse mit Shutdown und Dissoziation aktiviert werden muss (dorsaler Vagus-Nerv: »Aus«).

Zu dieser Stressfreiheit und Entspannung kann dann zusätzlich noch ein tiefes soziales Gefühl von Akzeptanz, Vertrauen, Verbundenheit oder Dankbarkeit einem Menschen gegenüber hinzukommen, dann ist nach der Polyvagal-Theorie

c) der ventrale Ast des Vagus-Nervs aktiviert (ventraler Vagus-Nerv »Ein«) – ein wunderbarer Zustand.

Im ängstlichen, gestressten oder misstrauischen Kontakt zu anderen Menschen sind die Mimikbewegungen eher starr, verspannt oder irgendwie eingefroren und der stimmliche Ausdruck monoton. In einer positiven, vertrauensvollen, stressfreien und wohlwollenden Beziehung zu einem anderen Menschen, befinden wir uns im ventral-vagalen Zustand. Dann sind Mimik und Stimme im Ausdruck eher fließend, variabel, differenziert und fein moduliert – je nach emotionaler Befindlichkeit. Dann spiegeln sich alle Gefühle ganz unverstellt und ungeschützt im Gesicht wider. Objektiv ist dieser Zustand messbar und nachweisbar über eine höhere Herzfrequenzvariabilität (Rosenberg, 2021).

Limbisches System
Wie der Name schon sagt, handelt es sich hier um ein komplexes *System* in der Mitte unseres Gehirns. Auch dieser Teil bekommt in Hinblick auf die Evolutionsgeschichte einen Namen: das »*Säugetierhirn*«. Anatomisch liegt es »unter der großen Haube« der Großhirnrinde (subkortikaler Anteil) aber in Teilen auch schon in der Großhirnrinde (kortikaler Anteil). Der untere Teil des limbischen Systems steht in Verbindung mit unseren biologischen Grundbedürfnissen. Hier werden Erlebniszustände wie Hunger, Appetit und Sattheit, Wachheit und Schläfrigkeit, sexuelle Lust sowie die sogenannte appetitive Aggression (»Kampf- und Jagdlust«) produziert. Das limbische System wird auch gern als »*Emotionshirn*« bezeichnet. Insgesamt sorgt das limbische System für eine schnelle, automatische und teilweise unbewusste Bewertung von Ereignissen. Dieses emotionale Erfahrungsgedächtnis erkennt ähnliche Muster blitzschnell und dieser Trigger löst die damit verbundenen gelernten Reaktionen dann reflexartig aus: Reiz-Reaktion in Bruchteilen von Sekunden. Jetzt treten ähnliche Emotionen auf wie in der Ursprungssituation, in der diese Reaktion gelernt wurde. Es entsteht blitzschnell »Lust«, »Unlust«, »Angst«, »Stress«, »Zuneigung«, »Glück«, »Vertrauen«, »Misstrauen«, »Sympathie« oder »Antipathie«. Für das Neuroleadership ist also bedeutsam, dass Führungskräfte und Mitarbeitende häufig ihre emotionalen Prozesse von einer Ursprungssituation automatisch auf eine gegenwärtige Situation übertragen.
Ein bekanntes Signal oder Muster triggert die emotionale Reaktion.

> »Diese archaischen Impulse im limbischen System sind stark und mächtig. Manchmal sind wir den limbischen Assoziationen und Impulsen willenlos und hoffnungslos ausgeliefert. Nicht immer gelingt es uns durch mentale Prozesse irrationale, limbische Bewertungsmuster zu korrigieren. Dann fühlen wir ›Feind‹, obwohl kein wirklicher Gegner vor uns sitzt. Dann löst es Alarm aus und wir flüchten vor einer vermeintlichen ›Bedrohung‹ oder ›Katastrophe‹, obwohl diese sich bei näherer Betrachtung als harmlos oder als beherrschbar darstellt. Dann geben wir uns einer kleinen ›Verführung‹ hin, von der wir genau wissen, dass sie uns eigentlich schadet. Dann beruhigen wir uns mal wieder, obwohl wir eigentlich ›Stress‹ haben sollten, um das Problem endlich anzugehen.
> Gegen die Macht des limbischen Systems können wir auf Dauer mit reiner Disziplin und Impulskontrolle nicht gewinnen. Erfolgreich sind wir nur, wenn wir uns über eine bewusste emotionale Selbststeuerung mit unserem limbischen System verbinden und es als emotionale Kraft- und Motivationszentrale konstruktiv nutzen. Also: Führungskräfte sollten sich nicht mit ihrem limbischen System oder mit dem limbischen System ihres Gegenübers anlegen, sondern es mitnehmen!« (Röhrßen, 2025b)

Im limbischen System befinden sich mehrere interessante Areale:
Der *Thalamus* ist eine wichtige Schaltstelle im Gehirn. Wir können ihn uns als eine Art Aufmerksamkeitsrelais vorstellen, dass »ein« und »aus« geschaltet wird. Sind die optischen Reize und die Geräusche um uns herum und auch die inneren Körperempfindungen zu schwach, dann ist das Relais auf »Aus« geschaltet. Dann liegt alles in der »dunklen Welt der Unaufmerksamkeit«. Gelangt der Reiz über die Schwelle in dieser »Pforte der Aufmerksamkeit«, dann schaltet sich das Relais ein und der Reiz wird zur weiteren Verarbeitung weitergeleitet.

In den unteren Bereichen des limbischen Systems liegt der *Hypothalamus* und die damit verbundenen *Hirnanhangdrüse* (Hypophyse). Hier befindet sich unser archaisches »Lust- und Triebzentrum«, das auf die biologischen Grundbedürfnisse konzentriert ist wie. z. B. Nahrungsaufnahme, Schlaf, Temperaturregulierung, Jagd- und Sexualfunktion. Wenn wir bedürftig sind, dann sendet diese Region Signale und wir fühlen Hunger, Appetit, Frösteln, Schläfrigkeit, sexuelle Lust oder die sogenannte appetitive Aggression (»Kampf- und Jagdlust«). Über die verbundene Hypophyse setzt das Gehirn Hormone frei, die wiederum über weitere im Körper befindliche Drüsen (z. B. Schilddrüse, Nebenniere etc.) lebenswichtige Signale an den Körper übermitteln. Dieses Netzwerk von Hypophyse und Körperdrüsen nennen wir als Ganzes das Hormonsystem (endokrines System).

Der *Hippocampus*, wegen seiner Form auch »Seepferdchen« genannt, liegt bereits im unteren Teil der Großhirnrinde (cortikal-limbische Ebene). Er hat eine sehr wichtige Funktion in der Gedächtnisbildung, genauer auch im Übergang vom Kurzzeitgedächtnis in das Langzeitgedächtnis. Er komprimiert, organisiert und speichert die Daten auf unserer »mentalen Festplatte«.

Die *Amygdala*, die aufgrund ihrer Form auch Mandelkern genannt wird, nennen wir hier »Alarm-, Stress- und Furchtzentrale«. Sie ist für Neuroleadership von großer Bedeutung, weil sie in kritischen Situationen der Führung schnell aktiviert wird. Sie kann uns selbst, den Gesprächspartner oder uns beide zugleich schnell in Unruhe versetzen. Bei Stress, Furcht, Sorge oder Angst sorgt sie dafür, dass unser Körper blitzschnell in einen hohen Erregungs- und Aktivierungszustand gebracht wird. Ein Reiz, der im Thalamus die Schwelle zur Aufmerksamkeit überschritten hat, kann in zwölf Millisekunden Alarm in der Amygdala auslösen und den Körper in Angst versetzen. Diese erste spontane Alarmierungskette geht schneller als eine zweite sogenannte kortikale Informationskette, die Signale an das Großhirn zur vertiefenden Analyse und Diagnosestellung sendet. Es kann sein, dass die erste limbische Alarmierungskette in einer Art Kurzschlussreaktion »Bedrohung« signalisiert und uns körperlich in Alarm versetzt und dann Millisekunden später die zweite (kortikale) Informationskette uns nach kurzer Analyse schon »Entwarnung« mitteilt. Wozu soll das gut sein? Ganz einfach: die schnelle Kurzschlussreaktion über Thalamus und Amygdala brauchen wir zum nackten Überleben. Lieber einmal einen Fehlalarm mehr, als einen lebenswichtigen Alarm zu wenig. In lebensbedrohlichen Situationen könnten wir ohne Alarm und Vorwarnung sterben.

Die Amygdala hat auch einen positiven Gegenspieler im limbischen System, den *Nucleus Accumbens* und das mit ihm verbundene sogenannte *meso-limbische System*. Über spezielle stimulierende Substanzen werden wir in diesem System in positive Gefühlszustände versetzt. Dort liegt unsere Motivations- und Glückszentrale. Dopamin treibt uns motivational in Hinblick auf ein Ziel oder ein »Objekt der Begierde« an. Und Opioide (opiumähnliche Substanzen) versetzen uns dann schließlich in einen Zustand von Erfüllung, Befriedigung und Glück, wenn wir unser erstrebtes Ziel erreicht oder das ersehnte Objekt erhalten haben.

Neocortex
Der Neocortex ist der entwicklungsgeschichtlich neueste Teil der Großhirnrinde, eine graue Substanz mit vielen Wölbungen und Furchen. Hier sitzt das menschliche Bewusstsein, dass für unser Denken und unsere Sprache steht und uns von allen anderen Lebewesen unterscheidet.

»Hier finden hoch konzentrierte logische Denkoperationen statt, die unsere ganze Aufmerksamkeit fordern und die viel Energie kosten. Auf der kortikalen Gehirnebene wird uns bewusst, was wir denken und fühlen und wie wir handeln (wollen). Wir können uns hier Gedanken über unsere Gedanken machen (›Metakognition‹). Hier können wir Vorhersagen über Risiken und Chancen unseres Handels treffen. Hier können wir einen mentalen inneren Moderator, Coach und Supervisor einschalten, wenn wir ihn brauchen. Über die mentalen und bewussten Prozesse des Neocortex können wir die schnellen und automatischen Bewertungen des limbischen Systems ins Bewusstsein holen und logisch überprüfen. Hier können wir die automatischen Bewertungen im limbischen System ›ausleuchten‹, die Erinnerungen ›belichten‹ und auch die begleitenden Empfindungen in unserem Körper ›aufspüren‹ und wahrnehmen. Die bewusste Körperwahrnehmung, das Aufspüren von sogenannten ›somatischen Markern‹, ist eine Fähigkeit von starken Führungskräften. Sie haben gelernt, diese Körpersignale als ›Marker‹ oder ›Tracer‹ für die Situation und das eigene Bewertungssystem zu erkennen und zu nutzen. Was andere Menschen in uns auslösen, die sogenannte ›Gegenübertragung‹, ist bedeutsam für ein vertieftes Verständnis der Situation, der Person und unserer Beziehung zu ihr.« (Röhrßen, 2025b)

In unserem Alltagsverhalten sind Neocortex, limbisches System und Stammhirn mit dem autonomen Nervensystem in einem dynamischen und komplexen Prozess miteinander verbunden. Dabei sind auch andere Köperregionen außerhalb des Gehirns mit einbezogen. Die Wege verlaufen von oben nach unten (»top down«) und von unten nach oben (»bottom up). Unser limbisches System registriert z. B. über schnelle Mustererkennung in einer Situation plötzlich eine Gefahr. Die damit verbunden Erregungsmuster führen über das limbische System »top down« blitzschnell und automatisch zu Reaktionen wie erhöhter Pulsschlag, schnellerer Atem, Muskelanspannung usw. Es entsteht eine hohe Erregung im ganzen Körper. Einige Millisekunden später nimmt das Großhirn bewusst die Erregung im Körper wahr und gibt ihr einen Namen: Angst. Gleichzeitig analysiert es die Situation logisch und genauer und stellt vielleicht fest, dass die Amygdala im limbischen System sich mit der Erstreaktion wohl getäuscht hat: kein Grund zur Angst, es gibt Entwarnung. Der Körper ist von unserem Alarm-, Stress- und Furchtsystem allerdings schon in einen Flucht- oder Kampfmodus mit Ausschüttung von Adrenalin, Noradrenalin und Cortisol versetzt worden. Es braucht jetzt erst einmal mehrere Minuten, bis der Körper sich wieder ganz beruhigt hat und in den Normalzustand zurückkommt.

Der Neurowissenschaftler Gerhard Roth hat zahlreiche neuropsychologische und neurobiologische Erkenntnisse in einem Modell zusammengefasst, das für Neuroleadership von großer Bedeutung ist.

Er unterscheidet sechs psychoneuronale Systeme, die für jeweils eine zentrale Grundaufgabe des Gehirns zuständig sind (vgl. Roth und Ryba 2016, S. 135 ff.):

1. Das Stressverarbeitungssystem
2. Das Selbstberuhigungssystem
3. Das Impulssteuerungssystem
4. Das Bindungs- und Empathiesystem
5. Das interne Bewertungs- und Motivationssystem
6. Das Realitätssinn- und Risikobewertungssystem

Stressverarbeitungssystem
Dieses System schaltet sich bei kritischen Anforderungen, Belastungen oder Bedrohungen ein. Die sogenannte *Stressachse* wird aktiviert. Sie besteht aus dem Hypothalamus und der Hypophyse (Hirnanhangdrüse) sowie der Nebenniere, über die der gesamte Blutkreislauf mit Adrenalin geflutet wird. Dann stehen wir »unter Strom«.

Wenn wir Signale und Muster erkennen, die uns an kritische oder bedrohliche Situationen aus der Vergangenheit erinnern, dann schaltet sich auch die Amygdala (Mandelkern im limbischen System) ein und löst eine Schreck- und/oder Angstreaktion aus. Bei leichtem Stress gehen wir in eine aktive Auseinandersetzung, bei erhöhtem Stress treten stärkere Kampf- und Fluchtimpulse auf. Bei chronischem Stress wird Cortisol über die Blutbahn ausgeschüttet, das den Stoffwechsel auf eine dauerhafte hohe Leistungserbringung einstellen soll. Diese chronische Stressreaktion mit einer andauernden Überproduktion von Cortisol (»Hypercortisolismus«) schädigt insbesondere unsere »Gedächtnis- und Datenverarbeitungszentrale«, den Hippocampus (Roth & Ryba, 2016). Im Extremfall entwickelt sich ein Burnout.

Selbstberuhigungssystem
Im Selbstberuhigungssystem spielt der Neurotransmitter Serotonin die entscheidende Rolle. Serotonin wird in den sogenannten »Raphe-Kernen« des Hirnstamms produziert und von dort über Nervenbahnen in verschiedene Bereiche des limbischen Systems (Amygdala, Hypothalamus, mesolimbisches System usw.) geleitet. Serotonin schafft Entspannung, Beruhigung, Zufriedenheit und Harmonie. Ein Mangel an Serotonin führt zu nervöser Erregbarkeit, Ängstlichkeit und depressiver Verstimmung. Serotonin unterstützt die Unterdrückung schädlicher Handlungsimpulse (Roth & Ryba, 2016).

Impulssteuerungssystem
Im Stirnbereich unseres Gehirns, dem Stirnlappen (frontaler Cortex) liegt unser Impuls-Kontrollzentrum, das diese Aufgabe auch mit anderen Regionen arbeitsteilig übernimmt. Ahnen wir schon, dass wir uns schaden könnten, wenn wir den ersten limbischen Impulsen freien Lauf lassen oder bekommen wir moralische Bedenken, wenn wir nach egoistischer Befriedigung streben, dann hilft uns dieses Kontrollzentrum dabei, die Impulse zu dämpfen oder zu stoppen. Hat das limbische System aus unserer Sicht unangemessen viel Gas gegeben, dann stehen wir nun auf der Impulsbremse. Dabei wird auch das Serotoninsystem aktiviert. So wird die impulsive Erregung gedämpft und es tritt wieder Ruhe ein. Kommt die Bremse aus diesem System zu spät oder ist sie zu schwach, dann entgleisen wir. Dann setzen sich das Trieb-, Affektzentrum (genauer: Hypothalamus), das lustvolle Belohnungszentrum (genauer: mesolimbisches System) oder das Stress- und Furchtzentrum (genauer: Amygdala) unkontrolliert durch. Je nach Modalität kommt es zu einer starken Ausschüttung von Dopamin, Cortisol oder Testosteron. Das führt im Extremfall zu Angststörungen, exzessiver Gier und Sucht, hochriskantem Verhalten oder aggressiven Ausbrüchen. Ist der emotionale Zustand entgleist, dann greifen auch Apelle in die Impulsdynamik hinein nicht mehr. Das »Beruhige Dich doch

erst mal« bringt nichts mehr, manchmal bewirkt es sogar das genaue Gegenteil und die Aufregung steigt noch weiter.

Bindungs- und Empathiesystem
Das Bindungssystem entwickelt sich biographisch in den frühen zwischenmenschlichen Beziehungen (zunächst in der Mutter-Kind-Bindung). Die ersten Bindungserfahrungen prägen dieses System und den Menschen für immer. Ist es aktiv, dann entsteht eine vertrauensvolle Nähe. In unserem Trieb- und Affektzentrum, dem Hypothalamus wird das Bindungshormon Oxytocin produziert, das die Bindung in sozialen Beziehungen verstärkt, Vertrauen schafft und uns gleichzeitig auch beruhigt. Dann ist auch wieder Serotonin mit im Spiel. Oxytocin zeigt seine Wirkung in der ersten Bindungserfahrung des Säuglings, später in unseren Liebes-, Paar- und Freundschaftsbeziehungen, aber auch in der stabilen vertrauensvollen Bindung zwischen einer Führungskraft und einer/einem Mitarbeitenden. Die mit Oxytocin verbundene Körperempfindung ist warm, man fühlt sich irgendwie berührt, auch wenn kein direkter Körperkontakt besteht.

Im *Empathiesystem* erfolgen die Wahrnehmung, Einfühlung und Interpretation von inneren Zuständen unseres Gegenübers auf zweierlei Weise:

a. *Spontane Resonanz/»Spiegelung« und »Mitschwingen«*
Dieses System ist eingeschaltet, wenn wir im gegenwärtigen Kontakt mit einem Menschen sind. Wir erfassen die Mimik, Gestik, Körperhaltung und die Stimmlage unseres Gegenübers häufig automatisch und intuitiv. In unserem Leadership-Konzept sprechen wir von nonverbaler Resonanz. Es entsteht ein inneres Mitschwingen. Der Schmerz eines Menschen löst eine typische Gesichtsmimik aus und überträgt sich dann wie eine Ansteckung auf uns. Der Zustand des anderen wird automatisch »gelesen« und daraus entsteht spontanes Einfühlen.

b. *Theory of Mind-System (»Theorie des Geistes«)/Mentalisieren*
Dieses System ist kognitiv damit beschäftigt, die Persönlichkeitsmuster, Bedürfnisse, Motive, Gefühle und Verhaltensweisen eines Menschen psychologisch nachzuvollziehen und zu verstehen. Mit diesem System können wir auch Vorhersagen darüber treffen, wie sich ein Mensch voraussichtlich verhalten wird. Das Theory of Mind-System kann auch scheinbar irrationale Wahrnehmungen, Erlebniszustände und Verhaltensweisen so erklären, dass sie, wenn man sie aus dem subjektiven Blickwinkel des Gegenübers denkt, nachvollziehbar werden. Alles macht einen Sinn, wenn wir es aus der inneren Perspektive des anderen sehen können.

Wir setzen in der Regel die unmittelbare Resonanz und das Theory of Mind-System synchron ein, um einen Menschen im Gespräch zu verstehen. Wir beobachten ihn in seinem Ausdruck und fühlen im Resonanzsystem mit. Und gleichzeitig beschäftigen wir uns mit dem Gedanken, wie es zu diesem Zustand gekommen ist und was die Person wahrscheinlich braucht oder als nächstes tun wird. Diese komplexe Fähigkeit kognitive, emotionale, körperliche und verhaltensbezogene Prozesse bei uns Selbst und Anderen aufmerksam wahrzunehmen und sinnvoll zu verknüpfen, verschiedene Interpretationen abzuwägen und die wahrscheinlichste als Grundlage des eigenen Handelns zu nutzen, nennen wir Mentalisieren (Taubner, 2016). In Führungsseminaren trainieren wir anhand von Fallbeispielen diese komplexe Fähigkeit bei Führungskräften. Dabei werden Beobachtungen der Führungskräfte nach dem Wieso-Wozu-Weshalb-Warum hinterfragt. Das Mentalisieren entschlüsselt die Hintergründe, Ursachen und Motive von Verhaltensweisen. Mentalisierung ist eine Schlüsselkompetenz in Leadership. Über Mentalisieren lernen wir auch, den tieferen Sinn scheinbar irrationaler und »verrückter« Verhaltensmuster bei Mitarbeitenden besser zu verstehen. Dieses Verstehen schafft neue Zugänge zum Menschen, ist aber nicht zu verwechseln mit Akzeptieren und Hinnehmen.

Internes Bewertungs- und Motivationssystem
Das interne *Bewertungssystem* ist entscheidend geprägt von der Amygdala als Alarm-, Stress- und Furchtzentrum sowie dem mesolimbischen System, das Lust und Freude schafft. Das Bewertungssystem greift auf unser emotionales Erfahrungsgedächtnis zurück. Es bewertet Ereignisse auf der Basis unserer bisherigen Erfahrungen in ähnlichen Situationen oder mit ähnlichen Menschen. Es beurteilt blitzschnell, ob eine Bedürfnisbefriedigung oder eine Frustration zu erwarten ist. Ein Ereignis wird hier schnell als »positiv«, »gut«, »angenehm«, »förderlich für mich« und »entspannend« oder als »negativ«, »schlecht«, »unangenehm«, »schädlich für mich« und »bedrohlich« eingestuft.

Bei positiver Bewertung werden über Hypothalamus und Hypophyse Opioide (opiumähnliche Substanzen) ausgeschüttet, die auf Rezeptoren u.a. im mesolimbischen System treffen. So kommt dann Lust und Freude auf. Wenn wir ein Ziel erreicht haben, werden wir mit Opioiden belohnt. Wir erleben dann ein Erfolgs- bzw. Glücksgefühl.

Bei negativen Ereignissen wird die »Substanz P« (»pain«/Schmerz), Arginin-Vasopression (AVP), Cholezystokinin sowie weitere Stresshormone wie z.B. Cortisol ausgeschüttet (Roth, 2016). Beim negativen Ereignis ist das beruhigende Serotonin dann auch reduziert.
Die Schnellbewertungen im zentralen Nervensystem lösen dann entsprechende Körperempfindungen aus, die wir ggf. auch bewusst wahrnehmen (Neocortex). Dann wird uns manchmal bewusst, dass wir ein gutes Gefühl oder ein unangenehmes Störgefühl im Bauch haben. Wenn wir diese ersten angenehmen oder unangenehmen Gefühle bewusst wahrnehmen, wissen wir aber trotzdem nicht immer genau, womit dies zu tun hat und woher es kommt. Dann lohnt es sich, dieser spontanen Schnellbewertung im Bauch ab und zu auch einmal bewusst nachzugehen und diese zu hinterfragen, statt diese zu ignorieren. Es gibt immer wieder Führungskräfte, die gute Gefühle einfach nur genießen wollen und schlechte Gefühle gern beiseiteschieben, obwohl sie die Möglichkeit zur tieferen Erkenntnis und mehr Leadership Performance in sich tragen. Dies wird im ▶ Kap. 4.2 (Selbstmanagement) näher erläutert.

Das *Motivationssystem* sorgt dafür, dass wir uns Dingen annähern, die am Ende wahrscheinlich zu einer Belohnung für uns führen. Das nennen wir aktive Annäherungsmotivation. Je häufiger wir am Ende einer kleinen Gewohnheit, einer automatischen Verhaltenskette oder einer gezielten Handlung belohnt werden, umso besser hat sich der Ablauf in unserem Gehirn eingebrannt (Konditionierung). Wir wollen das dann immer wieder. Im Extremfall werden wir sogar süchtig nach dem Reiz, der diesen Mechanismus auslöst. Dann wirkt sich unsere Motivation schädlich aus, wir brauchen dann immer diesen »Kick« und wir haben dann schlechte Gewohnheiten entwickelt. Wenn ein erfolgversprechender Reiz auftritt, dann wird im Belohnungszentrum, dem mesolimbischen System des Gehirns, Dopamin erzeugt. Genauer gesagt, geschieht dies im »Nucleus accumbens«, den wir deshalb auch gern »Dopaminknopf« nennen. Es wird dann nicht nur der Dopaminknopf gedrückt, sondern es werden gleichzeitig im Bereich der »Bewegungssteuerungszentrale« (Basalganglien) Bewegungs- und Verhaltensmuster aufgerufen, die uns an das gewünschte Ziel führen. Wir brauchen Dopamin als Treibstoff für unser Leben. Wir brauchen es, um unsere Ziele, Wünsche und Bedürfnisse anzustreben, in Erwartung einer Belohnung einfach durchzuhalten und dranzubleiben. Dopamin sorgt auch dafür, dass wir gute oder schlechte Gewohnheiten aufrechterhalten.

Hierzu ein Beispiel aus dem Alltag: Wir merken plötzlich ganz bewusst, dass wir gerade aufgestanden sind und uns in Richtung Schrank bewegen, dort, wo die Schokolade liegt. Jetzt wird uns bewusst, dass der Gedanke an Schokolade gerade den Dopaminknopf ausgelöst und in den Basalganglien eine bereits eingespielte Bewegung zum Objekt der Begierde hin ausgelöst hat. Wenn wir wissen, dass das im Moment eigentlich schädlich ist, dann kann uns nur noch das Impulskontrollzentrum im präfrontalen Cortex helfen, dem Impuls zu widerstehen und die Handlung zu stoppen. Diese Bewegung zur Schokolade hin, nennen wir *Motivationsphase*. In der Motivationsphase, dem Streben und Wollen, dominiert Dopamin. Wenn uns das Impulskontrollsystem nicht dazwischenkommt, endet das Ganze dann in der *Abschlussphase*. Dann beurteilen wir die Güte der Belohnung, in diesem Fall den zarten Schmelz der Schokolade auf unserer Zunge. In dieser Abschlussphase entsteht wahre Freude und Opioide werden ausgeschüttet, aber nur, wenn alles richtig und moralisch gut für uns war. Ein schlechtes Gewissen schränkt die Freude wieder ein.

Wir unterscheiden zwischen »Wollen« (Motivationsphase) und »Mögen« (Abschlussphase mit Beurteilung/Evaluation) (Schultheiss & Wirth, 2018). In der Motivationsphase sagt die innere Stimme: »Ich will das. Das ist mein Ziel. Da will ich hin«. In der Abschlussphase sagt die innere Stimme: »Ich mag das. Das ist gut. Ich habe es geschafft. Das macht mich jetzt glücklich.« oder »Schade, ich habe mehr erwartet. Das ist nicht gut für mich. Ich mag das nicht (mehr). Ich bin enttäuscht.«

Wenn wir Bedenken haben, aber das Impulskontrollsystem versagt, kann es am Ende sein, dass wir nicht voll genießen können, weil der Neocortex unser Verhalten als schädlich eingestuft hat. Einerseits ist die Lust befriedigt und es kommt zur Beruhigung mit Serotoninausschüttung. Serotonin hat dann auch eine beruhigende Wirkung auf unseren Verdauungstrakt. Andererseits werden die Gier und die Bedürfnisstillung vielleicht nicht nur positiv bewertet. Dann ist das Ergebnis problematisch. Schokolade essen mit schlechtem Gewissen ist ambivalent. Mal sehen, wer sich beim nächsten Mal durchsetzt. Mit Disziplin allein können wir auf Dauer nicht gewinnen. Wir müssen die emotionale Steuerung so verändern, dass das limbische System neue Gewohnheiten und Belohnungen erfährt, die durch den

Treibstoff Dopamin unterstützt werden. Dieser Zusammenhang ist für Führung und Motivation elementar.

Im Bewertungs- und Motivationssystem unterscheiden wir die bereits genannten Motivations-Typen. Die Typ-A-Motivation ist eine stark dopamin-gesteuerte Annäherungsmotivation. Hier streben wir auf ein gewünschtes Ereignis, Ziel und Objekt hin.

Das Motivationssystem besitzt aber auch eine *aktive Vermeidungsmotivation* (Typ-B-Motivation). In diesem Modus möchten wir weg von etwas, wir flüchten oder vermeiden etwas. Einerseits wird Stress erzeugt, weil wir zu nahe an etwas dran sind, was uns nicht gefällt (Amygdala = Stressachse). Wir wollen in einer Vermeidungs- und Fluchttendenz aus der unangenehmen Situation heraus, weg vom aversiven Ort, vom kritischen Mitmenschen oder vom negativen Reiz hin zu einem sicheren und positiven Ort und zu Menschen hin, denen wir vertrauen. Den sicheren und positiven Ort streben wir dann wieder aktiv an. Auf dem Weg zum sicheren Ziel und Ort kann dann Dopamin wieder eine Rolle spielen.

Es gibt aber auch eine *passive Vermeidungsmotivation*. Hier spielt Dopamin als Treiber keine Rolle, weil Dopamin nur für eine aktive Bewegung (hin oder weg) zuständig ist. Bei der passiven Vermeidungsmotivation fühlen wir uns in einer Situation sicher und wohl. Wir aktivieren unser Selbstberuhigungssystem (mit Serotoninausschüttung) und halten die Lage. In dieser Selbstberuhigung und Lageorientierung vermeiden wir Stress, aber wir müssten eigentlich aus dieser Komfortzone raus, sagt manchmal unser Kopf. Wir müssten uns auf etwas hinbewegen, aber wir vermeiden es. Wenn wir doch noch den aversiven Gedanken löschen könnten, dass wir eigentlich doch etwas tun müssten, dann wäre die Welt ganz in Ordnung. Dieser unangenehme Gedanke ist der einzige Reiz, der noch Stress erzeugt. Aber erst einmal bleibt es bei einer »Aufschieberitis« (Prokrastination): »Was Du heute musst besorgen, verschiebe lieber gleich auf morgen.« Es fühlt sich einfach immer noch besser an, es jetzt nicht zu tun. Diese Motivationsproblematik kennen wir von Mitarbeitenden, die sich mehr oder weniger »wider besseres Wissen« selbst beruhigen. Dann bleibt uns nichts anderes übrig, als Stress und Spannung zu erzeugen, zu beunruhigen und neue Motivationsquellen zu aktivieren, um die Lageorientierung zu überwinden.

Ob wir dopamin-gesteuert irgendwo hinstreben oder adrenalin-gesteuert unter Stress vor etwas weglaufen, am Ende werden wir dadurch belohnt, dass wir das Positive erreicht haben oder weit genug weg vom Negativen sind und uns jetzt an einem sicheren Ort befinden. Dann erleben wir serotonin-gesteuert eine Beruhigung und ein Sicherheitsgefühl, eine opioid-gesteuertes Erfolgsgefühl oder eine oxytocin-gesteuerte Zuneigung zu einem vertrauten Menschen, bei dem wir uns wohlfühlen. Führungskräfte sollten diese neuropsychologischen Mechanismen genau beobachten. Sie sollten erkennen, ob Mitarbeitende gerade motiviert für sie positive Ziele, Ereignisse und Zustände anstreben, wann sie gerade Unangenehmem aus dem Wege gehen und Situationen aufsuchen, die Ihnen mehr Sicherheit geben, ob sie gerade Menschen meiden, die ihnen (vermeintlich) schaden und mal wieder Menschen aufsuchen, bei denen sie sich wohl fühlen. In unserer scheinbar nur sachbezogenen Arbeitswelt spielen diese subtilen Prozesse eine entscheidende Rolle.

Realitätssinn- und Risikobewertungs-System
Im Realitätssinn- und Risikobewertungssystem siegt die Vernunft. Es steht für eine empirische und logische Analyse der Welt. Auf der Grundlage des eigenen Erfahrungswissens werden Gedächtnisinhalte abgerufen. Es werden Situationen nach Vor- und Nachteilen bewertet, mögliche Szenarien durchgespielt, Risiken abgewogen, Wahrscheinlichkeiten eingeschätzt und Vorhersagen getroffen. Was ist logisch? Was wird wohl passieren? Wie wird es am Ende ausgehen? Wie sind die einzelnen Schritte?

In diesem Analyse-, Planungs- und Abwägungsprozess sorgen die Neurotransmitter Noradrenalin und Acetylcholin für eine Erhöhung der Aufmerksamkeit und Konzentration. Wir befinden uns in den bewussten Prozessen des Neocortex, in unserem Bewusstsein. Die Erforschung des Bewusstseins steckt noch in den Kinderschuhen. Nach der sogenannten »Theorie des Globalen Neuronalen Workspace« (GNW-Theorie) können wir uns das Bewusstsein als eine Art »Informations- und Moderationstafel« vorstellen, auf die wir aus tieferen Schichten unseres Gehirns etwas in diesen Arbeitsspeicher holen und bearbeiten:

> »Laut der GNW-Theorie entsteht Bewusstsein aus einer bestimmten Art der Informationsverarbeitung. Demnach gibt es im Gehirn so etwas wie eine ›Informationstafel‹, auf die verschiedene Hirnprozesse zugreifen können. Ein Teil der eingehenden sensorischen Eindrücke schafft es auf die Plattform und steht so für kurze Zeit anderen kognitiven Prozessen zur Verfügung. Sie können hier abgelegte Daten verarbeiten und darauf reagieren: eine Antwort formulieren, eine Erinnerung abrufen oder speichern, eine Bewegung starten. Weil der Platz auf der Tafel begrenzt ist, wird uns zu jedem Zeitpunkt nur wenig gleichzeitig bewusst. Das neuronale Netzwerk, das diese Information bereitstellt, liegt vermutlich im Stirn- und Scheitellappen.« (Koch, 2019, S. 50)

Unser Bewusstsein ist zuständig, wenn wir unsere Aufmerksamkeit wie das »Licht einer Taschenlampe« auf Körperempfindungen und Gefühle in unserem Inneren lenken, Gedanken hinterfragen, Vorhersagen treffen, Ziele formulieren, Pläne erstellen, Fehler korrigieren, Entscheidungen über Pro-und-Kontra-Argumente abwägen usw. Das limbische System ist beim logischen Denken, Planen und Entscheiden als emotional-motivationaler Begleiter allerdings im Hintergrund immer noch dabei. Im limbischen System liegt der neuronale Ursprung unserer Bedürfnisse und Wünsche. Und am Ende überprüft das limbische System, ob wir das, was wir bewusst geplant und zur Entscheidung vorliegen haben, »unterm Strich« auch wirklich wollen (in Abstimmung mit unserer Bedürfnislage).
Das limbische System ist die erste und letzte Instanz:

> »Das limbische System hat […] bei dem ganzen Ablauf das ›erste und das letzte Wort‹: Das erste Wort beim Entstehen der Wünsche und Pläne, und das letzte bei der Entscheidung darüber, ob das, was an Handlungsabsichten gereift ist, tatsächlich jetzt und so und nicht anders getan werden soll.« (Roth & Ryba, 2016, S. 222 f.).

Entscheidungen werden logisch vorbereitet und limbisch getroffen. Ohne die Freigabe durch das limbische System gibt es kein Wollen und Handeln.

Der Neurowissenschaftler Stefan Kölsch hat sich in seiner Forschung etwa 20 Jahre lang mit einem besonderen Teil unseres Gehirns befasst, das für Neuroleadership von großer Bedeutung ist: das *Orbifrontalhirn*. Der orbifrontale Cortex (OFC) liegt

hinter der Stirn direkt über den Augen (›orbita‹= Augenhöhle).
Kölsch unterscheidet im Grundsatz zwischen drei Ebenen des Gehirns:

1. Das *Unbewusste* in unserem Stammhirn und weiten Teilen des limbischen Systems.
2. Das *Unterbewusste* im Orbifrontalhirn (im Cortex/ nicht im Neocortex).
3. Das *Bewusste* im Neocortex.

Das Orbifrontalhirn liegt also funktional zwischen niederen und höheren Hirnregionen, zwischen Bewusstsein und Unbewusstem, zwischen Gedanken und Gefühlen:

»Das Orbifrontalhirn erzeugt sowohl Gefühle als auch Gedanken. Dies bedeutet, dass wir die bisherige Denkweise über Bord werfen müssen, dass einzelne Teile des Gehirns entweder Gedanken oder Gefühle erzeugen. Das Orbifrontalhirn erzeugt beides. Dies bedeutet außerdem: Wir haben nicht nur ein einziges Denkorgan im Gehirn, sondern zwei – eines für bewusstes und eines für unterbewusstes Denken. Unterbewusstes Denken ist spontan, intuitiv – es braucht weder bewusste Absicht noch bewusste Aufmerksamkeit und kann sogar leicht vom bewussten Denken ablenken. Bewusstes Denken hingegen braucht Konzentration. Es ist in der Lage, logische Schlussfolgerungen zu ziehen, komplizierte Pläne zu entwerfen und knifflige Probleme zu lösen. Bewusstes Denken wird jedoch oft als anstrengend und langsam empfunden.« (Kölsch, 2023, S. 68)

Das Orbifrontalhirn erzeugt schnelle einzelne automatische Gedanken und Bewertungen oder auch ganze Gedankenketten am laufenden Band oder Gedankenspiralen, die sich immer wieder um das gleiche drehen. Diese spontanen unkontrollierten Gedanken lösen Gefühle aus und führen ausgehend vom Orbifrontalhirn über neuronale Verbindungen in das hormonelle System und unser autonomes Nervensystem sowie letztendlich direkt in den Körper, wo sie entsprechende Empfindungen auslösen.

Das Orbifrontalhirn ist also eine »automatische Denkmaschine« mit emotionalen Konsequenzen, die uns seit jeher im Überleben und Leben hilft. Diese Denkmaschine ist schnell, hat allerdings durchaus negative Eigenschaften in einigen Situationen: sie schaltet sich ungefragt einfach ein, sie kann sehr dominant sein und drängt sich auf, sie ist tendenziell eher negativ programmiert (»evolutionäre Negativität«), sie vergisst so schnell nichts, sie trifft schnelle moralische und pauschale Urteile (»innerer Richter«) und: sie kann sich täuschen (Wengenroth, 2013). Die schnellen Gedanken aus der orbifrontalen Denkmaschine können ihr Unwesen mit uns treiben. Sie können uns im Alltag mit »Höllenspiralen« quälen. Sie können spontane Selbstvorwürfe, Schuld und Scham erzeugen, unreflektierte Pauschal- und Vorurteile über Menschen und Sachverhalte fällen und damit moralische Empörung und Entrüstung auslösen, uns zu irrationalen Impuls- und Fehlentscheidungen verleiten, uns zu Impulskäufen animieren, die wir später bereuen, und vieles mehr. Das Orbifrontalhirn arbeitet unkontrolliert im Autopilot-Modus. Es neigt zu einer gewissen Negativität im Denken, die uns in der Evolution angelegt wurde: lieber misstrauisch sein und schlecht denken, als gutgläubig in die Falle tappen. Deshalb nennt Kölsch das Orbifrontalhirn auch »die dunkle Seite des Gehirns«.

In unserer Selbstmanagement-Analyse (ABC-Analyse ▶ Kap. 4.2.1) arbeiten wir mit Führungskräften daran, die spontanen Gedankenprozesse im Orbifrontalhirn, die automatischen emotionalen Bewertungen des limbischen Systems sowie die Körperempfindungen (somatische Marker) auf unseren »mentalen Arbeitsspeicher und Prozessor«, den Globalen Neuronalen Workspace (GWN) unseres Gehirns zu holen, um kritische Situationen zu analysieren, Differentialdiagnosen zu stellen, logische Neubewertungen vorzunehmen und Entscheidungen vorzubereiten, die von mehr Realitätsbezug, souveräner Gelassenheit und höheren Freiheitsgraden geprägt sind.

Bei den Ausführungen zu Funktionsweisen des Gehirns kann man sich natürlich fragen, wie eine Führungskraft überhaupt Zugang zu den neuronalen Prozessen im Gehirn des Gegenübers erhalten kann. Schließlich kann sie keine funktionalen Magnetresonanztomographie des Gehirns von Mitarbeitenden durchführen, während sie mit ihnen spricht.

Unsere Antwort ist: *Das wichtigste Diagnostikinstrumente zur Erfassung neuronaler Prozesse ist unsere Wahrnehmung und innere Resonanz, bezogen auf die Sprache (verbal), die Stimme (paraverbal), den Gesichtsausdruck (Mimik), die Gestik, die Körperhaltung und die Bewegung unseres Gegenübers.*

Die meisten Führungskräfte konzentrieren sich eher auf die sachlichen Aussagen im Dialog. Sie meinen, sie müssten vor allem inhaltlich genau zuhören. In diesen sachlichen Aussagen ist der emotionale, motivationale und mentale Zustand eines Menschen allerdings nur bedingt zu erkennen, manchmal sind diese Aussagen auch maskiert und trügerisch, denn es gibt ein wichtiges einfaches Gesetz: Wenn verbaler und nonverbaler Ausdruck sich widersprechen, dann liegt im nonverbalen Ausdruck die Wahrheit.

Der nicht-sprachliche Ausdruck gibt uns wichtige ergänzende Hinweise zum Zustand unseres Gegenübers. Er beinhaltet zwei zentrale Dimensionen:

a) Paraverbale Aspekte
Die Stimme ist Ausdruck unserer Seele. Die Lautstärke, Melodie und Klangfarbe sowie viele weitere Eigenschaften der Stimme offenbaren den Zustand eines Sprechers bzw. die Bewertungen, die sein limbisches System im Zusammenspiel mit dem Orbifrontalhirn vollzieht. Im Orbifrontalhirn liegt unsere innere Stimme, die unsere äußere Stimme prägt. Wer diese innere Stimme hört, kann Gedanken lesen.
Aus dem Überblick einschlägiger Studien fasst Maria Legenstein die wichtigsten Stimmeigenschaften zusammen, in denen sich Emotionen offenbaren (Legenstein, 2013, S. 22):
- »Tonhöhe (vor allem die Unterscheidung in Hoch und Tief)
- Tonhöhenbereich (weit oder eng)
- Variationen im Tonfall
- Anzahl der Pausen und die Sprechgeschwindigkeit (schnell oder langsam)
- Verlauf der Grundfrequenz F0 (steigend, gleichbleibende, fallend)
- stimmhafte/stimmlose Anteile
- Schwankungen im Sprach-Rhythmus
- Amplitude und Tonhöhe

- Amplitudenverlauf
- spektrale Energieverteilung (Artikulation: gepresst, locker...)«

b) Nonverbale Aspekte
Wir können folgende nonverbale Aspekte unterscheiden:
- Mimik
- Gestik
- Körperhaltung
- Bewegungen (Kinesik)

3.3 Führen und Motivation

Der Führungsansatz und -stil einer Führungskraft hängt entscheidend von der Frage ab, welches Menschenbild sie hat und wie sie über Motivation denkt. Der Begriff Motivation hat seinen Ursprung im lateinischen »motivus« und bedeutet so viel wie »beweglich sein bzw. in der Lage sein, etwas zu bewegen«. Führung soll Menschen bewegen und verändern. Die Frage an eine Führungskraft lautet also: »Wie bewegen Sie Menschen?«. Es ist hilfreich, sich auch bei dieser Frage an psychologisch-evidenzbasierten Gesetzmäßigkeiten der Motivation auszurichten.

In Seminaren und Workshops fragen wir die Führungskräfte, ob Sie folgendem Leitsatz zustimmen können: »Eine wichtige Aufgabe von Führungskräften ist es, Mitarbeitende zu motivieren.« Die meisten Führungskräfte bejahen diesen Satz. Obwohl dieser Satz so oder ähnlich in vielen Führungsleitbildern und -grundsätzen vorkommt, stellen wir ihn erst einmal in Frage. Der Leitsatz suggeriert, dass Führungskräfte allein für die Motivation und das Schaffen von Anreizen zuständig sind. Wo bleibt die Motivationsverantwortung der Mitarbeitenden selbst?

Führungskräfte, die nach den richtigen Treibern und »An-Reizen« bei ihren Mitarbeitenden suchen, um dann nur noch die »richtigen Knöpfe« bei ihnen zu drücken, arbeiten nach einem Motivationsmodell der Verhaltenspsychologie aus den 1960er-Jahren. Da galt das Motto »Mit Käse locken, mit Stromstößen schocken« beim »operanten Konditionieren« im Experiment mit Ratten.

Menschliches Verhalten braucht sicher Anreize, Treiber und Verstärker. Aber es ist doch die Frage: Woher kommen diese, wer setzt sie und wie wirken sie auch nachhaltig?

Der Managementautor Reinhard K. Sprenger drückt es so aus:

> »Ich möchte zeigen, dass die ›Motivation‹ genannte Antreiber-Praxis, so schlau und verdeckt sie sich auch gebärden mag, nicht funktioniert. ›Nicht funktioniert‹ meint: Sie ist von vielen kontraproduktiven Nebenwirkungen und Spätfolgen begleitet, die den angestrebten leistungssteigernden Effekt aufheben. [...]. Mir ist klar geworden, dass ›Motivieren‹ nichts anderes meint als die fünf großen ›B‹: Belohnen, Belobigen, Bestechen, Bedrohen, Bestrafen. Mir ist klar geworden, dass ›Führen‹ unter der kalten Sonne der Anreizsysteme immer ›Ver-Führen‹ ist. Und es wurde für mich unabweisbar, dass jede Motivierung mit mechanischer Sicherheit ihr eigenes Gegenteil verschafft: Demotivation.« (Sprenger, 2000, S. 11 und S. 19)

3 Die psychologischen Grundlagen von Leadership

In unserem nachfolgende Motivationsmodell haben wir mehrere Ansätze der modernen Motivationspsychologie integriert (z. B. Rubikon-Modell, erweitertes kognitives Motivationsmodell):

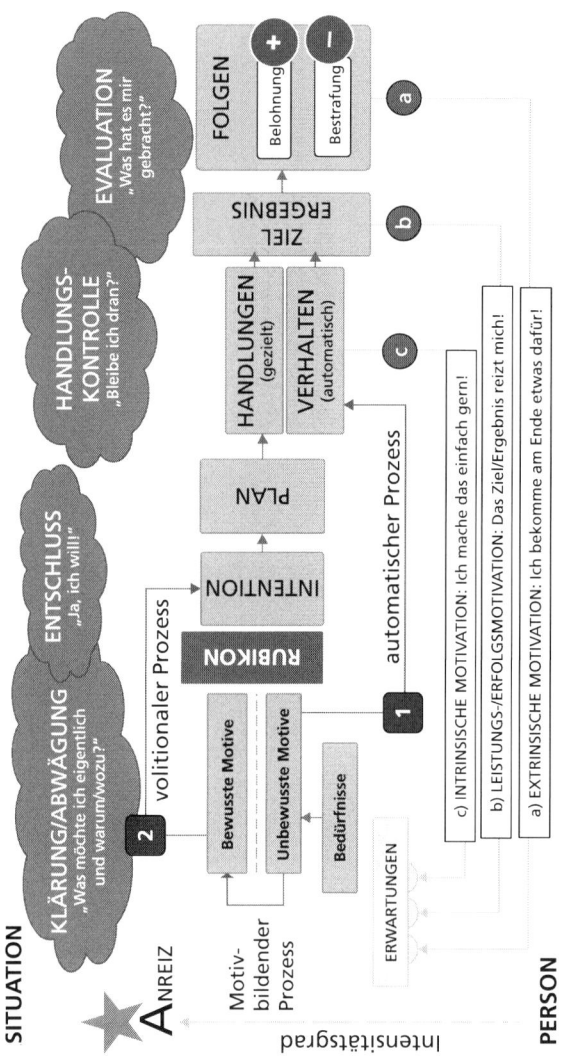

Abb. 3.3: Motivationsmodell (eigene Darstellung)

Motivation ergibt sich aus dem Zusammenspiel von Person und Situation. In einer Situation liegen konkrete Anreize für die Person. Diese werden entweder bewusst wahrgenommen oder treiben das Verhalten an, ohne dass die Person es bewusst wahrnimmt. Ausgangspunkt für unsere Motivation sind Bedürfnisse. Diese sind entweder befriedigt und belassen uns in einem ausbalancierten Ruhezustand oder sie zeigen einen Mangel, der uns bewegt. Im Mangelzustand fehlt uns etwas und wir haben ein Verlangen. Wir brauchen etwas und wir müssen uns darum kümmern, dass unser Bedürfnis befriedigt wird.

Menschen haben unterschiedliche Bedürfnisse wie z.B. nach Sicherheit, nach Kontrolle und Autonomie, nach Anerkennung und Selbstwertstabilisierung etc., was wir bereits oben dargestellt haben (▶ Kap. 3.2)

Aus einem Zustand (Bedürfnis) entsteht ein Treiber für unser Verhalten (Motiv). Motive geben unseren Aktivitäten eine Richtung. Wir unterscheiden zwischen expliziten Motiven, die wir klar und bewusst erkennen, und impliziten Motiven, die unbewusst wirken und die wir nicht reflektieren. Der Intensitätsgrad eines Anreizes spielt auch eine große Rolle bei der Frage, welches Motiv sich am Ende bei uns durchsetzt.

Es gibt zwei Wege, wie uns Motive in Bewegung bringen (▶ Abb. 3.3: Ablauf 1 und 2):

1. *Automatische Verhaltensreaktion (Ablauf 1)*
   Ein Reiz löst automatisch ein Verhalten aus: Wenn der Reiz auftritt, dann folgt automatisch unsere Verhaltensreaktion. Es handelt sich hier um eine Verhaltensgewohnheit, die wir gelernt und abgespeichert haben. Unser Alltag besteht aus zahlreichen derartigen Verhaltensroutinen. Wir haben den ganzen Vorgang gelernt, den Anreiz, die Verhaltenskette, das Ergebnis und die Belohnung als positive Folge. Ein Reiz kann auch eine innere Vorstellung sein, die wir haben. Wenn bei Müdigkeitserscheinung der Gedanke an eine Tasse Kaffee (Anreiz) aufkommt, entsteht eine Verhaltensroutine: wir gehen zur automatischen Kaffeemaschine, stellen die Tasse darunter und drücken die richtigen Knöpfe. Wir erhalten eine duftende volle Kaffeetasse und genießen in Folge den Koffein-Kick beim Trinken. Das läuft alles automatisch und fließend bis zur endgültigen Belohnung.

2. *Willensbildung (volitionaler Prozess) und bewusste Handlungen (Ablauf 2)*
   Bei den bewussten Handlungen haben wir ein klares Ziel und Ergebnis vor Augen, auf das wir uns hinbewegen. Das läuft nicht ganz so geschmeidig. Ausgehend von unseren Motiven müssen wir erst eine klare Absicht (Intention) entwickeln, einen Plan erstellen sowie diesen in einzelnen Handlungen umsetzen, bis wir das gewünschte Ziel/Ergebnis erreicht haben. Das ist nicht immer einfach. Manchmal stellen wir schon ganz zu Beginn fest, dass wir die Motive, die uns antreiben, nicht genau kennen. Aus den Bedürfnissen, Wünschen und Begehrlichkeiten entsteht in einem motivbildenden Prozess ein bewusstes Motiv. Es gibt so viele Motive und Wünsche im Leben, die alle auf Erfüllung warten und häufig fällt es uns schwer, den Überblick zu behalten und uns für ein zentrales Motiv zu entscheiden. Aus einem Bewusstmachen, Abwägen und Klären entsteht dann erst ein ausreichend starkes Motiv für unsere Handlungen. Diesen Prozess, bei dem aus den Wünschen ein starker Wille entsteht, nennen wir volitionaler Prozess (Prozess der Willensbildung).
   Erst wenn ein Motiv ausreichend stark und klar ist, wird es zum Treiber für unsere Handlungen. In der Psychologie sprechen wir dann vom Sprung über den »inneren Rubikon« (▶ Abb. 3.3 Motivationsmodell). Über den Rubikon

springen wir, wenn wir unsere Motive geklärt haben und einen ausreichend starken Willen ausgeprägt haben. Dann haben wir nicht nur gute Vorsätze und Ziele, sondern sind auch entschlossen und beginnen mit der Umsetzung. Aus Bedürfnis wird Motiv, mit dem Willen folgt die Tat.

Viele Ziele müssen über längere Zeit mit Durchhaltevermögen weiterverfolgt werden. Das bedarf eines gewissen Aufwands und einer dauerhaften Handlungskontrolle. Wenn wir auf lange Sicht ein Ziel verfolgen, dann müssen wir dieses Ziel gegen zahlreiche Hindernisse und Störungen verteidigen. Wir müssen beharrlich sein und das Ziel gegen Ablenkungen abschirmen (»goal-shielding«).

Die konsequente Zielverfolgung ist nicht immer einfach. Manchmal müssen plötzlich auftretende Motivkonflikte bearbeitet, unvorhergesehene Hindernisse überwunden und äußere Störungen neutralisiert werden.
Menschen geben Ziele im Handeln auf, wenn

a) die *Aufmerksamkeit und Konzentration* auf das Ziel hin nicht mehr gehalten wird, z. B. bei starken Ablenkungen (»Ich habe mein Ziel irgendwie aus den Augen verloren«),
b) *konkurrierende Bedürfnisse und Motive* sich spontan durchsetzen (»Etwas anderes ist mir im Moment wichtiger oder lieber«);
c) *ungeplante Hindernisse und Widerstände* auftreten, die die Zielerreichung gefährden oder den kalkulierten Aufwand zu hoch erscheinen lassen (»Der Aufwand lohnt sich für mich nicht mehr«);
d) *negative Grundhaltungen und Gedanken* entmutigen (»Das kann ich einfach nicht«, »Das schaffe ich nicht« »Da habe ich mir wieder zu viel vorgenommen.« usw.)

Ob ein Mensch seine Ziele erreicht, hängt nicht nur von der Motivlage sowie den fachlichen oder methodischen Fähigkeiten ab, sondern auch vom eigenen Selbstmanagement und der Handlungskontrolle, welche die Person ausübt.
Wir unterscheiden grundsätzlich drei verschiedene Motivationsarten, die unser Verhalten antreiben können (▶ Abb. 3.3, unterer Bereich):

- Extrinsische Motivation
- Intrinsische Ziel-, Leistungs- und Erfolgsmotivation
- Intrinsische Tätigkeitsmotivation

> **Definition: Die drei Motivationsarten**
>
> **Extrinsische Motivation**
>
> »Ich suche die Belohnung und vermeide die Bestrafung«
> Extrinsische Motivation orientiert sich an den positiven oder negativen Folgen des eigenen Verhaltens. Bei der extrinsischen Motivation haben wir die Erwartung, dass wir für unser Verhalten eine Belohnung erhalten (z. B. Geld, Lob,

Anerkennung, Zuwendung, Förderung etc.) oder negative Sanktionen vermeiden können (z. B. Bestrafung, Kritik, Ablehnung etc.). Eine Führungskraft, die sich an diesem Motivationsmodell orientiert, praktiziert einen transaktionalen Führungsstil (▶ Kap. 2.2.4). Die Mitarbeitenden erhalten für gewünschte Verhaltensweisen, Leistungen und Ergebnisse eine Belohnung in Form von Lob, Anerkennung, Förderung etc. Stark extrinsisch motivierte Mitarbeitende sind eher fremdgesteuert; sie erbringen eine Leistung, weil sie dafür etwas von außen bekommen, nicht weil sie die Tätigkeit selbst mögen oder sich gern selbst Ziele setzen.

Extrinsische Motivierung von Mitarbeitenden ist strenggenommen nicht vollkommen fremdbestimmt, denn der Mitarbeitende hat sich ja für sich »entschieden« die Erwartung des Vorgesetzten zu erfüllen, um die erwartete Belohnung bzw. Anerkennung zu bekommen. Allerdings liegt der Ausgangspunkt und Auslöser der extrinsischen Motivierung immer im Vorgesetztenverhalten. Hieraus können durchaus verinnerlichte Verhaltensgewohnheiten entstehen, die am Ende gut etabliert sind und keine ständigen Belohnungen mehr brauchen.

Intrinsische Ziel-, Leistungs- und Erfolgsmotivation

»Ich liebe eine gute Leistung und den Erfolg«
Bei der intrinsischen Leistungs- und Erfolgsmotivation orientiert sich das Verhalten an inneren selbst gesteckten Zielen. Ich bestimme selbst, was ich erreichen will. Ich erfreue mich daran, wie gekonnt und gut ich mein Ziel erreiche, unabhängig davon, ob ich extern belohnt oder bestraft werde.

> »Von leistungsmotiviertem Verhalten wird gesprochen, wenn an das eigene Handeln ein Gütestandard angelegt und die eigene Tüchtigkeit bewertet wird. (...). Der Ausdruck von Selbstbewertungsemotionen, wie Stolz und Beschämung, zeigt an, dass nicht nur das Ergebnis des Handelns, sondern auch die eigene Tüchtigkeit bewertet wird.« (Brunstein und Heckhausen, 2018, S. 6).

Das leistungsmotivierte Handeln ist darauf ausgerichtet, persönliche Erfolge zu erzielen und Misserfolge zu vermeiden. Der Ehrgeiz treibt das Verhalten an. Der leistungs- und erfolgsmotivierte Mensch schätzt (Röhrßen & Stephan, 2021):

- die Bewältigung von herausfordernden Aufgaben;
- das Erreichen anspruchsvoller Ziele;
- die Überwindung schwieriger Hindernisse;
- den Erwerb besonderer Kompetenzen;
- die Entfaltung eigener Potenziale
- die erbrachte Leistung im sozialen Vergleich mit anderen;
- das Gewinnen im Wettbewerb mit anderen.

Bei der leistungs- und erfolgsorientierten Motivation muss die Tätigkeit selbst keine Freude bereiten. Der Weg zum Ziel darf von Anstrengung, Unlust und

Frust geprägt sein, Hauptsache das Ziel wird gekonnt erreicht und das Ergebnis stimmt. Das leistungsmotivierte Handeln ist ergebnis-, kompetenz-, effizienz- und qualitätsorientiert.

Intrinsische Motivation/Tätigkeitsmotivation und Flow

»Ich liebe meine Tätigkeit an sich.«
Bei der intrinsischen Tätigkeitsmotivation ist der Mensch in erster Linie daran interessiert, eine ihn erfüllende Tätigkeit auszuführen. Die Tätigkeit hat im Vollzug selbst einen eigenen Anreiz. Diese Form des Anreizes kann in jedem Beruf erlebt werden: die Künstlerin/der Künstler erlebt wahre Freude im Prozess der Erstellung seines/ihres Kunstwerks, der Chirurg/die Chirurgin liebt die Durchführung einer Operation als solche, die Pflegeexperten genießen die fachliche Herausforderung in der pflegerischen Aufgabe und den damit verbundenen erfüllenden Umgang mit den Patienten und Patientinnen.

Es geht vor allem um die Tätigkeit an sich, nicht um das Ergebnis und auch nicht um die erwartete Belohnung oder die Vermeidung von negativen Sanktionen. Im Idealfall geht der Mensch ganz in seiner Tätigkeit auf. Dieses Erlebnis nennen wir »Flow«.

Der griechische Psychologe Csikszentmihalyi hat dieses Phänomen über viele Jahre untersucht und folgende Merkmale des Flow-Erlebnisses herausgearbeitet (Csikszentmihalyi, 2004):

- Die Aufgabe ist herausfordernd und anspruchsvoll; gleichzeitig hat die Person aber immer das Gefühl der vollen Kontrolle ohne Stress; das erfordert natürlich eine ausreichende Kompetenz;
- Die Aufmerksamkeit muss nicht willentlich immer wieder hergestellt werden; sie ist ohne ablenkende Gedanken und ohne Anstrengung voll da;
- Der Arbeitsablauf ist glatt und fließend; die Tätigkeit folgt einer inneren Logik, alles geschieht wie selbstverständlich;
- Die Person steht gefühlt nicht über der Aufgabe, sondern ohne Distanz ganz in der Aufgabe; die (Selbst-)Reflexion ist ausgeschaltet.
- Das Zeitgefühl verändert sich; der Mensch vergisst die Zeit.

Wenn wir nicht wissen, was uns selbst und unsere Mitarbeitenden im Leben, in der Welt, in der Klinik oder auf der Station umtreibt, können wir nicht effektiv führen. Deshalb ist es sinnvoll, sich damit auseinanderzusetzen, was uns und andere im Inneren antreibt.

Die Motive eines Menschen sind nicht ewig gleich. Sie verändern sich in der Lebensgeschichte und variieren von Situation zu Situation. Dennoch: es gibt bestimmte länger anhaltende Motivmuster. Einzelne Menschen entwickeln für eine gewisse Zeit eine stabile situationsübergreifende Motivstruktur.
Wir unterscheiden drei Motivkonstellationen:

1. *Lebensmotive/Grundmotive*
   Lebensmotive sind in der Biographie des Einzelnen früh angelegt. Sie entwickeln sich im Lebenslauf weiter und differenzieren sich, aber sie sind in der Grundanlage überdauernd in allen Lebensphasen. Wenn der Einzelne über längere Zeit gegen seine persönlichen Grundmotive angeht oder sie nicht realisiert, entsteht in der Regel ein Gefühl von Fremdbestimmtheit, Bedürftigkeit und Unzufriedenheit.
2. *Lebensphasen-Motive*
   Im Lebenszyklus von der Geburt bis in das hohe Lebensalter prägen sich in den jeweiligen Lebenssituationen Motive aus, die in diesen Phasen dominant das Leben prägen. In der Ausbildungszeit kann das Interesse am Lernen, sich erproben und entdecken, im Vordergrund stehen. In der mittleren Lebensphase kann das Status- und Karrieremotiv dominieren. Mit der Geburt eines Kindes kann sich die motivationale Ausrichtung auf die Familie verlagern. Mit zunehmendem Alter können Motive nach Sicherheit und Gesundheit in den Vordergrund treten usw.
3. *Situative Motive*
   Situative Motive sind die in einer Situation vorherrschenden Motive. Eine Führungskraft sitzt in einer Managementkonferenz und möchte, ausgehend vom eigenen Motiv nach Einflussnahme und Macht, in die Diskussion eingreifen, die Richtung bestimmen und hat bereits ein klares Ergebnis vor Augen. Eine Mitarbeiterin schildert ihrer Vorgesetzten, was sie gestern alles geleistet hat; ihr Motiv nach sozialer Ankerkennung dominiert das Gespräch. Zu den situativen Motiven gehören auch die aus ganz basalen Bedürfnissen hervorgehenden Motive (Nahrungsaufnahme, Sicherheit, Zuwendung, Sexualität etc.).

Die Klärung von Motiven ist eine bedeutsame Aufgabe von Führung. Häufig sind die eigentlichen Motive, die einzelne Mitarbeitende antreiben, nicht vollständig erkennbar. Manchmal sieht es so aus, als hätten Mitarbeitende eindeutige Motive und gute Vorsätze sowie vernünftige Zielsetzungen und realistische Handlungspläne. Aber dann setzen sich unbewusste Motive durch und machen einen »Strich durch die Rechnung« oder die Motive sind nicht stark genug und es fehlt die Willenskraft, Kontrolle und Nachhaltigkeit im Handeln. Dann kommt es zur Selbst-Sabotage. Und natürlich auch Führungskräfte tun manchmal etwas, was sie eigentlich nicht wollen, aber etwas in ihnen wohl doch will. Dann steht ein Motivklärungsprozess an: »Was treibt mich da eigentlich so an?« Das Ganze steht und fällt mit der Bereitschaft zur Selbstreflexion.

Wir haben eine Übung zur Motivstrukturanalyse entwickelt, die Ihnen ermöglicht, in wenigen Minuten die eigenen Motive oder die Motive einzelner Mitarbeitenden im Wesentlichen zu erfassen (Röhrßen & Stephan, 2021).

> **Übung: Motivstrukturanalyse**
>
> In der ▶ Tab. 3.1 finden Sie 24 Motive, die jeweils kurz definiert werden.

Tab. 3.1: Motivstruktur-Analyse

EINFLUSS MACHT	FREIHEIT UNABHÄNGIGKEIT	HELFEN UNTERSTÜTZEN	SOZIALE ANERKENNUNG
»Ich nehme gern Einfluss auf Menschen und bestimme gern«	»Ich möchte frei sein; finanziell und emotional unabhängig sein.«	»Ich helfe und unterstütze Menschen gern«	»Ich möchte eine hohe Anerkennung haben und beliebt sein«
SICHERHEIT ABSICHERUNG	**ABENTEUER RISIKO**	**LEBENSKRAFT GESUNDHEIT**	**NEUGIER ENTDECKEN**
»Ich möchte mich sicher fühlen, gut abgesichert sein«	»Ich möchte spannende Erlebnisse haben; ich bin risikofreudig.«	»Ich möchte voller Energie sein und körperlich gesund sein«	»Ich habe Freude am Neuen und Entdecken. Ich bin wissbegierig.«
FAMILIE PARTNERSCHAFT	**SINNLICHKEIT GENUSS**	**GEMÜTLICHKEIT KOMFORT**	**KÖRPERLICHE AKTIVITÄT**
»Ich möchte meine Familie und Partnerschaft genießen«	»Ich möchte das Leben genießen (Essen, Erotik, Sinnlichkeit etc.).«	»Ich möchte es behaglich haben und Komfort genießen.«	»Ich möchte körperlich aktiv sein, mich bewegen, Sport machen.«
SPAREN SAMMELN	**RUHE ENTSPANNUNG**	**WERTE IDEALISMUS**	**BEZIEHUNGEN GESELLIGKEIT**
»Ich sammle gern und möchte sparen und bewahren«	»Ich brauche innere und äußere Ruhe und Entspannung.«	»Mich interessieren die wahren Werte des Lebens.«	»Ich habe Freude am Kontakt zu anderen Menschen.«
SCHÖNHEIT ÄSTHETIK	**AKTIVITÄT ERLEBEN**	**GERECHTIGKEIT**	**SPASS FREUDE**
»Ich möchte das Schöne genießen (Kultur, Stil, Ästhetik)«	»Ich möchte viel erleben und aktiv sein.«	»Ich kämpfe gern für eine gute und gerechte Sache.«	»Ich will im Leben viel Spaß haben und suche Unterhaltung.«
STATUS RUHM	**ORDNUNG STRUKTUR**	**LEISTUNG ERFOLG**	**REICHTUM EIGENTUM**
»Ich möchte eine hohe Geltung haben und berühmt sein.«	»Ich habe das Bedürfnis nach Ordnung und stabilen Strukturen.«	»Ich bin ehrgeizig und suche nach Erfolg«	»Ich möchte viel Geld und Eigentum besitzen.«

1. *Schritt: Auswahl von 12 ansprechenden Motiven*
   Schauen Sie sich die einzelnen Motive an und teilen Sie die Motive in zwei Gruppen: Motive, die Sie stärker persönlich ansprechen, sowie Motive, die Sie weniger stark ansprechen. Streichen Sie die weniger ansprechenden Motiven in der Tabelle durch.
2. *Schritt: Auswahl von 6 Hauptmotiven*
   Jetzt müssen Sie sich noch einmal aus den 12 ansprechenden Motiven für 6 Hauptmotive entscheiden. Kreisen Sie diese bitte ein.
3. *Schritt: Bilden Sie eine Formation mit Hierarchie*
   Nun bilden Sie eine Hierarchie. Dies können Sie auf unterschiedliche Weise

umsetzen. Sie können die Gruppe von 6 Hauptmotiven z. B. in eine Obergruppe und eine Untergruppe unterteilen und die obersten drei Motive noch einmal mit 1, 2, 3 priorisieren. Sie können aber auch 3 Gruppen bilden mit jeweils 2 Primärmotiven, 2 Sekundärmotiven und 2 Tertiärmotiven. Oder Sie bilden 2 Spitzenmotive und 4 Sekundärmotive. Variieren Sie so lange, bis sie eine aus Ihrer Sicht stimmige Formation von Motiven gefunden haben.

Ihre Primär- und Spitzenmotive sind zumindest in Ihrer jetzigen Lebenssituation dominierend, vielleicht sind es aber auch lebenslang wirkende Grundmotive. Wenn Sie gegen diese Motive »verstoßen«, dann wird sich eine Unzufriedenheit einstellen, weil wichtige persönliche Bedürfnisse unbefriedigt bleiben.

Die Motivstrukturanalyse kann auch zur Motiveinschätzung von Mitarbeitenden genutzt werden. Hierzu müssen die Mitarbeitenden nicht gleich die o. g. Übung durchführen. Es reicht, wenn die Führungskraft die Motivstruktur-Tabelle als Grundlage für eine Differentialdiagnostik nutzt: Welche zentralen Motive liegen den Aussagen oder dem Verhalten der Mitarbeitenden zugrunde? Erklärt sich das Verhalten schlüssig aus den zugrundeliegenden Motiven?

In Veränderungsprozessen wünschen sich Führungskräfte Motive, die die Mitarbeitenden erfolgreich auf neue Ziele ausrichten. Sie versuchen dann mit den positiven Zukunftsaussichten, Nutzeneffekten und Vorteilen der Veränderung zu überzeugen. Damit erreichen sie handlungsorientierte Mitarbeitende, die ziel-, leistungs- und erfolgsmotiviert nach vorne schauen. Allerdings erreichen sie mit diesen Argumenten häufig nicht die Mitarbeitenden, die Risiken und Veränderungen scheuen. In dieser Motivlage sprechen wir von »Lageorientierung« und von »Misserfolgsvermeidung«.

Definition: Lageorientierung

»Lageorientierte können sich in Belastungssituationen schlecht selbst motivieren und verharren in ihrer gegenwärtigen Lage. Obwohl sie explizit stark über eigene Ziele nachdenken, setzen sie wenige davon um. Das Verhalten ist jedoch nicht vollständig gehemmt, sondern kann weiterhin fremdbestimmt energetisiert werden (z. B. durch externe Aufforderung oder Termindruck).« (Baumann & Kuhl, 2013, S. 267)

Lageorientierte Mitarbeitende haben in ihrer (Arbeits-) Biografie häufig schlechte Erfahrungen mit Veränderung gesammelt. Sie entwickeln eher pessimistische Gedankenschleifen bezogen auf anstehende Veränderungen, wirken passiv und versuchen den Status-quo so weit wie möglich aufrecht zu erhalten, nach dem Motto »Es kann doch eigentlich nur schlimmer werden, wenn ich mich bewege«.

Definition: Erfolgsuchende im Promotionsfokus und Misserfolgsvermeidung im Präventionsfokus

Erfolgsmotivierte Menschen fokussieren sich auf Ziele, Erfolge und den Gewinn, der damit verbunden ist. Sie denken und handeln im sogenannten »Promotionsfokus«. Sie sind getrieben von Hoffnung, Verheißung und Erfüllung (Beckmann & Kossak 2018, S. 631)

Menschen mit der Motivation zur Misserfolgsvermeidung fokussieren sich auf mögliche Risiken, drohende Misserfolge und die damit verbundenen Verluste. Sie tun präventiv einiges, um diesen negativen Zustand zu vermeiden oder zu verhindern. Deshalb sprechen wir hier auch vom Präventionsfokus. Der Präventionsfokus konzentriert sich auf Pflichterfüllung und sichere Routinen.

Bei der Führung von lageorientierten und misserfolgsvermeidenden Mitarbeitenden sollten Führungskräfte nicht mit Motivationsansprachen, Change-Appellen und möglichen Erfolgsstorys glänzen, sondern die Motive nach Schutz, Sicherheit, Kontinuität, Kontrolle und Selbstwirksamkeit verstehen, ansprechen und unterstützen. Dabei müssen Mitarbeitende immer wieder aus ihren (selbst-)beruhigenden Komfortzonen herausgeholt werden. Dann müssen Führungskräfte in geeigneter Dosierung über Irritation und Spannungsaufbau das Stresssystem aktivieren. Dann müssen Sie die Mitarbeitenden in Sorge versetzen, weil das Risiko der Selbstberuhigung zu groß ist. Das gelingt nur, wenn sie die negativen Konsequenzen und Risiken einer Nicht-Veränderung möglichst konkret und mit emotionaler Wirksamkeit beschreiben können.

3.4 Führen mit Persönlichkeit

Die Persönlichkeitsstruktur einer Führungskraft hat großen Einfluss auf ihren Führungsstil. Und die Persönlichkeitsstruktur der Mitarbeitenden hat großen Einfluss darauf, wie sie in bestimmten Situationen auf Führung reagieren und sich von der Führung angesprochen fühlen. Führungskräfte sollten sich deshalb mit den Grundlagen der Persönlichkeitspsychologie befassen. In der Psychologie wird zwischen angeborenen bzw. früh in der Persönlichkeitsentwicklung erworbenen Eigenschaften eines Menschen, den sogenannten »traits« einerseits sowie den erlernten Kompetenzen und antrainierten Fähigkeiten eines Menschen andererseits, den sogenannten »skills«, unterschieden.

Wir haben ein integriertes Persönlichkeitskonzept (Leadership-by-traits-Navigator) entwickelt, das gängige Konzepte der Persönlichkeitspsychologie zusammenfasst (▶ Abb. 3.4):

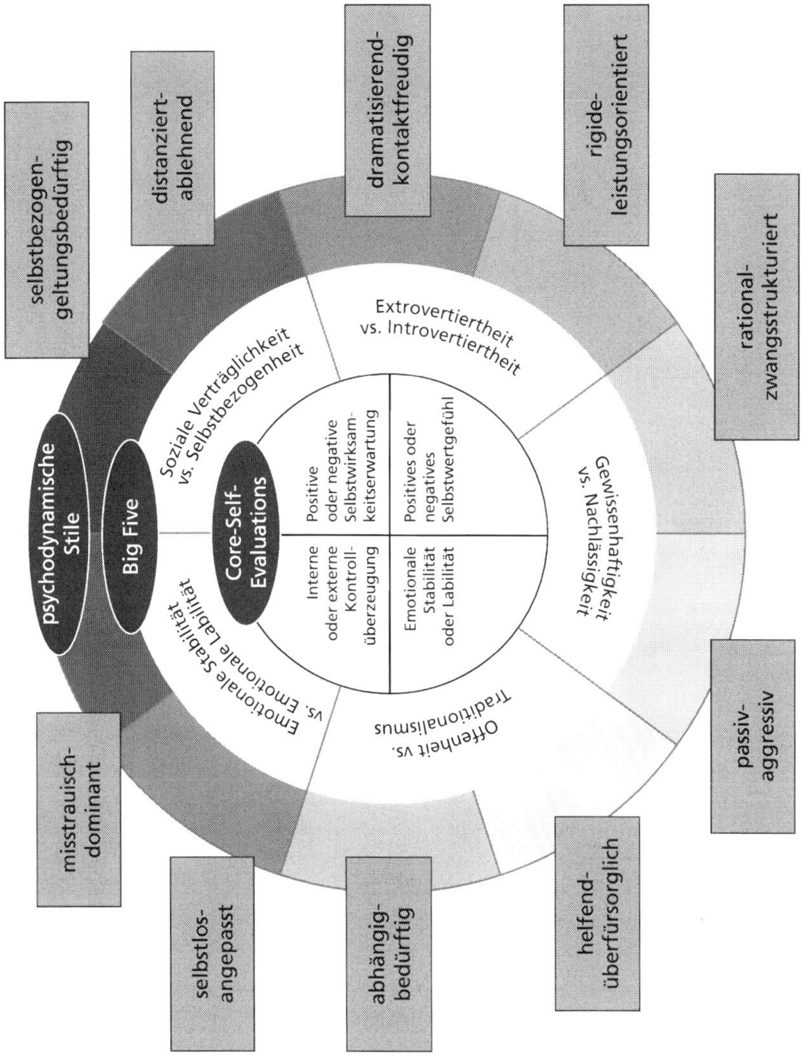

3.4 Führen mit Persönlichkeit

Abb. 3.4: Leadership-by-traits Navigator (eigene Darstellung nach Hoppe & Röhrßen, 2025, S. 54)

In unserem Persönlichkeitskonzept unterscheiden wir drei zentrale Ebenen:

> *Definition:* **Die drei Persönlichkeitsebenen: Zentrale Selbstbewertung, Big Five und psychodynamischer Stil**
>
> 1. *Core-Self-Evaluations (zentrale Selbstbewertungen)* (vgl. Bono & Judge, 2003)
>   In der Mitte unseres Konzepts stehen die Core-Self-Evaluations. Dies sind zentrale Bewertungen, die wir bezogen auf uns selbst vornehmen. Menschen

95

neigen dazu, sich in verschiedenen Situationen immer wieder auf eine ähnliche Weise selbst zu bewerten. In psychologischen Studien ist nachgewiesen, dass die Art und Weise der Selbstbewertung einen großen Einfluss auf die Leistungsfähigkeit, den beruflichen Erfolg und die Arbeitszufriedenheit hat.

2. *Big Five*
Die sogenannten Big Five sind fünf zentrale Persönlichkeitsdimensionen, die in zahlreichen Studien international erforscht worden sind. Sie gelten als die Grundachsen der menschlichen Persönlichkeit. Die Dimensionen haben jeweils zwei Ausprägungsrichtungen wie z. B. »Extrovertiertheit oder Introvertiertheit«, »Gewissenhaftigkeit oder Nachlässigkeit« usw. Jede der fünf Dimensionen beinhaltet fünf Unterdimensionen, die als »Facetten« bezeichnet werden.

3. *Psychodynamische Stile*
Bereits in unseren ersten Lebensjahren entwickeln wir typische psychologische Verarbeitungsmechanismen sowie Bindungs- und Beziehungsformen zu anderen Menschen, die uns ein Leben lang prägen. Diese Verarbeitungs- und Beziehungsmuster sind besonders gut zu erkennen, wenn ein Mensch sich in neuen Situationen orientieren muss oder unter Stress steht. Dann greift der Mensch automatisch auf diese gelernten Mechanismen zurück.

Übung: Persönlichkeitsanalyse

Sie können unser integriertes Persönlichkeitskonzept nutzen, um zunächst einmal bei sich selbst anzufangen und eine strukturierte Persönlichkeitsanalyse durchzuführen. Sie können zusätzlich auch eine Ihnen nahestehende Person bitten, eine Bewertung Ihres Persönlichkeitsprofils durchzuführen. Dann haben Sie einen Vergleich zwischen Fremd- und Selbstwahrnehmung. Oder Sie wenden die Analyse auf eine andere Person an, deren Persönlichkeitsstruktur Sie einmal besser erfassen wollen.

Sie finden für alle zentralen Dimensionen nachfolgend eine Skala, mit der Sie den Ausprägungsgrad jedes Persönlichkeitsmerkmals jeweils in Stufen von 0–4 bewerten können.

In manchen Skalen stehen zwei Persönlichkeitsmerkmale als Gegensätze gegenüber (z. B. »Gewissenhaftigkeit« und »Nachlässigkeit«). Dann gibt es eine Bewertungsmöglichkeit auf einer bipolaren Skala: in die eine Richtung (nach rechts) oder in die andere Richtung (nach links), je nachdem in welche Richtung eine Ausprägung vorliegt. Sie finden im Zusatzmaterial des Buches eine Tabelle, in die Sie alle Werte übertragen können, um ihr Persönlichkeitsprofil in der Übersicht darzustellen (▶ Diagnostik-Tool zum Integrierten Persönlichkeitskonzept).

Nachfolgend sind alle Persönlichkeitsdimensionen aufgelistet:

3.4.1 Core-Self-Evaluations/Zentrale Selbstbewertungen

Interne oder externe Kontrollüberzeugung

Die Kontrollüberzeugung beschreibt, wo der gefühlte Ort der Kontrolle (»locus of control«) einer Person ist. Liegt die Kontrolle in der Person selbst (intern) oder liegt die Kontrolle außerhalb bei Anderen, die Einfluss nehmen (extern).

Tab. 3.2: Kontrollüberzeugung (eigene Darstellung in Anlehnung an Röhrßen & Stephan, 2021, S.114)

Wir sprechen von externer Kontrollüberzeugung, wenn die Einstellung überwiegt, dass man eher fremdbestimmt von anderen Menschen oder äußeren Gegebenheiten ist. Man ist dem Schicksal gefühlt eher ausgeliefert, hat keine große Wahl und keinen großen Einfluss. Der extern kontrollüberzeugte Mensch sieht sich schnell als Opfer einer Situation, weil andere etwas mit ihm machen und nicht umgekehrt.	Wir sprechen von interner Kontrollüberzeugung, wenn man fest daran glaubt, dass man im Wesentlichen Einfluss auf andere Menschen und die (eigene) Welt nehmen kann. Wenn äußerlich nichts mehr geht, dann hat man immer noch das Gefühl etwas ändern zu können, nämlich sich selbst. Dann nimmt man mit Gelassenheit und Akzeptanz die Dinge an, die man nicht ändern kann, ohne einen Kontrollverlust zu erleben.
externe Kontrollüberzeugung	interne Kontrollüberzeugung

4	3	2	1	0	1	2	3	4
sehr stark ausgeprägt	stärker ausgeprägt	mittel ausgeprägt	leicht ausgeprägt	neutral	leicht ausgeprägt	mittel ausgeprägt	stärker ausgeprägt	sehr stark ausgeprägt

Positive oder negative Selbstwirksamkeitserwartung

Die Selbstwirksamkeitserwartung definiert, ob eine Person in ihrer subjektiven Selbstbewertung über ausreichend Kompetenzen und Ressourcen verfügt, die Situation zu bewältigen oder nicht.

Tab. 3.3: Selbstwirksamkeitserwartung (eigene Darstellung in Anlehnung an Röhrßen & Stephan, 2021, S.114)

Ein Mensch mit negativer Selbstwirksamkeitserwartung hat häufig das Gefühl, nicht ausreichend über eigene Fähigkeiten, Möglichkeiten und Ressourcen zu verfügen, um Probleme und schwierige Situationen zu bewältigen. Er nimmt schnell eigene Schwächen und Defizite wahr.	Ein Mensch mit positiver Selbstwirksamkeitserwartung geht eher davon aus, dass er immer über ausreichende Fähigkeiten, Möglichkeiten und Ressourcen verfügt, um Probleme und schwierige Situationen zu bewältigen. Er fokussiert sich eher auf seine Stärken und das Netzwerk, das ihm helfen kann.

Tab. 3.3: Selbstwirksamkeitserwartung (eigene Darstellung in Anlehnung an Röhrßen & Stephan, 2021, S.114) – Fortsetzung

negative Selbstwirksamkeitserwartung					positive Selbstwirksamkeitserwartung			
4	3	2	1	0	1	2	3	4
sehr stark ausgeprägt	stärker ausgeprägt	mittel ausgeprägt	leicht ausgeprägt	neutral	leicht ausgeprägt	mittel ausgeprägt	stärker ausgeprägt	sehr stark ausgeprägt

Emotionale Stabilität oder Labilität

In dieser Dimension geht es um die emotionale Selbststeuerung und Zuversicht einer Person in Belastungs-, Stress- und Krisensituationen.

Tab. 3.4: Emotionale Stabilität/Labilität (eigene Darstellung in Anlehnung an Röhrßen & Stephan, 2021, S.114)

Ein Mensch mit emotionaler Labilität ist leicht aus dem Gleichgewicht zu bringen. Er hat dann kein stabiles Grundvertrauen zur Welt. In Problemsituationen reagiert dieser Mensch dann schnell irritiert, nervös, ängstlich, besorgt, niedergeschlagen oder misstrauisch.	Ein Mensch mit emotionaler Stabilität ist auch in kritischen Situationen gelassen. Er hat Zuversicht und ein unerschütterliches Grundvertrauen in die Welt. Probleme geht dieser Mensch eher zuversichtlich an. Aufkommende negative Emotionen werden im Ansatz bearbeitet und innerlich in eine konstruktive Haltung gewandelt.
emotionale Labilität	emotionale Stabilität

4	3	2	1	0	1	2	3	4
sehr stark ausgeprägt	stärker ausgeprägt	mittel ausgeprägt	leicht ausgeprägt	neutral	leicht ausgeprägt	mittel ausgeprägt	stärker ausgeprägt	sehr stark ausgeprägt

Positives oder negatives Selbstwertgefühl

In dieser Dimension geht es um die Selbstakzeptanz einer Person.

Tab. 3.5: Selbstwertgefühl (eigene Darstellung in Anlehnung an Röhrßen & Stephan, 2021, S.114)

Ein Mensch mit niedrigem Selbstwertgefühl hadert in Problemsituationen schnell mit sich selbst, gerät in Selbstzweifel oder kämpft mit Selbstvorwürfen. Es besteht eine leichte	Einem Menschen mit hohem Selbstwertgefühl gelingt es, auch bei persönlichen Fehlleistungen und Defiziten, in Krisen und im Scheitern, ein stabiles positives Selbstwertgefühl

Tab. 3.5: Selbstwertgefühl (eigene Darstellung in Anlehnung an Röhrßen & Stephan, 2021, S. 114) – Fortsetzung

Kränkbarkeit und Verletzlichkeit. In Kritik- und Misserfolgssituationen ist der Mensch dann häufig nicht »im Reinen« mit sich selbst. Das Selbstwertgefühl ist eher fragil.					aufrecht zu erhalten. Für ihn gilt der Satz: »Egal was ist, ich bin ganz ok!«			
negatives Selbstwertgefühl					positives Selbstwertgefühl			
4	3	2	1	0	1	2	3	4
sehr stark ausgeprägt	stärker ausgeprägt	mittel ausgeprägt	leicht ausgeprägt	neutral	leicht ausgeprägt	mittel ausgeprägt	stärker ausgeprägt	sehr stark ausgeprägt

3.4.2 Die Big Five der Persönlichkeit

Das Big Five Konzept gilt als führendes, international anerkanntes Persönlichkeitsmodell in der Psychologie. Der Ursprung der Big Five Forschung liegt bereits in den 1930er Jahren. Im Rahmen einer lexikalischen Analyse wurden aus 18.000 persönlichkeitsbeschreibenden Wörtern über statistische Verfahren (z. B. Faktorenanalyse) aussagefähige und klar abgrenzbare Persönlichkeitsfacetten abgeleitet, die in zahlreichen Studien und Sprachen bestätigt wurden. Die Big Five bestehen aus fünf Dimensionen, die jeweils fünf Facetten beinhalten:

Extravertiertheit oder Introvertiertheit

Facetten: Herzlichkeit, Geselligkeit, Durchsetzungsfähigkeit, Aktivität, Erlebnishunger, Frohsinn.

Tab. 3.6: Introvertiertheit/Extrovertiertheit (eigene Darstellung in Anlehnung an Röhrßen & Stephan, 2021, S. 163 sowie Saum-Aldehoff, 2012, S. 71 ff.)

Introvertierte Menschen sind im sozialen Kontakt eher reserviert und abwartend, eher vorsichtig und skeptisch sowie eher formal und auf die Sache fokussiert. Sie lieben Ruhe, Routine und Rituale mehr als andere.					Extrovertierte Menschen sind im sozialen Kontakt eher aktiv bis dominant. Sie sind kommunikativ und beziehungsorientiert, energisch und heiter. Sie lieben Anregung und Aufregung mehr als andere, teilweise mit euphorischer Ausgelassenheit.			
Introvertiertheit					Extrovertiertheit			
4	3	2	1	0	1	2	3	4
sehr stark ausgeprägt	stärker ausgeprägt	mittel ausgeprägt	leicht ausgeprägt	neutral	leicht ausgeprägt	mittel ausgeprägt	stärker ausgeprägt	sehr stark ausgeprägt

Emotionale Stabilität oder emotionale Labilität/Neurotizismus

Diese Dimension der Big 5 entspricht in etwa der Dimension »Emotionale Labilität/Stabilität« der Core Self Evaluations (Zentrale Selbstbewertungen; ▶ Kap. 3.4.1).

Facetten: Ängstlichkeit, Reizbarkeit, Depression, soziale Befangenheit, Impulsivität, Verletzlichkeit.

Tab. 3.7: Emotionale Stabilität/ Neurotizismus (eigene Darstellung in Anlehnung an Röhrßen & Stephan 2021, S.163 sowie Saum-Aldehoff 2012, S. 71 ff.)

Menschen mit hohen Neurotizismuswerten sind leicht irritierbar, beunruhigt, ängstlich oder sie neigen zu Reizbarkeit und Impulsivität. Im sozialen Kontakt reagieren sie schneller verletzt oder mit Schuld- und Schamgefühlen als andere. Weiterhin neigen sie eher zu depressiven Verstimmungen verbunden mit negativen Gedankenspiralen (Grübeln) und Selbstvorwürfen. Sie blicken immer mal wieder mit Sorge in die Zukunft.	Emotional stabile Menschen reagieren in kritischen Situationen deutlich gelassener und resilienter. Sie lassen sich nicht so schnell von etwas oder jemanden provozieren. Sie plagen sich deutlich weniger mit Niedergeschlagenheit sowie Schuld-, Scham- oder Peinlichkeitsgefühlen. Insgesamt haben sie eher eine hohe Frustrationstoleranz. Sie sind deutlich zuversichtlicher mit Blick auf die Zukunft.
emotionale Labilität/Neurotizismus	Emotionale Stabilität

4	3	2	1	0	1	2	3	4
sehr stark ausgeprägt	stärker ausgeprägt	mittel ausgeprägt	leicht ausgeprägt	neutral	leicht ausgeprägt	mittel ausgeprägt	stärker ausgeprägt	sehr stark ausgeprägt

Offenheit für neue Erfahrungen oder Traditionalismus

Facetten: Offenheit für Fantasie, Offenheit für Ästhetik, Offenheit für Gefühle, Offenheit für Handlungen, Offenheit für Werte- und Normensysteme.

Tab. 3.8: Offenheit/Traditionalismus (eigene Darstellung in Anlehnung an Röhrßen & Stephan, 2021, S. 164 sowie Saum-Aldehoff, 2012, S. 129 ff.)

Menschen mit hohem Traditionalismus finden sich gut in einer stabilen Welt mit festen Grundsätzen, Regeln und Gewohnheiten zurecht. Sie fühlen sich sicher an vertrauten Orten und vermeiden experimentelle Abweichungen von der eigenen Lebensroutine. Sie lassen sich nicht so stark von Empfindungen und Emotionen bewegen oder überwältigen. Sie sind stär-	Menschen mit hoher Offenheit sind neugierig und interessiert, um die Welt in ihrer Breite und Tiefe zu erfassen und sich inspirieren zu lassen. Sie haben eine lebhafte Vorstellungskraft sowie Sinn für Ästhetik und Kultur. Sie sind offen und empfindsam für unterschiedliche Gefühlsnuancen, neue Erfahrungen und erproben neues Verhalten. Sie sind interessiert

Tab. 3.8: Offenheit/Traditionalismus (eigene Darstellung in Anlehnung an Röhrßen & Stephan, 2021, S. 164 sowie Saum-Aldehoff, 2012, S. 129 ff.) – Fortsetzung

ker von traditionalen Werten und Normen geprägt.					an neuen Ideen und fremden Glaubens-, Normen- und Wertesystemen.			
Traditionalismus					Offenheit für Neues			
4	3	2	1	0	1	2	3	4
sehr stark ausgeprägt	stärker ausgeprägt	mittel ausgeprägt	leicht ausgeprägt	neutral	leicht ausgeprägt	mittel ausgeprägt	stärker ausgeprägt	sehr stark ausgeprägt

Gewissenhaftigkeit oder Nachlässigkeit

Facetten: Kompetenz, Ordnungsliebe, Pflichtbewusstsein, Leistungsstreben, Selbstdisziplin, Besonnenheit.

Tab. 3.9: Gewissenhaftigkeit/Nachlässigkeit (eigene Darstellung in Anlehnung an Röhrßen & Stephan, 2021, S. 164 sowie Saum-Aldehoff, 2012, S. 111 ff.)

Menschen mit einer gewissen Nachlässigkeit sind weniger zielstrebig und effizient. Sie entwickeln ihre Potenziale und Talente nicht so hartnäckig. Sie haben einen eher geringeren Ordnungssinn. Sie sind weniger pflichtbewusst, leistungsorientiert, diszipliniert und ehrgeizig. Sie gehen weniger planvoll vor und neigen eher zu spontanem Handeln.					Menschen mit hoher Gewissenhaftigkeit haben einen ausgeprägten Ordnungssinn und ein hohes Pflichtbewusstsein. Sie sind sich ihrer Kompetenz bewusst und versuchen sie immer weiter zu verbessern. Sie haben ein starkes Leistungsstreben und eine hohe Selbstdisziplin sowie einen starken Willen auf dem Weg zu ihren Zielen. Dabei gehen sie eher planvoll und besonnen vor.			
Nachlässigkeit					Gewissenhaftigkeit			
4	3	2	1	0	1	2	3	4
sehr stark ausgeprägt	stärker ausgeprägt	mittel ausgeprägt	leicht ausgeprägt	neutral	leicht ausgeprägt	mittel ausgeprägt	stärker ausgeprägt	sehr stark ausgeprägt

Soziale Verträglichkeit vs. Selbstbezogenheit

Facetten: Vertrauen, Freimütigkeit, Altruismus, Entgegenkommen, Bescheidenheit, Gutherzigkeit.

Tab. 3.10: Selbstbezogenheit/Soziale Verträglichkeit (eigene Darstellung in Anlehnung an Röhrßen & Stephan, 2021, S. 164 sowie Saum-Aldehoff, 2012, S. 91 ff.)

Menschen mit einer eher geringen soziale Verträglichkeit und stärkerer Selbstbezogenheit sind in sozialen Beziehungen eher misstrauisch und skeptisch. Dabei sind sie berechnend und taktierend, auf ihre eigenen Bedürfnisse und Interessen konzentriert. Sie sind bereit in Konflikte und in Konkurrenz zu gehen. Sie scheuen nicht, Aggressivität und Feindseligkeit auszudrücken. Sie stellen sich, ihre Leistungen und ihre Bedürfnisse eher in den Vordergrund. Sie sind nicht so einfühlend im Dialog.	Menschen mit einer eher hohen sozialen Verträglichkeit sind in sozialen Beziehungen eher wohlwollend und vertrauensvoll. Sie äußern sich offen und aufrichtig auf eine höfliche Art. Sie sind eher großzügig und hilfsbereit unter Berücksichtigung der Bedürfnisse und Interesse der anderen Menschen. Sie sind an Harmonie interessiert und versöhnlich. Sie sind eher bescheiden in ihrer Selbstdarstellung. Sie gehen empathisch auf ihre Mitmenschen ein.
Selbstbezogenheit	Soziale Verträglichkeit

4	3	2	1	0	1	2	3	4
sehr stark ausgeprägt	stärker ausgeprägt	mittel ausgeprägt	leicht ausgeprägt	neutral	leicht ausgeprägt	mittel ausgeprägt	stärker ausgeprägt	sehr stark ausgeprägt

3.4.3 Psychodynamische Modi/Stile

Wir unterscheiden unterschiedliche Zustände des Erlebens und Verhaltens bei Menschen (Modi). Menschen entwickeln aus ersten Lebenserfahrungen schon früh favorisierte Bewertungs- und Bindungsmuster in ihren sozialen Beziehungen. Wenn diese Modi sich zu stabilen Haltungen und Gewohnheiten verfestigen, nennen wir dies einen *psychodynamischen Stil*.

> »Ein Stil kann sehr ›leicht ausgeprägt‹ sein: In diesem Fall weist man die entsprechenden Charakteristika nur in ›milder Form‹ auf. Ein Stil kann jedoch auch stark ausgeprägt sein: [...]. Sind die Charakteristika sehr stark ausgeprägt, kann man von ›Persönlichkeitsstörung‹ sprechen: In diesem Fall führen die Handlungen der Person dazu, dass sie andere und sich selbst in hohem Maße ›Kosten‹ bereitet: Probleme in der Interaktion, Probleme in Beziehungen, Probleme mit der eigenen Gesundheit, ein hohes Maß an Unzufriedenheit etc.« (Sachse und Collatz, 2015, S. 2).

Wir haben in Anlehnung an Sachse und Collatz (2015) *zehn psychodynamische Stile* definiert:

Tab. 3.11: Psychodynamische Stile (eigene Darstellung in Anlehnung an Röhrßen & Stephan, 2021, S. 165 ff.)

Modi/Stil	Beschreibung	Ausprägungsgrad
selbstbezogengeltungsbedürftig	»In diesem Modus sind Denken und Handeln stark auf das eigene Ich fixiert (Egozentrik). In seiner Selbstbezogenheit und scheinbaren Selbstsicherheit	

Tab. 3.11: Psychodynamische Stile (eigene Darstellung in Anlehnung an Röhrßen & Stephan, 2021, S. 165 ff.) – Fortsetzung

Modi/Stil	Beschreibung	Ausprägungsgrad
	fühlt man sich in diesem Modus als etwas ganz Besonderes. Andere Menschen werden nicht in ihrem So-Sein, sondern als Verlängerung des eigenen Selbst gesehen. Deshalb dürfen und müssen sie vor allem, wenn sie eigenwillig sind, […] wie ein ›Objekt‹ behandelt werden, bis sie die eigenen Ziele, Interessen und Bedürfnisse unterstützen. Menschen in diesem Modus sind eher resistent gegenüber Feedback.« (Röhrßen & Stephan, 2021, S. 165)	
distanziert-ablehnend	»In diesem Modus werden Nähe, Offenheit und Vertrauen gegenüber anderen Menschen als bedrohlich wahrgenommen. Das Gefühl der Abhängigkeit von anderen Menschen wird als unangenehm empfunden. Es geht darum, allein klarzukommen, sich nicht preis zu geben, unabhängig zu sein und sich nicht in sozialen Beziehungen zu verstricken. In diesem Modus flüchtet man sich über Abgrenzung und Isolation in eine scheinbare Autonomie. Freundliche Gesten und gefühlvolle Annäherungen werden eher misstrauisch beobachtet und nicht entsprechend erwidert, denn sie könnten zu viel gefährliche Nähe bedeuten oder manipulativ die eigene Unabhängigkeit untergraben.« (Röhrßen & Stephan, 2021, S. 166)	
dramatisierend-kontaktfreudig	»In diesem Modus kämpft der Mensch um soziale Anerkennung und Wertschätzung sowie Spontaneität und Erlebnisintensität. Der Akteur scannt sein Umfeld mit hoher Sensitivität genau ab, geht kontaktstark und geschickt auf andere zu und inszeniert soziale Situationen durchaus dramatisch, um Kontakt, Zuwendung und Aufmerksamkeit zu bekommen. Menschen in diesem Modus besitzen einen stärkeren Erlebnishunger und Aktivitätsdrang als andere, stehen gern im Mittelpunkt und haben Angst, nicht geliebt, angenommen und beachtet zu werden.« (Röhrßen & Stephan, 2021, S. 166)	
rigide-leistungsorientiert	»In diesem Modus steht der Mensch unter einem hohen Leistungs- und Erfolgszwang. Mit starken Ansprüchen, ehrgeizigen Plänen sowie einem Perfektionismus mit Null-Fehler-Mentalität setzt der Akteur in diesem Modus sich selbst und andere unter Druck. Der Mensch fühlt sich nur (liebens-)wert, wenn er hochkompetent ist, etwas geleistet, Ergebnisse geliefert und Kompetenz bewiesen hat. Es geht darum, Selbstzweifel und Versagensängste mit hoher Leistungsbereitschaft und Erfolgsstreben abzuwehren sowie Imageverluste zu vermeiden. Es fühlt sich in diesem Modus nicht gut an, nur	

Tab. 3.11: Psychodynamische Stile (eigene Darstellung in Anlehnung an Röhrßen & Stephan, 2021, S. 165 ff.) – Fortsetzung

Modi/Stil	Beschreibung	Ausprägungsgrad
	Durchschnitt zu sein.« (Röhrßen & Stephan, 2021, S. 166)	
rational-zwangsstrukturiert	»In diesem Modus werden spontane Emotionen, intensive Nähe in Beziehungen sowie Veränderungen im Leben eher als kritisch und beunruhigend erlebt. Gewünscht ist ein sicherer, gut vorgeplanter, sachlicher und strukturierter Dialog ohne Überraschungen; das Ganze am besten auf einem gemeinsamen Fundament von stabilen Prinzipien, Normen und Regeln. Spontane Impulse, mangelnde Selbstkontrolle sowie Missgeschicke und Fehler lösen Scham- und Schuldgefühle sowie Kontrollverlustängste aus, die durch Struktur und hohe Disziplin sowie das Aufstellen fester Ordnungsprinzipien einschließlich der Belehrung anderer Menschen eingedämmt werden müssen.« (Röhrßen & Stephan, 2021, S. 166)	
passiv-aggressiv	»Diesem Modus sieht man seine stille Aggressivität nicht an. Der Mensch versucht mit starkem Willen seine Freiheit und Grenzen gegen andere ganz unbemerkt mit passivem Widerstand zu verteidigen. In diesem Modus bestehen große Konfliktängste, eine klare Positionierung wird vermieden. Andererseits besteht immer das Gefühl, von anderen bedrängt oder angeschoben zu werden. Dagegen wird eine passive und möglichst geräuschlose Abwehr installiert. Über indirekte und intransparente Sabotage sowie subtile Aushaltestrategien und Manipulationen läuft das Gegenüber einfach ins Leere und kommt an diesen Menschen nicht wirklich heran.« (Röhrßen & Stephan, 2021, S. 166 f.)	
helfend-überfürsorglich	»Der Mensch im helfend-überfürsorglichen Modus ist ›stark, edel, hilfreich und gut‹ für seine Mitmenschen. In der Regel werden eigene negative Gefühle von Trauer, Frustration, Ärger, Bedürftigkeit und Ohnmacht innerlich abgewehrt und eher in andere Menschen ›hineinprojiziert‹ und dort auch ›bearbeitet‹. Dieser Modus ist charakterisiert durch hohe Verantwortungsübernahme und scheinbare Selbstlosigkeit sowie ›gute‹ Ratschläge, umfassende Fürsorge und zahlreiche Hilfsangebote für andere Menschen. Der eigene Selbstwert wird durch die Anerkennung und Dankbarkeit der anderen stabilisiert.« (Röhrßen & Stephan, 2021, S. 167)	
abhängig-bedürftig	»Der Mensch in diesem Modus fühlt sich eher schwach, bedürftig, ausgeliefert und den Anforderungen des Umfeldes nicht gewachsen. Deshalb versucht der Akteur aus dieser Überforderung	

Tab. 3.11: Psychodynamische Stile (eigene Darstellung in Anlehnung an Röhrßen & Stephan, 2021, S. 165 ff.) – Fortsetzung

Modi/Stil	Beschreibung	Ausprägungsgrad
	emotionale Abhängigkeiten und Symbiosen zu anderen starken Partnern einzugehen, um existenziell abgesichert zu sein. Das Gegenüber wird offen oder verdeckt aufgefordert, Verantwortung und Entscheidungen zu übernehmen sowie zu helfen und zu unterstützen. Im tiefsten Innersten herrscht die Angst, dem Leben allein nicht gewachsen zu sein.« (Röhrßen & Stephan, 2021, S. 167)	
selbstlos-angepasst	»Menschen im selbstlos-angepassten Modus versuchen in sozialen Situationen sich ängstlich zurückzuhalten, sich unauffällig anzupassen und sich zu arrangieren. Es geht darum, akzeptiert zu werden und sich nicht zu blamieren. Es herrscht die Angst vor, von anderen als nicht akzeptabel, unangenehm und fremd angesehen und dann ausgegrenzt und isoliert zu werden. Die Vorsicht, Zurückhaltung und stille Anpassung können allerdings wie eine selbsterfüllende Prophezeiung genau zu dem führen, was vermieden werden sollte: Ablehnung, Isolation und Ausgrenzung aus der sozialen Gruppe.« (Röhrßen & Stephan, 2021, S. 167)	
misstrauisch-dominant	»Der Mensch im misstrauisch-dominanten Modus versucht eigene Ohnmacht, Abhängigkeitsängste und Bedürftigkeit über Machtstreben abzuwehren. Es geht darum, mit einer dominanten Haltung und direktiven Ansagen, mit hoher Durchsetzungsfähigkeit und nachfolgenden Kontrollstrategien in einer Situation ›Oberwasser‹ zu gewinnen bzw. immer das ›Heft in der Hand‹ zu behalten. Die eigene Alarmbereitschaft, Aggressivität und Konfliktbereitschaft sind gut ausgeprägt, um sich auch gegen Widerstand gut behaupten zu können.« (Röhrßen & Stephan, 2021, S. 167)	

Ausprägungsgrad	0	1	2	3	4
	Keine Ausprägung	leicht	mittel	stark	hoch intensiv

Mit unserem Diagnostik-Tool zum integrierten Persönlichkeitsmodell können einzelne Führungspersönlichkeiten, Mitarbeiterpersönlichkeiten oder die unterschiedlichen Persönlichkeiten in einem Team näher erfasst werden. Das Diagnostik-Instrument kann auch in Personalauswahl, Coaching, Teamentwicklung etc. genutzt werden.

In wissenschaftlichen Studien ist inzwischen auch herausgearbeitet worden, welche Motivstrukturen und Persönlichkeitsmerkmale eine starke Führungskraft auszeichnen bzw. welche Eigenschaften es einer Person leichter ermöglichen, »in Führung zu gehen«.

> »Als eine Daumenregel aus der Praxis […], die auch durch eine Längsschnittstudie gestützt ist […] kann gelten, dass Manager eine Kombination aus hohem Macht-, mittlerem Leistungs- und geringem Affiliationsmotiv haben sollten. Das hohe Machtmotiv hilft ihnen, Freude dabei zu empfinden, andere Menschen beeinflussen zu können. Das mittlere Leistungsmotiv lässt sie kompetent wirken, jedoch nicht alles bis ins Detail selber kontrollieren, d. h. sie können dadurch besser unwichtige, aber dringliche Aufgaben delegieren. Und das geringe Bindungs- und Affiliationsmotiv ermöglicht auf emotionaler Ebene harte, aber notwendige Entscheidungen zu treffen, ohne dabei durch persönliche Beziehungen allzu sehr beeinflusst zu werden.« (Scheffer, 2013, S. 603 f.)

Die Auffassung, dass Manager und Managerinnen neben einem hohen Machtmotiv vor allem über eine sehr hohe Leistungsmotivation verfügen sowie eine perfektionistische Arbeitsweise und einen besonders sozial verträglichen und harmonischen Umgang pflegen müssen, ist jedenfalls mit diesen wissenschaftlichen Erkenntnissen nicht bestätigt. Es ist nachgewiesen, dass die Performance von Manager/-innen besonders mit den beiden Big-Five-Hauptdimensionen »starke ausgeprägte Gewissenhaftigkeit« (aber nicht Perfektionismus) und »hohe emotionale Stabilität/geringer Neurotizismus« sowie den Facetten »Dominanz« und »mittlere Leistungsorientierung« korrespondieren.

Vereinfacht kann man den Zusammenhang zwischen Persönlichkeit und Leadership so umschreiben:

Wer…

1. mit einem *hohen Machtmotiv* Menschen gern beeinflussen möchte, in Gesprächs- und Gruppensituationen eine gewisse Dominanz zeigt und sich gern mit seinen Zielen durchsetzen möchte,
2. eher extrovertiert ist sowie einen *höheren Energie- und Aktivitätslevel* braucht,
3. seine Arbeit gern mit großer *Verantwortlichkeit und Gewissenhaftigkeit* durchführt, also sich durch Pflichtbewusstsein, Besonnenheit, Ordnungssinn, Selbstdisziplin, Kompetenzorientierung und Leistungsstreben auszeichnet, ohne zu perfektionistisch zu sein,
4. über ein eher *geringeres Anlehnungs- und Bindungsmotiv in Gruppen* (Affiliation) verfügt, sich vom Team also durchaus distanzieren kann und in eine Konfliktspannung gehen kann,
5. grundsätzlich eher von einer *emotionalen Ausgeglichenheit und Gelassenheit* geprägt ist – also nicht zu ängstlich, reizbar, verletzlich oder befangen ist – sowie eine hohe Frustrationstoleranz und geringe Impulsivität in kritischen Situationen zeigt und auf Rückschläge nicht mit langer Niedergeschlagenheit reagiert und
6. keinen psychodynamisch zu stark ausgeprägten Persönlichkeitsstil lebt (siehe Diagnostikinstrument), der immer wieder zu Belastungen für ihn selbst oder andere führt,

der verfügt über ein optimales Set an Motiven und Persönlichkeitseigenschaften für Leadership.

Hinzu kommen natürlich die Werte und das eigene Menschenbild sowie Haltungen und Einstellungen, die den Kern der Persönlichkeit darstellen.

4 Transformational Führen in der Pflege mit dem Leadership Performance Navigator

4.1 Der Leadership Performance Navigator – in Führung navigieren, statt improvisieren.

Wie muss eine Führungskraft denken, fühlen, sprechen und handeln, um bei ihrem Gegenüber etwas zu bewirken? Die Antwort darauf liefert der Leadership Performance Navigator – ein Modell, das Führung als psychologisch fundierten und dynamischen Prozess versteht. Erfolgreiche Führung ist kein Zufall, kein ständiges Improvisieren. Der Leadership Performance Navigator zeigt, wie wir klar und wirksam handeln können, in dem wir auf verschiedenen Prozessebenen navigieren. Der Navigator bricht Führung auf acht zentrale »Prozessmodule« herunter. Jedes Modul steht für eine Schlüsselkompetenz – von der inneren Selbststeuerung der Führungskraft bis zur konkreten Zielverankerung bei den Mitarbeitenden sowie der nachgelagerten Kontrolle und Konsequenz.

Innerhalb der Forschung zum Magnet®-Krankenhaus konnte positiv bestätigt werden, dass ein transformationaler Führungsstil zu einer starken Bindung der Mitarbeitenden und einer hohen Versorgungsqualität beiträgt. Führungskräfte, die inspirieren, fördern, als Vorbild wirken und ihre Mitarbeitenden innerlich bewegen, erreichen oft mehr. Das belegen zahlreiche Studien. Das Konzept des transformationalen Führungsstil beschreibt aus unserer Sicht allerdings vor allem nur einige Merkmale guter Führung. Es beschreibt nicht die psychologischen Wirkmechanismen. Führungskräfte sollten aber wissen, welche inneren Prozesse sie wann und wie bei sich und anderen aktivieren müssen, um erfolgreich zu sein. Das beantwortet das Konzept des transformationalen Führungsstils nicht.

Unser Leadership Performance Navigator basiert auf fundierter psychologischer Theorie – von der Neurobiologie bis zur kognitiven Verhaltenspsychologie, von der Kommunikationspsychologie bis zur modernen Motivationsforschung. Und: Er bleibt nicht im Abstrakten. Der Navigator zeigt klar und praxisnah, was zu tun ist – und was Führungskräfte besser lassen sollten. Führung wird als gezielter psychologischer Prozess gestaltet. Führungskräfte sind zwar keine Therapeuten, aber sie müssen Menschen in ihren Haltungen und Verhaltensweisen professionell bewegen und verändern können. Wer evidenzbasiert führt, orientiert sich an den wissenschaftlichen Grundlagen und Erkenntnissen der Psychologie.

Der Leadership Performance Navigator ist in der ▶ Abb. 4.1 im Überblick dargestellt:

4.1 Der Leadership Performance Navigator – in Führung navigieren, statt improvisieren.

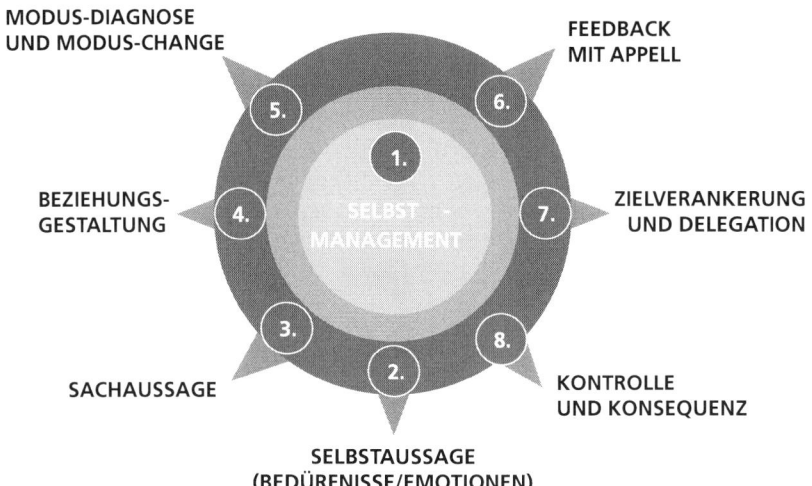

Abb. 4.1: Leadership Performance Navigator (eigene Darstellung/Foto: ©Adobe Stock)

Der Leadership Performance Navigator setzt sich aus acht psychologischen Prozessmodulen zusammen. Jedes Prozessmodul hat eine besondere psychologische Funktion und steht für einen bestimmten Fokus, auf den das Führen konzentriert ist.

4.1.1 Acht Module, ein Ziel: Wirksame Führung im Pflegealltag

Führung geschieht in einem gesteuerten Prozess. Der Leadership Performance Navigator gliedert Führung in acht klar definierte Prozessmodule. Jedes steht für eine innere oder äußere Kompetenz, die Führung wirksam macht. Zusammengenommen ergeben sie ein starkes Instrument zur Selbstreflexion und Entwicklung von Führungskräften und Mitarbeitenden.

1. *Selbstmanagement*
   Alles beginnt bei der eigenen Haltung und Einstellung. Wer führen will, muss sich selbst führen können. Das Modul Selbstmanagement fragt: Bin ich emotional und in Gedanken klar? Weiß ich genau, was ich will? Habe ich meine inneren Hindernisse erkannt – und eine Strategie, wie ich souverän auftreten kann? Hier entwickelt die Führungskraft förderliche Einstellungsmuster und mentale Anker, die auch in schwierigen Gesprächen Halt geben.
2. *Selbstausdruck*
   Authentisch sein heißt nicht, alles zu sagen – aber das Stimmige auf die richtige Weise. Im Modul *Selbstausdruck* lernen Führungskräfte, klar über sich selbst zu sprechen: Was beschäftigt mich? Was will ich erreichen? Wer innere Klarheit glaubwürdig vermittelt, schafft Vertrauen – gerade dann, wenn es unangenehm wird.

3. *Modus-Diagnose und Modus-Change*
   Wie geht es meinem Gegenüber wirklich? Dieses Modul schärft den Blick für emotionale Zustände – oft diagnostizierbar über nonverbale Signale. Gleichzeitig liefert es eine Vorgehensweise, um den inneren Modus von Mitarbeitenden gezielt zu verändern: raus aus ihrem inneren Widerstand, rein in einen offenen Dialog und Change.
4. *Beziehungsgestaltung*
   Beziehungen sind das Fundament jeder Kommunikation. Wer Rollen, Erwartungen und Regeln nicht klärt, bewegt sich im Gespräch auf unsicherem Gelände. Dieses Modul hilft, Beziehungsdynamiken offen anzusprechen – bevor Missverständnisse zu Konflikten führen.
5. *Sachinhalt*
   In diesem Modul geht es um sachliche Klarheit jenseits von Vorurteilen und fehlerhaften Interpretationen. Was ist passiert? Was ist beobachtbar? Was sind die neutralen Fakten und welche Schlüsse ziehen wir daraus? Wer die inhaltliche Ebene sachlich klärt, erhöht das Verständnis und die Bereitschaft zur Veränderung.
6. *Feedback*
   Feedback ist mehr als Rückmeldung – es ist ein Impuls zur Veränderung. Im sechsstufigen Feedbackprozess des Navigators geht es deshalb nicht nur um Kritik und Anerkennung, sondern um Ursachenanalyse und Einsicht, Eigenmotivation und Veränderung: tiefgreifend, respektvoll und konkret.
7. *Zielverankerung und Delegation*
   Nur wer weiß, wohin er will und dahin drängt, kommt wirklich an. In diesem Modul geht es um die Verinnerlichung von Zielen – und zwar nicht nur sachlich, sondern vor allem emotional. Ziele werden nicht einfach vereinbart, sondern im Denken, Fühlen und Handeln tief verankert. Mit SMART-Zielen im Denken, mit MOTTO-Zielen in die Motivation und mit WENN-DANN-Plänen zu neuen Gewohnheiten.
8. *Kontrolle und Konsequenz*
   Führung heißt auch: dranbleiben. Werden Vereinbarungen eingehalten? Gibt es Abweichungen – und wenn ja, welche Konsequenzen folgen daraus? Dieses Modul hilft, Verbindlichkeit herzustellen – ohne Drohkulisse, aber mit klarer Haltung und Konsequenz.

Innerhalb einer Führungssituation ist die Führungskraft immer wieder gefordert, zu erkennen, auf welches Prozessmodul sie ihre Aufmerksamkeit lenken sollte oder in welchem Prozessmodul sie gerade aktiv ist. Das ist ein kontinuierlicher Entscheidungs- und Steuerungsprozess, eine flexible Navigation im laufenden Gespräch.

4.2 Prozessmodul 1: Selbstmanagement – Führung beginnt im eigenen Kopf

Eine wichtige »Führungskraft« ist immer die innere Stimme. Wer andere leiten will, muss zuerst diese Stimme hören, sie verstehen und möglicherweise auch verändern können. Wir müssen unsere innere Stimme dann verändern, wenn sie wenig förderlich ist und uns in unserer Souveränität hemmt. Ändern heißt sich selbst entwickeln und wachsen.

Viele Führungskräfte suchen Antworten auf die Frage: Wie verändere ich meine Mitarbeitenden? Welches Problem haben sie und wo setze ich den Hebel an? Was muss ich machen, damit sie das tun, was ich will.

Dabei liegt der Schlüssel oft ganz woanders: Wie verändere ich mich selbst, um meine Mitarbeitenden zu erreichen? Genau hier setzt das erste und zentrale Modul des Leadership Performance Navigators an – das Selbstmanagement.

4.2.1 Das ABC-Modell: klare Einstellung – wirksame Führung

Erfolgreiche Führung beginnt mit professioneller Selbstführung. Die Führungskraft richtet den Fokus zunächst auf sich selbst:

> »Im Selbstmanagement nimmt man eine kritische Schlüsselsituation genau unter die Lupe. Man tritt aus dem intuitiven Strom von Reiz und Reaktion aus, holt die automatischen Gedanken und Bewertungsprozesse in den Fokus der Aufmerksamkeit, exploriert diese mit den ihnen zugrunde liegenden Erwartungen, Ärgernissen und Befürchtungen sowie den tieferliegenden Einstellungen und Glaubenssätzen, die das Leben prägen. Besonders hilfreich ist es, diese Bewertungen sprachlich auszuformulieren, möglichst ungeschminkt und ohne Selbstzensur, denn sie sind für den eigenen Zustand verantwortlich.« (Röhrßen, 2025c, S. 2)

Das Herzstück des Selbstmanagements ist das sogenannte *ABC-Modell* (▶ Abb. 4.2), entwickelt aus der kognitiven Verhaltenspsychologie. Es hilft, kritische automatische Denkmuster zu entlarven und die innere Haltung gezielt zu verändern.

> **Das ABC-Selbstmanagement – kurz und klar erklärt**
>
> **A** steht für *Auslöser* – also die konkrete Anforderungssituation, in der sich die Führungskraft befindet: Was ist genau passiert? Wer? Was? Mit wem? Wie? Mit welchen Auswirkungen?
> **B** steht für *Bewertungen*, also die automatischen Gedanken und inneren Dialoge, die meist unterbewusst ablaufen. Welche Gedanken und Bewertungen produziert mein Gehirn gerade?
> **C** steht für *Consequences* – die Gefühle, Körperreaktionen und Verhaltensimpulse, die daraus folgen. Zu welchen inneren und äußeren Konsequenzen hat es geführt?

4 Transformational Führen in der Pflege mit dem Leadership Performance Navigator

Ein Praxisbeispiel

Andrea fragt ihre neue pflegerische Leitung Lisa, ob sie als Teilzeitkraft der Führungsrolle wirklich gewachsen sei. Lisa antwortet freundlich – doch innerlich ist sie getroffen. Ihr Kopfkino ist angeknipst und es entstehen Gedankenspiralen: *Traut sie mir das nicht zu? Denkt das vielleicht auch das Team? Habe ich mich wohl überschätzt?*

Die Frage von Andrea (A) löst automatischen Gedankenspiralen bei Lisa aus (B). Diese führen bei Lisa zu emotionaler Verunsicherung und bestimmten Verhaltensweisen (C), z. B. Grübeln, Selbstzweifel, vorwurfsvolle Konfrontation, Rückzug, Ablehnung oder unsicheres Auftreten.

Der Weg zur Lösung beginnt mit einer Wende im Kopf

Anstelle in negativen Gedankenspiralen zu versinken, lernt die Führungskraft beim Selbstmanagement, die Situation (A) neutral zu beschreiben. Sie analysiert ihre inneren Reaktionen (C) – Gefühle, Körpersignale, Verhaltensimpulse – und identifiziert dann bewusst die zugrunde liegenden Bewertungen (B). In einem nächsten Schritt hinterfragt sie diese systematisch und kommt zu förderlichen Neubewertungen. Der Effekt: Die Führungskraft kommt aus dem passiven Grübelmodus in den aktiven Handlungsmodus. Sie gewinnt innere Klarheit – und damit die Grundlage für souveränes Auftreten nach außen.

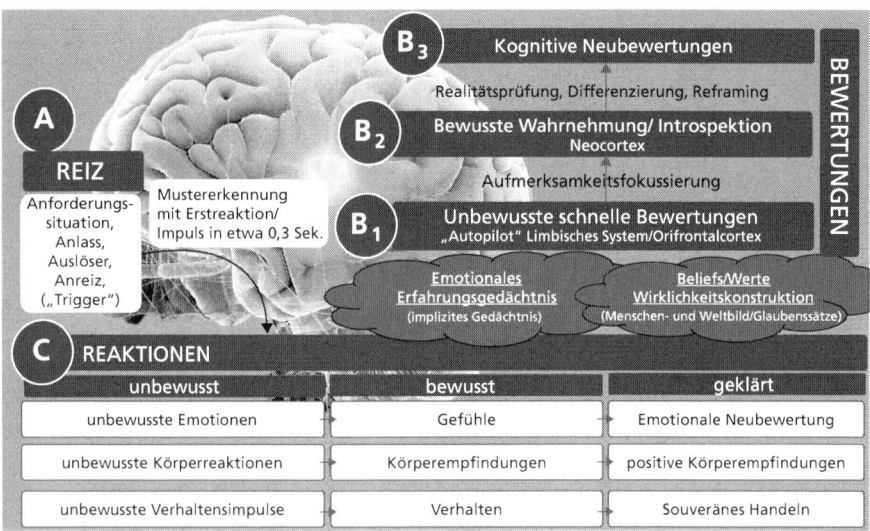

Abb. 4.2: ABC-Modell (eigene Darstellung/Foto: ©Adobe Stock)

Schauen wir uns das ABC-Modell nun etwas detaillierter an (▶ Abb. 4.2). Wie bereits genannt, gliedert es sich in drei Ebenen:

A. Das »A« steht für die Auslöser, auf die die Führungskraft reagiert. Der erste Schritt liegt darin, die Situation möglichst neutral zu erfassen. In der Regel fällt es Menschen schwer, Situationen, in denen Sie sich herausgefordert, befangen, angefasst oder belastet fühlen, ganz ohne eigene Interpretation zu beschreiben. Häufig sind ihre Beschreibungen schon von Schlussfolgerungen und Unterstellungen »infiziert«. Die Aussage »Sie geht mir doch schon seit Wochen absichtlich aus dem Weg« ist keine neutrale und empirische Situationsbeschreibung. Sie enthält nämlich eine Unterstellung. Eine neutrale Beschreibung wäre etwa: »Sie hat in den letzten Wochen deutlich weniger Kontakt zu mir aufgenommen, als es vorher der Fall war«. Die Kunst liegt hier in einer neutralen Verhaltensbeschreibung ohne Interpretation. Wir merken in Alltagssituationen häufig nicht, wieviel wir in diese »hineindenken«.
B. Das »B« steht für die Bewertungen, die die Führungskraft vornimmt. Hier lassen wir unseren Gedankenketten nun freien Lauf. Dabei unterscheiden wir drei Formen von Bewertung:
   - *B1 Auto-Pilot-Bewertungen*
     Die erste Bewertung geschieht automatisch in einer Art Auto-Pilot-System in unserem Gehirn. In ▶ Kap. 3.2 (Gehirngerechtes Führen – Neuroleadership) haben wir die beiden Gehirnareale aufgezeigt, die blitzschnell reagieren, noch bevor unsere Großhirnrinde etwas bewusst wahrnimmt: es sind die unbewussten Emotionen in unserem limbischen System (etwa in der Mitte des Gehirns) und die unterschwelligen Gedankenspiralen in unserem Orbifrontalhirn (direkt hinter unseren Augen), die plötzlich da sind. Denken und Fühlen sind schneller als wir es merken. Das Gehirn erkennt ein Muster in einer Situation. Dabei greift es auf das sogenannte »emotionale Erfahrungsgedächtnis« zurück. Es erkennt etwas, das es so oder ähnlich schon einmal erlebt hat. Und in Bruchteilen von Sekunden löst es eine gelernte Reaktion aus.
   - *B2 Bewusste Wahrnehmung der Bewertungen*
     Die Aufgabe des Selbstmanagements liegt darin, die Auto-Pilot-Bewertungen in unser Bewusstsein zu holen. Dies geschieht durch die Fokussierung unserer Aufmerksamkeit in unser Inneres. Nur wenn wir unsere automatischen Bewertungen und Gedanken in den bewussten »Arbeitsspeicher« geholt haben, können wir sie bearbeiten und verändern.
   - *B3 Kognitive Neubewertung*
     Dies ist der schwierigste Schritt im Selbstmanagement. Mit fremder Hilfe oder in Eigenarbeit geht es jetzt darum, die ersten Bewertung und Gedanken mit der Realität zu konfrontieren. Sind unsere Bewertungen hilfreich? Sind Sie logisch, wahrscheinlich und realistisch oder gibt es da emotionale Verzerrungen? Sind wir ausreichend differenziert oder viel zu pauschal? Triggern wir uns mit Übertreibungen und Zuspitzungen? Wir suchen nach realistischen, stärkenden und förderlichen Neubewertungen. Wir beschreiben die Menschen in unserem Umfeld und uns selbst weniger pauschal, ganz differenziert in allen wesentlichen Anteilen. Wir erarbeiten uns ein vertieftes Verständnis für die Situation und die Menschen: Wieso? Weshalb? Warum? Wir klären, ob wir es wirklich mit einer Katastrophe zu tun haben.

Wir versöhnen uns mit eigenen und anderen Schwächen. Wir verändern die Perspektive und blicken aus einem anderen Rahmen (engl. »frame«) auf das Geschehen. Das nennen wir Re-Framing. Wir lernen zu akzeptieren, dass die Realität eben genauso ist, wie sie ist. Danach sind wir gestärkt, versöhnt und im Reinen mit uns selbst. Jetzt sind wir klar im Denken und Handeln in professioneller Gelassenheit!

C. Das »C« steht für unsere Reaktion auf die Anforderungssituation »A«.
Unsere Reaktion auf eine Situation besteht aus drei zentralen Komponenten:

- *C1 Emotionen/Gefühle*
  Wir unterscheiden zwischen Emotionen und Gefühlen. Emotionen sind unbewusste Impulse, die wir nicht bemerken. Emotionen haben eine (über-)lebensnotwendige Funktion. Sie bewerten eine Situation blitzschnell danach, ob sie unseren Bedürfnissen dient oder nicht, ob sie »bedeutsam« oder »unbedeutend« ist, ob wir in ihr »sicher und geborgen« oder »bedroht und gefährdet« sind, ob wir »standhalten« »flüchten« oder »kämpfen« sollten. Im Gegensatz zu Emotionen sind Gefühle bewusst wahrgenommene Empfindungen. Mit ihnen können wir uns auseinandersetzen. Wenn Führungskräfte ihre Gefühle beschreiben, neigen Sie allerdings oft dazu, diese mit Gedanken, Bewertungen und Interpretationen zu vermischen. Beispiel: Frage: »Was fühlen Sie?« Antwort: »ich spüre, dass sie mir aus dem Weg geht.« Dieser Satz beschreibt nicht ein Gefühl, sondern eine Bewertung. Das dahinter liegende Gefühl ist dann vermutlich »Ärger« oder »Unsicherheit«. Gefühle lassen sich in einem Wort beschreiben: »Ärger«, »Trauer«, »Enttäuschung«, »Freude«, »Wut«, »Ohnmacht«, »Zufriedenheit«, »Hilflosigkeit«, »Lust«, »Frustration« etc. Manche Gefühle werden gern etwas freundlicher umschrieben: der Ärger oder »Frust« über eine Person wird dann etwa so ausgedrückt: »Dein Verhalten irritiert mich.«

- C2 Körperreaktionen/-empfindungen
  Emotionen und Gefühle stehen in direkter Verbindung mit Körperreaktionen und -empfindungen. Der Neurowissenschaftler Antonio Damasio nennt diese auch »somatische Marker« (Damasio 2014).

- C3 Verhaltensimpulse und Verhalten
  Schließlich ergeben sich aus der gedanklichen und emotionalen Schnellbewertung dazu gehörige Verhaltensimpulse, die sich direkt im spontanen Ausdruck und im äußerlich erkennbaren Verhalten umsetzen oder gerade noch kurzfristig unterdrückt werden. Wenn im »Kontrollzentrum« des präfrontalen Kortex registriert wird, dass der spontane Ausdruck und Impuls zu negativen Folgen führen könnte oder als moralisch bedenklich erlebt wird, dann wird er unterdrückt (▶ Kap. 3.2 Gehirngerechtes Führen – Neuroleadership.). Dann ist vermutlich nur an mikroexpressiven Bewegungen in der Mimik oder ganz versteckt im Verhalten zu erkennen, welcher Impuls zugrunde liegt.

Praxisbeispiel Lisa: »Wenn Zweifel laut werden«

Lisa ist neu in ihrer Rolle. Die 32-jährige Pflegekraft hat vor Kurzem die Leitung der Station 24 übernommen – in Teilzeit. Zwei kleine Kinder zu Hause, ein engagierter Ehemann und eine Pflegedirektorin, die ihr Potenzial sieht. Eigentlich ein guter Start. Eigentlich.

Denn in der ersten großen Dienstbesprechung knirscht es – vor allem beim Thema Urlaubsplanung. Im Anschluss bleibt Lisa noch kurz mit einigen Kolleginnen stehen. Eine von ihnen ist Andrea, ihre Vorgängerin in der Leitungsrolle. In lockerem Ton sagt Andrea plötzlich:
»Meinst du wirklich, dass du dem Ganzen als Teilzeitleitung gerecht werden kannst?«
Lisa antwortet rasch: »Ja, ich denke schon.«
Doch innerlich beginnt es zu arbeiten. Zweifel keimen auf. Die Frage trifft – und sie bleibt. In den kommenden Tagen kreist ihr Kopf immer wieder um diesen einen Satz. *Meint sie das ernst? Denkt das Team genauso? Habe ich mich überschätzt?*
Lisa entscheidet sich, ihr Gedankenkarussell zu stoppen – und das ABC-Selbstmanagement anzuwenden.

Lisa kann sich beim Einstieg in das ABC-Selbstmanagement am Anfang kaum freimachen von ihren Interpretationen und emotionalen Bewertungen, wie z. B. »Andrea hat mich vor den Kolleginnen mit ihrer Frage vorgeführt und provoziert.« »Andrea traut mir die Leitung wohl nicht zu.« »Sie hat sicher Kritik an meiner Kommunikation in der Dienstbesprechung« »Das nervt mich sehr«.
Diese Sätze sind stark subjektiv und eben keine neutrale Beobachtung ohne Bewertung.
Lisa beruhigt sich und versucht ihre Beobachtung nun so neutral wie möglich zu beschreiben: *»Andrea hat mich in Anwesenheit von drei weiteren Mitarbeiterinnen gefragt, ob ich der Meinung bin, dass ich dem Ganzen (was immer sie auch damit gemeint haben könnte) als Teilzeitleitung gerecht werden kann.«*

- Schritt 1: Die Situation neutral beschreiben – ohne Drama (A im ABC-Modell)
  - *A wie Auslöser:*
    Lisa erinnert sich präzise an den Moment. Doch sie beruhigt sich und lernt, zwischen Beobachtung und Bewertung zu unterscheiden.
    Nicht hilfreich: *»Andrea hat mich vorgeführt«* – das ist schon eine Interpretation.
    Neutral formuliert: *»Andrea fragte mich in Anwesenheit von drei Kolleginnen, ob ich glaube, dem Ganzen in Teilzeit gerecht werden zu können«* – das ist die neutrale Beobachtung.

Diese sachliche Beschreibung ist der erste Schritt zurück zur Souveränität. Zurück auf den Boden der Tatsachen und Fakten, geht es dann zum nächsten Schritt.

- Schritt 2: Die innere Reaktion und das Verhalten erfassen (C im ABC-Modell)

- *C wie Consequences:*
  Lisa erkennt: Ihre Gefühle sind komplex. Sie empfindet leichte Angst, Misstrauen, Ärger – und eine unterschwellige Hilflosigkeit.
  Körperlich spürt sie ein Ziehen im Bauch, ein »mulmiges Gefühl«, wie sie es nennt.
  Ihr Verhalten? Äußerlich freundlich – innerlich aufgewühlt. Sie weicht aus, bleibt vage, unterdrückt den Impuls, nachzufragen.
- Schritt 3: Die Gedankenmuster aufdecken (von B_1 zu B_2 im ABC-Modell)
  - *B wie Bewertungen:*
    Jetzt wird es spannend. Hinter Ihren Gefühlen, Körperempfindungen und Verhaltensimpulsen liegen zunächst noch mehr oder weniger im Dunkeln Ihre Bewertungen (B_1). Diese holt sie nun über die Schwelle der Aufmerksamkeit in ihr Bewusstsein.
    Lisa beginnt, ihre automatischen Gedanken ganz bewusst zu erfassen und zu notieren – ohne Zensur (B_2)
    - »Vielleicht bin ich wirklich nicht bereit.«
    - »Was, wenn das Team mich ablehnt?«
    - »Ich hätte die Leitungsrolle vielleicht noch nicht annehmen sollen.«
    - »Andrea gönnt mir das nicht.«
    - »Ich bin zu weich, um Konflikte auszuhalten.«

Diese Sätze arbeiten im Verborgenen – und blockieren klares Handeln. Lisa erkennt, dass sie sich selbst im Weg steht.

- Schritt 4: Disputation – Den inneren Dialog hinterfragen (von B_2 zu B_3 im ABC-Modell)
  Zweifel sind nicht das Problem – solange wir sie hinterfragen. Lisa hat ihre automatischen Gedanken erkannt, ihre Gefühle benannt und ihre körperlichen Reaktionen reflektiert. Nun folgt der entscheidende Schritt: die *Disputation* – das bewusste Infragestellen der eigenen inneren Bewertungen.
  Sie stellt sich zentrale Fragen:
  - Sind meine Gedanken hilfreich – oder bringen sie mich aus dem Gleichgewicht?
  - Sind meine Bewertungen logisch, realistisch und fair?
  - Würde ich das auch einer Kollegin glauben – oder bin ich mit mir selbst besonders streng?
- Lisa nimmt einen ihrer Schlüsselsätze zur Hand:
  - »*Vielleicht war es ein Fehler, die Leitungsrolle in Teilzeit anzunehmen.*«
- Nach einer ehrlichen Reflexion erkennt sie:
  - »*Nein, es war keine überhastete Entscheidung. Es war der richtige Zeitpunkt – mit all seinen Herausforderungen. Ich bin nicht perfekt, aber bereit zu wachsen.*«
- Ein weiterer Gedanke:
  - »*Andrea glaubt nicht an mich – sie will mich scheitern sehen.*«

- Auch das überprüft Lisa.
  - »Mag sein, dass Andrea skeptisch ist – vielleicht auch aus Unsicherheit. Aber ihre Meinung definiert nicht meine Eignung. Ich bin verantwortlich für mein Standing – nicht sie.«
- Dann ein dritter, noch tiefer liegender Gedanke:
  - »Ich muss sofort perfekt funktionieren – sonst verliere ich Respekt.«
- Lisa kontert:
  - »Führung ist ein Prozess. Ich darf Fehler machen. Was zählt, ist meine Entwicklung – nicht ein makelloser Start.«

Diese Neubewertungen sind keine Schönfärberei. Sie sind *realistisch, entlastend und stärkenorientiert*. Lisa gewinnt Klarheit – und damit das, was Führung so dringend braucht: innere Stabilität.

- Schritt 5: Neue Haltung in eigenen Worten formulieren und üben
  Lisa hat mit den stärkenden Gedanken innerlich eine neue Haltung eingenommen und spürt dies auch körperlich. Sie hat sich innerlich aufgerichtet und atmet durch.
  - »Ich bin nicht zufällig in dieser Rolle – ich wurde gefragt, weil ich Fähigkeiten habe.«
  - »Ich muss nicht alles sofort können – aber ich kann lernen.«
  - »Ich bin Leitung. Und ich darf in dieser Rolle wachsen.«
  - »Andrea kann denken, was sie will – entscheidend ist, wie ich damit umgehe.«
  - »Kritik oder Skepsis anderer sind keine Beweise – sie sind Einladungen zur Klarheit.«

Mit dieser Haltung kann Lisa auf Augenhöhe kommunizieren, Konflikte ansprechen – und gleichzeitig innerlich gelassen bleiben. Ihre innere Navigation ist neu justiert.

Sie schreibt Ihre Sätze auf Karten und verankert damit Ihre neue Haltung.

Fazit: Selbstmanagement ist Selbstführung
Lisas Beispiel zeigt eindrucksvoll: Innere Klarheit ist die stärkste Form von Führungskompetenz. Wer seine Gedanken sortieren, seine Gefühle benennen und seine Bewertungen reflektieren kann, handelt souverän – auch inmitten von Kritik, Stress oder Unsicherheit.

Das ABC-Modell ist ein kraftvolles Werkzeug. Es übersetzt psychologisches Wissen in konkrete Selbstführung. Und es erinnert daran, was gute Führung ausmacht: Nicht einfach automatisch reagieren, sondern Innehalten und sich entscheiden zu förderlichen Neubewertungen. Ein souveränes Handeln gelingt dann wie von selbst. Klar: Leichter gesagt, als getan, aber Übung macht die Meisterin.

Der Gefühlskompass: Wenn Emotionen den Weg weisen

Aus dem Beispiel wird schon deutlich: Führung heißt nicht, Gefühle auszublenden – sondern sie bei uns und anderen zu erkennen und sinnvoll zu nutzen.

> »Gefühle sind bewusste Emotionen, die wir in der Regel auch sprachlich beschreiben können.
> - Emotionen signalisieren uns blitzschnell, was für uns wichtig oder unwichtig ist.
> - Emotionen treten auf, wenn wir glauben oder erkennen, dass unsere Bedürfnisse befriedigt werden (Zufriedenheit, Lust, Freude, Zuversicht, Glück), dass sie ggfs. bedroht werden (Angst, Furcht, Sorge) oder dass sie frustriert werden (Ärger, Trauer, Ohnmacht, Niedergeschlagenheit).
> - Emotionen steuern uns entweder unbewusst im Hintergrund unseres Alltagshandelns oder sie treten plötzlich wie aus dem Nichts in den Vordergrund des Bewusstseins.
> - Emotionen beeinflussen unsere Entscheidungen, richten unseren Willen aus und begleiten unser Handeln.
> - Emotionen sind gegenwärtig, aber auch mit unserer Vergangenheit (emotionales Erfahrungsgedächtnis) und mit unserer Zukunft (Erwartungen) verbunden.« (Röhrßen & Stephan 2021, S. 89)

Wer innere Zustände benennen kann, kann sie hinterfragen, um zu neuen Bewertungen zu kommen.

Der folgende Gefühlskompass (▶ Tab. 4.1) hilft Führungskräften dabei, ihre emotionale Lage zu erfassen – differenziert und ehrlich, in einfachen Worten und ohne gedankliche Interpretationen. Wir haben ihn in Anlehnung an den Gefühlsnavigator der Psychotherapeutin Gerlinde Fritsch erarbeitet (vgl. Fritsch 2012, S. 22–33).

> **Übung: Die Consequences (C) – wie Sie zu einer Diagnose Ihrer Innenwelt kommen**
>
> Schauen Sie sich eine Situation an, die Sie als kritisch oder unangenehm erleben bzw. erlebt haben. Wenden Sie Ihre ganze Aufmerksamkeit jetzt nach innen.
>
> a) Gefühle – ein Kompass hilft
> Benennen Sie nun Ihre Gefühle mit dem Gefühlskompass – immer nur ein Wort für ein Gefühl.
> Keine Sätze, keine Interpretationen, keine Erklärungen. Lernen Sie, Gefühle von Gedanken und Spekulationen zu befreien: Ein Gefühl, ein Wort!
> Häufig gibt es einen bunten Mix von mehreren Gefühlen: ein dominierendes Gefühl, hinter dem noch weitere Gefühle lauern. Der Gefühlskompass hilft Ihnen diesen Mix zu entschlüsseln. Benennen Sie jedes Gefühl jeweils nur mit einem Wort. Nehmen Sie auch die unterschiedlichen Intensitäten der Gefühle wahr. Bewerten Sie den Intensitätsgrad des jeweiligen Gefühls auf einer Skala von 0–4.
> In dem obigen Praxisbeispiel hat Lisa ganz unterschiedliche Gefühle:
> - Misstrauen (Intensität 3)
> - Ärger (Intensität 3)

4.2 Prozessmodul 1: Selbstmanagement – Führung beginnt im eigenen Kopf

- Ängstlichkeit (Intensität 2)
- Hilflosigkeit (Intensität 2).

Wenden Sie jetzt den Gefühlskompass für Ihr Beispiel an:

Tab. 4.1: Gefühlskompass (eigene Darstellung)

	GEFÜHLSFAMILIE	TYPISCHE GEFÜHLE	AUSPRÄGUNGSGRAD
👁	Interesse und Entschlossenheit	Interesse, Neugier, Überraschung, Aufmerksamkeit, Entschlossenheit	
☺	Freude und Zufriedenheit	Freude, Zufriedenheit, Genuss, Stolz, Ehre, Fröhlichkeit, Glücklichsein	
♡	Wertschätzung und Bindung	Wertschätzung, Bindung, Sympathie, Liebe, Wärme, Anziehung, Begehren, Mitgefühl, Mitleid, Dankbarkeit	
☀	Gelassenheit und Sicherheit	Gelassenheit, Entspanntheit, Ruhe, Sicherheit, Zuversicht, Sorglosigkeit	
⚡	Angst und Misstrauen	Unruhe, Angst, Ängstlichkeit, Nervosität, Alarmiertheit, Schreck, Schock, Misstrauen, Sorge	
💧	Traurigkeit und Schmerz	Belastung, Trauer, Schmerz, Unglücklichsein, Enttäuschung, Kummer	
⛓	Hilflosigkeit und Ohnmacht	Hilflosigkeit, Ohnmacht, Resignation, Blockade, Verzweiflung	
✊	Ärger und Wut	Ärger, Genervtsein, Gereiztheit, Unmut, Missmut, Wut, Empörung	
👎	Ablehnung und Abscheu	Abscheu, Entsetzen, Ekel, Antipathie, Abneigung, Ablehnung, Geringschätzung, Verachtung	

Tab. 4.1: Gefühlskompass (eigene Darstellung) – Fortsetzung

GEFÜHLSFAMILIE		TYPISCHE GEFÜHLE	AUSPRÄGUNGSGRAD
☁	Scham und Schuld	Scham, Schuld, Bedrückung, Befangenheit, Reue, Unsicherheit, Gewissensbisse, Peinlichkeit, Verlegenheit	
⟁	Stress und Erschöpfung	Stress, Angestrengtheit, Mattigkeit, Kraftlosigkeit, Ausgebrannt-Sein, Überforderung, Druck, Erschöpfung	

AUSPRÄGUNGSGRAD	0	1	2	3	4
	Keine Ausprägung	leicht	mittel	stark	hoch intensiv

b) Körperempfindungen: Auch der Körper redet mit

Wenn Sie ausgehend von Ihren Gefühlen auch noch Ihre Körperempfindungen beschreiben können, ist das sehr hilfreich. Auch der Körper redet mit. Genauer gesagt: Er signalisiert etwas. Manchmal flüstert er nur. Manchmal schreit er. Führungskräfte erleben körperliche Reaktionen oft nebenbei – oder ignorieren sie. Doch wer sie wahrnimmt, erkennt früh, wie stark eine Situation wirkt und was sie für ihn bedeutet. Der Körper wird zum Wegweiser. Zum Warnsystem. Und manchmal auch zum Wecker.

Somatische Marker nennt die Psychologie diese körperlichen Signale. Sie verraten, in welcher inneren Lage wir uns befinden. Viele ignorieren sie, weil sie sich nicht gut anfühlen. Doch gerade sie sind der Schlüssel zur Veränderung. Es gilt das Motto: »First feel, then lead« oder »Spüren kommt vor Führen«. Also: Richten sie die Aufmerksamkeit erst nach innen, bevor Sie führen.

Hier ein paar Beispiele für typische Körpersignale in stressigen Situationen:
- »Ich stand unter Strom – mein ganzer Körper war nervös.«
- »Verspannung. Mein Nacken war fest wie Beton.«
- »Schwere Not. Auf meinen Schultern lag ein Gewicht.«
- »Nur beim Gedanken daran rast mein Puls.«
- »Mir stieg das Blut in den Kopf.«
- »Starr. Ich war wie eingefroren.«
- »Schmerz. Der Kopf tat weh.«
- »Dumpf. Plötzlich war mein Kopf ganz leer.«
- »Wie gelähmt. Ich konnte mich kaum bewegen.«
- »Es tat weh – wie ein Stich im Bauch.«

Diese Empfindungen sind keine Schwäche. Sie sind Informationen. Wer sie ernst nimmt, kann sich selbst besser führen.

c) Verhalten: Auch Schweigen ist ein Signal
Im nächsten Schritt geht es darum, das eigene Verhalten zu beschreiben. Was habe ich getan? Oder auch: Was habe ich nicht getan?
Manche sagen: »Ich habe gar nichts gemacht.« Doch das stimmt nicht. Denn Verhalten findet immer statt – selbst in der Passivität. Der Psychologe Paul Watzlawick brachte es auf den Punkt: »Man kann nicht nicht kommunizieren.«
Auch Schweigen, Erstarren oder Ausweichen sind Verhaltensweisen. Und sie sagen oft mehr als viele Worte.

Beschreiben Sie nun Ihre inneren Verhaltensimpulse und das Verhalten in der Situation, so wie ein Beobachter es von außen wahrnehmen könnte.
In der ABC-Analyse haben Sie den ersten großen Schritt gemacht.
Beim nächsten schwierigen Gespräch: Halten Sie einen Moment inne und fragen Sie sich – Was fühle ich eigentlich gerade? Spüre ich etwas körperlich? Was ist mein Impuls und wie verhalte ich mich gerade? Schon allein das Benennen bringt erste Klarheit.
Jetzt wissen Sie, was Ihre unbewussten, unterbewussten und bewussten Bewertungen und Gedanken angerichtet haben!

Denkfallen erkennen – und lösen. Vom Problem- in den Lösungsmodus

Nicht die Situation bestimmt unsere Reaktion – sondern unsere Bewertung! Der nächste Schritt im Selbstmanagement ist deshalb der Perspektivwechsel, der zu einer Neubewertung führt:

»Führungskräfte sind die Urheber Ihrer Gedanken. Sie ›produzieren‹ in kritischen Anforderungssituationen mikrosekundenschnell Gedankenketten und innere Bewertungen (B). Diese schnellen Bewertungen über das System 1 (…) können positiv sein und erfolgreiche Verhaltensroutinen auslösen. Sie können aber auch kritisch, irrational und übertrieben sein. Dann erzeugt das limbische System Alarm- und Stressreaktionen, die das Denken und Verhalten einengen, impulsive Reaktionen fördern und konstruktive Problemlösungsstrategien blockieren können. Das schnelle Denken führt dann zu einer Problemfixierung, die kritische Gefühle aktiviert (Wut, Ohnmacht, Niedergeschlagenheit etc.). Es kann dann sogar vorkommen, dass wir nicht nur das Verhalten eines Mitarbeiters/einer Mitarbeiterin kritisch bewerten, sondern auch unsere Reaktion darauf kritisch bewerten, z.B. ›Ich ärgere mich, dass ich nicht gleich etwas gesagt habe‹ ›Ich fühle mich unwohl damit, dass ich so impulsiv und heftig reagiert habe‹. Dies nennen wir negative Bewertung 2. Ordnung. Diese Sekundärbewertung kann das Problem weiter verschärfen und die eigenen souveränen Handlungsmöglichkeiten noch weiter einschränken.
Nicht die Situation an sich, sondern unsere persönliche Bewertung der Situation bestimmt, ob wir »wütend« »hektisch« »genervt« »enttäuscht« »resigniert« »ruhig« oder entschlossen« reagieren. Die Gedanken machen den Unterschied!
Die positive Botschaft ist: Wenn nur meine Gedanken für meine Gefühle und Verhaltensreaktionen verantwortlich sind, dann kann ich diese auch selbst korrigieren und erfolgreich anpassen. Eine Anforderungssituation (A) ist ohne unsere Bewertung erst einmal »neutral«. Unangemessene, irrationale und übertriebene Bewertungen führen zu kritischen Gefühlen, unangenehmen Körperreaktionen und zu problematischem Führungs-

verhalten. Unsere Leadership-Performance hängt entscheidend von unseren inneren Selbstdialogen und Überzeugungen ab!

Über die ABC-Analyse können Sie sich bereits vor einem Gespräch mit negativen und belastenden automatischen Gedanken auseinandersetzen. Sie können überprüfen, wie realistisch und angemessen Ihre Bewertungen sind. Sie analysieren die eigenen inneren Selbstdialoge im mentalen System 2. Dies führt zu einer differenzierten Beschreibung und Neubewertung von Personen, von Situation sowie der Bewertung der eigenen Person. Hieraus ergeben sich dann klare, entschlossene und besonnene Handlungsstrategien und Lösungen. Bei der ABC-Analyse werden problemzentrierte und belastende Bewertungen (B: Bewertungen im Problemmodus), welche den Fokus verengen und die Handlungsmöglichkeiten einschränken, in lösungsorientierte und förderliche Bewertungen transformiert, die neue Handlungsspielräume öffnen (B: Bewertungen im Lösungsmodus). Im Problemmodus führen automatische Bewertungen über das limbische System 1 zu Stress- und Alarmreaktionen, die den Fokus des Denkens und Handelns einengen. Über selbstreflexive Analyse, Relativierung und Neubewertung der automatischen Gedanken im System 2 (…) gelangen wir in den Lösungsmodus, aus dem differenzierte und besonnene Handlungsstrategien entstehen.« (Röhrßen & Stephan 2021, S. 110 f.)

Wir unterscheiden zwischen einem Problemmodus und einem Lösungsmodus, aus dem heraus wir in Führung gehen.

> **Definition: Krisen- und Problemmodus versus Lösungs- und Ressourcenmodus**
>
> Der *Krisen- und Problemmodus* wird in akuten Stressreaktionen automatisch aktiviert. Eine Stressreaktion fordert unser Denken, Fühlen und Verhalten blitzschnell heraus. Es entstehen in Bruchteilen von Sekunden automatische Gedanken und Bewertungen, die sich auch längerfristig und hartnäckig in unterbewussten Grübel- und Gedankenspiralen im Orbifrontalkortex verfestigen können. Diese automatischen Gedanken und Bewertungen sind problemfixiert, teilweise irrational und meistens eher pauschal. Sie können uns in einen Zustand der emotionalen Erregung und Befangenheit, des Misstrauens und geringer Zuversicht sowie mangelnder Akzeptanz gegenüber einer Situation oder Person versetzen.
> Und: Der Problemmodus fühlt sich innerlich nicht gut an.
>
> Der *Lösungs- und Ressourcenmodus* ergibt sich aus einer rationalen, realitätsbezogenen und lösungsorientierten Überprüfung und ggf. Neubewertung der automatischen Gedanken und Bewertungen. Überprüfung und Neubewertung führen zu einer umfassenderen und differenzierteren Wahrnehmung von Situationen und Personen, dem Erkennen von Chancen, Möglichkeiten und Alternativen, höherer Akzeptanz bezogen auf Menschen und Situationen sowie mehr Gelassenheit, Souveränität und Konsequenz im Fühlen und Handeln. Mehr Akzeptanz einer Person gegenüber heißt im Übrigen nicht weniger Konsequenz im Umgang mit dieser Person. In diesem Modus ist eine Person weniger problemfixiert und kann besser auf eigene Stärken und Ressourcen zurückgreifen. Und: Der Lösungs- und Ressourcenmodus fühlt sich innerlich deutlich besser an.

4.2 Prozessmodul 1: Selbstmanagement – Führung beginnt im eigenen Kopf

Im ABC-Selbstmanagement werden die kritischen Einstellungs-, Denk- und Bewertungsmuster in einem inneren Selbstdialog hinterfragt, herausgefordert und neu formuliert. Diesen Vorgang nennen wir Disputation:

Definition: Disputation

»Das Infragestellen oder Hinterfragen oder Anzweifeln der irrationalen Überzeugungen und anschließende Neuformulieren der rationalen Alternative (›Kognitives Umstrukturieren‹).« (Ellis et al. 2004, S. 118)

Übung: Raus aus der negativen Gedankenspirale, rein in eine neue Haltung!

Wenn Sie bereits die Anforderungssituation mit dem Auslöser (A) neutral beschrieben haben und die eigenen Consequences (C) – Ihre Gefühle, Körperempfindungen und Verhaltensimpulse – erkannt haben, dann geht es an die eigentlichen Ursachen: Ihre Bewertungen und Gedanken.

Sammeln Sie nun alle Gedanken, die Ihnen spontan einfallen. Nehmen Sie ein Blatt und teilen Sie es in zwei Spalten, die linke Spalte trägt den Titel »Automatische Gedanken«, die rechte Spalte trägt den Titel »Neubewertungen«.

Sie können sich folgende Fragen stellen, um Ihre automatischen Gedanken zu erkennen:

- Was habe ich in dieser Situation als erstes gedacht bzw. welcher Gedanke drängt sich jetzt als erstes auf?
- Was denke ich über die Situation?
- Was denke ich über die Person/en in der Situation?
- Was denke ich über mich in der Situation?
- Welche Konsequenzen ergeben sich aus der Situation bzw. können sich aus der Situation ergeben? Wie bewerte ich diese?
- Was will ich am liebsten tun? Warum?
- Welche Bedeutung hat das alles für mich?
- Welche Gedanken verbergen sich hinter den von mir beschriebenen Gefühlen?
- Welche Bilder drängen sich mir auf?
- Was genau macht mich so betroffen?

Notieren Sie nun Ihre »inneren Stimmen« in Zitatform wie gesprochene Sprache schwarz auf weiß in Spalte 1. Folgen Sie den Gedanken und suchen Sie im Verborgenen nach weiteren Gedanken, die sich aufdrängen und Einfluss auf Sie haben. Manchmal entstehen ganze Gedankenketten. Gerade die als kritisch, unangenehm, belastend oder peinlich empfundene Bewertungen sind sehr aufschlussreich für Ihre Bewertung der Situation. Markieren Sie gern die automatischen Gedanken, die vor allem für ihre kritischen Gefühle verantwortlich sind und diese hervorrufen.

Jetzt gehen Sie in die Disputation und hinterfragen die besonders kritischen automatischen Gedanken. Dann suchen Sie nach realistischen, förderlichen, lösungsorientierten und stärkenden Neubewertungen, die Sie in die Spalte 2 schreiben.

Sie können sich bei der Disputation an folgender Checkliste orientieren:

Checkliste Disputation

- ☐ *Negative Problemfixierung oder hilfreiche Lösungsorientierung*
  Sind meine automatischen Gedanken und Bewertungen hilfreich und förderlich für mich oder schränken sie mich ein? Verhafte ich mit diesen Gedanken im Problem? Oder tragen sie zu einer Lösung bei? Wie sieht ein offeneres und lösungsorientiertes Denken aus?
- ☐ *Irrationales Wunsch- bzw. Schlechtdenken oder realitätsnahes Denken aus Erfahrung*
  Sind meine automatischen Gedanken und Bewertungen absolut wahr, richtig, stimmig, nachvollziehbar, wahrscheinlich und objektiv oder könnte man z. B. aus der Perspektive anderer Menschen auch andere Einstellungen, Sichtweisen, Annahmen und Beschreibungen zugrunde legen? Stimmen meine automatischen Gedanken mit meinen Erfahrungen überein? Ist das, was ich denke, wirklich wahrscheinlich? Was wären denn realistische, erfahrungsbasierte und differenzierte Gedanken?
- ☐ *Semantische Übertreibungen oder angemessene Beschreibungen*
  Sind die automatischen Gedanken und Bewertungen in ihrer Formulierung – in der Wortwahl oder der Verwendung von Bildern und Metaphern – angemessen oder sind sie emotional gefärbt, übertrieben und zugespitzt, so dass sie mich allein dadurch in einen kritischen Zustand versetzen? Handelt es sich um eine »totale Katastrophe« oder um eine anspruchsvolle Herausforderung, die mit einer überzeugenden Grundhaltung ausgehalten oder mit eigenen Fähigkeiten bewältigt werden kann?
  Welche Gedanken würden die Situation neutraler beschreiben und der Erregung die Spitze nehmen?
- ☐ *Unrealistische Erwartungen oder realistische Einschätzung*
  Sind die Erwartungen und Hoffnungen bezogen auf mich, die Personen oder die Situation realistisch und angemessen oder sind sie eher unrealistisch? Habe ich eine zu hohe Anspruchshaltung an mich oder andere? Laufe ich den Personen mit meinen Erwartungen immer wieder hinterher oder muss ich vielleicht eingestehen, dass sie meine Erwartungen nicht erfüllen können oder wollen? Sollte ich nicht lieber Konsequenzen daraus ziehen, dass diese Erwartungen einfach nicht erfüllt werden?
- ☐ *Pauschale Etiketten oder differenzierte Personenbeschreibungen*
  Hänge ich den Menschen (oder mir) gern ein einfaches Etikett um? Verwende ich pauschale oder moralische Diagnosen und Schubladen für eine

4.2 Prozessmodul 1: Selbstmanagement – Führung beginnt im eigenen Kopf

Person, die mich immer wieder in einen kritischen Zustand versetzt oder wäre es besser die Hintergründe zu beleuchten (Wieso? Weshalb? Warum? Wozu?)? Welche differenzierte und realistische (vielleicht durchaus auch ernüchternde) Personenbeschreibung kann mir helfen, eine klare Strategie mit professioneller Gelassenheit und Konsequenz zu verfolgen?

Sie können sich auch an der nachfolgenden Tabelle orientieren, die typische Denkfallen und -muster aufdeckt und auch zugehörige mögliche Neubewertungsmuster aufzeigt.

Die kognitive Verhaltenspsychologie hat zahlreiche kritische Denkfallen und Bewertungsmuster identifiziert, in denen wir Menschen uns verstricken können (▶ Tab. 4.2).

Tab. 4.2: Kritische und förderliche Einstellungs-, Denk- und Bewertungsmuster (vgl. auch Röhrßen & Stephan 2021, S. 111ff.)

Denken im Problem- und Krisenmodus	Denken im Lösungs- und Ressourcenmodus
Globale Selbst- und Fremdbewertung Pauschale Selbst- und Fremd-Etikettierung/Schubladendenken ohne vertieftes Verstehen »Ich bin ein/e…« »Er/Sie ist …« »Das ist mal wieder typisch und das kann und will ich nicht verstehen.«	Differenzierte Selbst- und Personenwahrnehmung Psychologisches Verstehen von Motiven, Kompetenzen, Defiziten, Eigenschaften, Stärken, Schwächen, Verhaltensweisen etc. von Menschen: »Ich/Er/Sie ist …und kann (nicht)…« »Er/Sie will wahrscheinlich nicht… oder will nur…« »Aus meiner differenzierten Personenwahrnehmung komme ich nun zu folgender Strategie, Vorgehensweise und Konsequenz: …«
Muss-Denken/Anspruchsdenken Absolute und unrealistische Forderungen/Erwartungen an sich selbst oder andere: »Das geht gar nicht« »Ich kann das nicht akzeptieren« »Er/Sie/Ich muss unbedingt … darf auf keinen Fall…«	Realistisches Erwartungsmanagement Realistische Forderungen/Erwartungen an sich selbst und andere: »Es wäre wirklich schön und besser, aber ich kann das leider von mir/ihr/ihm realistisch nicht erwarten, weil ich/er/sie…« »Er/Sie wird einfach nicht…Davon muss ich wohl ausgehen« »Meine Forderung/Erwartung ist leider unrealistisch, deshalb sollte ich dies berücksichtigen und sollte hier umdenken.«
Katastrophen-Denken Übersteigerte Beschreibung und Bewertung von Situationen und deren Konsequenzen: »Das ist/wird eine Katastrophe« »Die Konsequenzen sind fatal« »Es gerät vollkommen außer Kontrolle.«	Realitätsannahme Realistische Beschreibung von Situationen und deren Konsequenzen mit Annahme: »Das ist schlimm, aber keine Katastrophe Ich nehme es so an wie es ist.« »Das ist nicht das Ende.« »Ich packe das an, was ich (noch) ändern kann, mit dem anderen lebe ich.«

Tab. 4.2: Kritische und förderliche Einstellungs-, Denk- und Bewertungsmuster (vgl. auch Röhrßen & Stephan 2021, S. 111 ff.) – Fortsetzung

Denken im Problem- und Krisenmodus	Denken im Lösungs- und Ressourcenmodus
Niedrige Bewertung der eigenen Spannungs- und Frustrationstoleranz/Belastbarkeit/Resilienz: »Das halte ich nicht aus« »Das tue ich mir nicht an« »Das ist zu viel« »Das ist unerträglich.«	Hohe Spannungs- und Frustrationstoleranz/Belastbarkeit/Resilienz: »Das ist zwar sehr viel/ hart/ belastend, aber ich bin dem gewachsen. Ich halte das aus.«
Kontrafaktisches Denken Kritische und hypothetische Simulation vergangener Ereignisse/Hadern mit der Vergangenheit (»Hätte-Hätte-Fahrradkette«): »Hätte er/sie/ich doch bloß... dann wäre doch.... und dann wäre nicht.... passiert«	Faktische Annahme der Vergangenheit Annahme der Vergangenheit/Ursachenanalyse und Konsequenz: »Es gab Gründe für die damaligen Ereignisse, und zwar...« »Ich akzeptiere das, habe daraus gelernt und meine Konsequenzen daraus gezogen...«
Mangelnde Selbstakzeptanz/Selbstzweifel Negative Selbstbewertung aufgrund von kritischen persönlichen Ereignissen, Eigenschaften, Leistungen und Ergebnissen: »Ich kann mich so nicht annehmen« »Ich hadere mit mir, weil...« »Das nehme ich mir übel«	Selbstakzeptanz/Selbstfürsorge Positiv-stabile Selbstbewertung bei kritischen persönlichen Ereignissen, Eigenschaften, Leistungen und Ergebnissen: »Das ist nicht schön, aber beeinträchtigt nicht meinen Selbstwert« »Trotz dieses Problems, dieser Defizite und dieser Eigenschaften usw. akzeptiere ich mich so, wie ich bin.«
Externe Kontrollüberzeugung Fremdbestimmtes Selbsterleben/Opfertheorie »Ich habe keinen Einfluss auf die Situation« »Es wird mit mir gemacht« »Andere bestimmen über mich« »Ich bin das Opfer und kann nichts machen.«	Interne Kontrollüberzeugung Selbstbestimmtes Erleben/Unabhängigkeitsgefühl »Ich habe immer einen (gewissen) Einfluss auf eine Situation und werde aktiv« »Wenn ich die Situation nicht ändern kann, dann arbeite ich an mir. Ich lerne dann, es anzunehmen, zu akzeptieren und auszuhalten«
Fehlende Selbstwirksamkeitserwartung Negative Einschätzung eigener Kompetenzen und Ressourcen: »Da fehlt mir...«, »Mit meinen Fähigkeiten kann ich das nicht schaffen« »Da kann mir keiner mehr helfen« »Da habe ich keine Chance...«	Hohe Selbstwirksamkeitserwartung Positive Bewertung der eigenen Kompetenzen und Ressourcen: »Ich habe ausreichende Fähigkeiten zur Lösung des Problems« »Das kann ich doch« »Selbst wenn ich selbst nicht über das nötige Rüstzeug und die Möglichkeiten verfüge, dann kann ich mir Hilfe und Unterstützung holen«
Negative Welterfahrung/Mangelnde Zuversicht Ausgeprägter Pessimismus/Skeptizismus mit geringer Zuversicht: »Die Zukunft ist ziemlich düster, aussichtslos und hoffnungslos« »Das wird bitter enden« »Ich bin resigniert.«	Positive Welterfahrung/Zuversicht Grundvertrauen in die Welt und die Zukunft: »Ich bin weiter zuversichtlich«, »Am Ende ist es gut. Und wenn es nicht gut ist, dann ist es noch nicht das Ende.«

Jenseits der Kontrolle – in Akzeptanz mit dem inneren Lärm leben.

Klar denken, differenziert bewerten, souverän handeln – all das sind zentrale Pfeiler guter Führung. Doch manchmal stoßen selbst reflektierte Führungskräfte an Grenzen. Es gibt Situationen, die sich mit Neuformulierungen einfach nicht »wegdenken« lassen. Gefühle, die bleiben. Zweifel, die sich nicht logisch vertreiben lassen. Was dann?

An diesem Punkt beginnt eine zweite, tiefere Dimension der Selbstführung: *Akzeptanz und Commitment* – inspiriert von einer neuen Erkenntniswelle in der Verhaltenspsychologie, der sogenannten *ACT* (Acceptance and Commitment Therapy).

Während das klassische ABC-Modell vor allem darauf abzielt, hinderliche Gedanken zu erkennen und zu verändern, stellt ACT eine ergänzende Frage: *Welche Werte sind mir so wichtig, dass ich paradoxerweise mit einem guten Gefühl auch unangenehme Spannungen und negative Gefühle aushalten und akzeptieren kann?*

Dann geht es nicht mehr nur um Kontrolle und Korrektur von Gedanken, sondern um Zulassen, Akzeptieren und Handeln mit Werten und Haltung.

Manchmal versuchen wir alles real und mental unter Kontrolle zu bekommen, Gefühle einfach wegzudrücken, Gedanken zu löschen und alle Zweifel auszuräumen, bevor wir den ersten Schritt machen. Das ist recht anstrengend.

Beim ACT-Ansatz geht es mehr um Zulassen und den Mut zum Handeln, weniger um Unterdrückung und Kontrolle.

Dabei sind folgende Kernprozesse wichtig:

Tab. 4.3: Die inneren 6 ACT-Kernprozesse

Prinzip	Innerer Kernprozess
Akzeptanz	*Was fühle ich gerade? Kann ich es zulassen?* Ich bin bereit all diese aktuellen Gefühle zuzulassen, auszuhalten und anzunehmen. Ich drücke sie nicht weg. Ich verdränge oder bekämpfe sie nicht. Wenn ich sie zulassen und annehmen kann, sind sie weniger bedrohlich.
Kognitive Defusion	*Was denke ich gerade? Glaube ich immer noch alles, was ich denke?* Im Alltag glaube ich leider viel zu häufig, dass meine Gedanken die Realität sind. Und ich klammere mich daran. Dann verschmelzen Gedanken und Realität zu einer Einheit (kognitive Fusion). Das ist ein Problem, denn meine Gedanken sind nicht die Realität, sondern schwebende Hirngespinste in meinem Kopf, mit denen ich versuche die Realität zu erfassen. Dabei bleiben sie immer dürftig und einseitig. Diese inneren Gedankenwolken lasse ich nun freischweben und trenne sie von der äußeren Realität da draußen. Ich lasse mein Denken Denken sein.
Präsenz und Achtsamkeit	*Wo bin ich gerade mit meiner Aufmerksamkeit? Darf ich in der Gegenwart sein?* Wenn ich mich immer wieder mit meiner Gedankenwelt in der Vergangenheit oder Zukunft aufhalte und mich dort in Gedan-

Tab. 4.3: Die inneren 6 ACT-Kernprozesse – Fortsetzung

Prinzip	Innerer Kernprozess
	kenketten und -spiralen bewege, entferne ich mich vom Augenblick. Die Aufmerksamkeitsfokussierung auf das Hier-und-Jetzt mit der Atmung als Anker reduziert nachweislich Stress. Immer wieder hole ich mich aus den störenden Gedankenwelten in die intensiv und sinnlich erlebte Gegenwart zurück – und atme durch. Dazu passt Goethes Spruch aus seinem »Faust I«: »Hier bin ich Mensch, hier darf ich's sein.«
Selbst-Sein und Selbst-Akzeptanz	*Wer bin ich hinter all den Gedanken und Gefühlen? Bin ich mehr als dieses kleine Ich?* Mein Ich (Ego) ist das, was jetzt gerade liest und denkt und fühlt und sich verhält. Der Mensch ist viel mehr als das, was er (gerade) denkt und fühlt und macht. Dieses Ganze nennen wir nicht Ich, sondern Selbst. Das Selbst ist noch viel mehr: eine gewachsene Innenwelt, komplex und kaum als Ganzes überschaubar. So nehme ich mich an.
Eigene Werte	*Was ist mir wichtig? Was gibt mir Orientierung in der Welt?* Ich höre in mich hinein und finde den Wertekompass, der mir Orientierung in der Welt gibt. Um meine Werte zu erhalten, zu leben und zu fördern, nehme ich einiges in Kauf. Sie stärken mich. Sie geben mir Kraft und mit ihnen halte ich einiges aus.
Mutig handeln	*Was ist mein nächster Schritt? Habe ich den Mut nach meinen Werten zu handeln?* Meine Werte führen mich und ermutigen mich, den nächsten Schritt zu gehen, auch wenn dieser schwer und unbequem ist.

Praxisbeispiel Lisa: »Mit Akzeptanz und Werten mutig zum nächsten Schritt«

Lisa wendet die inneren 6-ACT-Kernprozesse an.

»Ich habe schon wieder Angst. Ich bin in Sorge. Stopp-Stopp-Stopp. Die Angst vor der neuen Situation gehört dazu. Ich akzeptiere sie und nehme sie an. Und ich nehme sie einfach mit auf meinem Weg.« (AKZEPTANZ)

»Mein Gedanke, einen perfekten Einstieg hinlegen zu müssen, quält mich wieder. Stopp-Stopp-Stopp. Ich schaue mir diesen Gedanken noch einmal von allen Seiten aus der Distanz an. Ein interessanter Gedanke, eben ein Gedanke. Egal, ob ich daran glaube oder nicht, ich lasse ihn los. Jetzt gerät er wie eine Gedankenwolke ins Schweben.« (KOGNITIVE DEFUSION)

»Ich denke an die Vergangenheit – habe ich bisher bei meinem Start alles richtig gemacht? Ich denke an die Zukunft – wie wird das bloß in der neue Leitungsposition alles werden? Und dann denke ich noch dies und dann denke ich noch das. Ich komme ins Grübeln. Stopp! Stopp! Stopp! Hier bin ich jetzt, im Augenblick. Hier bin ich nun. Ich atme durch, nehme die Gegenwart aufmerksam wahr und bin aktiv.« (PRÄSENZ UND ACHTSAMKEIT)

»Andrea stellt mich in Frage. Ich zweifle an mir. Stopp-Stopp-Stopp. Ich denke gerade mal wieder an sie und mich, mein Ich. Jetzt überwinde ich mein kleines Ich und gehe darüber hinaus in meine ganze Innenwelt, mein Leben, meine Erfahrungen, meine zahlreichen Facetten – einfach alles in meiner unendlichen Vielfalt. So nehme ich mich an.« (SELBST-SEIN UND SELBST-AKZEPTANZ)

»Ich reagiere nur und lasse mich mal wieder treiben. Dabei verliere ich gerade den Überblick. Stopp-Stopp-Stopp. Was ist mir als Führungskraft wichtig? Was sind meine Werte? Ich stehe für Offenheit und das direkte persönliche Gespräch. Das ist meine Haltung. Dieser Wert hilft mir zu handeln.« (EIGENE WERTE)

»Was soll ich tun? Ich zögere. Stopp-Stopp-Stopp. Die Werte weisen mir doch den richtigen Weg. Ich nehme Haltung ein und gehe mutig den nächsten wertegeleiteten Schritt. Ich spreche mit Andrea. Offen, klar und ganz persönlich.« (MUTIG HANDELN)

Lisa bleibt bei ihren Werten und mutig in Bewegung, auch mit Unsicherheit im Gepäck. Und genau das macht sie wirksam. Wer seine Werte kennt, braucht keine perfekten Antworten – sondern nur den Mut, den nächsten Schritt zu gehen.

4.3 Prozessmodul 2: Selbstaussagen – Türöffner im Gespräch

Jetzt folgt der zweite Schritt im Navigator: der Selbstausdruck. Nach der inneren Klärung kommt der erste Auftritt im Gespräch.

Führungskräfte beginnen ihr Gespräch bereits mit dem ersten Gesichtsausdruck und ihrer Körperhaltung sowie ihrer Stimme als Begleitmusik.

Noch bevor ein Wort fällt, lesen Mitarbeitende in Mimik und Gestik. Ihr Gehirn fragt: Was kommt jetzt? Mitarbeitende suchen nach Orientierung – besonders zu Beginn eines Gesprächs. Manche Führungskräfte vergessen das. Sie steigen direkt ein: »Lass uns gleich zur Sache kommen.« Doch ohne Einleitung fehlt dem Gegenüber der Rahmen. Kein Ankommen. Keine Kontextinformation: Wieso? Weshalb? Warum? Wozu? Kein Beziehungsgefühl: Kann ich vertrauen? Bin ich hier sicher?

Nur Fragezeichen! Wie ist er/sie eigentlich drauf? Was will er/sie? Was ist das Ziel? Worauf läuft das hinaus? Das fördert Unsicherheit und manchmal auch Misstrauen.

Der Kommunikationspsychologie Friedemann Schulz von Thun (2023) erklärt: Jeder sendet ständig Selbstbotschaften. Entweder bewusst oder unbewusst. Entweder verbal oder nonverbal. Das Gesicht spricht. Der Körper spricht. Auch Schweigen spricht für sich.

> **Definition: Implizite und explizite Selbstaussagen**
>
> *Implizite Selbstaussagen* sind Signale und Botschaften über uns selbst, die wir über unsere Mimik und Gestik, durch unsere Haltung und Bewegung im Raum sowie in unserem Verhalten und unserer Kommunikation ausstrahlen, ohne darüber ausdrücklich und bewusst zu sprechen. Vielleicht ein Blick, ein Zögern oder ein bestimmter Tonfall. Implizite Selbstbotschaften senden wir bereits aus, wenn wir einen Raum betreten. Sie müssen nur noch von einem Beobachter richtig wahrgenommen, gelesen und interpretiert werden.
>
> *Explizite Selbstaussagen* sind Aussagen, bei denen ein Sender bewusst Äußerungen über sich selbst ausformuliert, wie z. B. »Ich habe lange über die aktuelle Situation auf der Station nachgedacht«, »Deine Aussage hat mich verletzt«, »Ich habe mich gestern über Dich geärgert und möchte jetzt gern die Situation klären«, »Ich bin mir nicht sicher, ob ich da alles richtig verstanden und bewertet habe«, »Ich hatte die Erwartung, dass Du die Initiative ergreifst und bin nun enttäuscht, dass dies bis heute nicht geschehen ist«, »Ich bin unzufrieden mit unserem Gesprächsverlauf«, »Ich fühle mich nicht ganz wohl, aber ich möchte jetzt mit Dir über etwas sprechen, was Dich verletzen könnte, aber ich wünsche mir, dass wir es gut zwischen uns klären können.«

Was macht die Qualität von guten Selbstaussagen aus?

- *Türöffner* – bewusste Selbstaussagen vor allem in der Gesprächseröffnung schaffen eine vertrauensvolle Gesprächsatmosphäre;
- *Authentizität* – die Gedanken, Gefühle, Motive, Ziele der Führungskraft werden nicht versteckt, sondern sind von Anfang an sichtbar;
- *Verständlichkeit* – das Gegenüber erfährt, worum es der Führungskraft wirklich geht – die Perspektive der Führungskraft ist nachvollziehbar;
- *Stimmigkeit* – die Botschaften passen zum Anlass und zur Situation;
- *Akzeptanz* – gute Selbstaussagen sind annehmbar – die Offenheit wird nicht als kränkend und verletzend empfunden;
- *Ermunterung* – die Ehrlichkeit der Führungskraft lädt auch das Gegenüber zu Offenheit ein;
- *Effizienz* – Offenheit und Klartext führen häufig schneller zum Ziel als umständliche Umschreibungen in der Sache.

Wer zu vorsichtig formuliert, wirkt unklar. Im Schongang weichgespült. Wer zu direkt ist, kann kränken und verletzen, schroff provozieren. Es geht um die Balance – ehrlicher Selbstausdruck, Wertschätzung und Beziehung. Natürlich: mein Gegenüber »entscheidet« selbst, ob meine Botschaften als kränkend empfunden werden, aber ich kann einiges dafür tun, dies zu vermeiden.

> Souverän sein heißt: unbefangen, klar und nah das Innere nach außen wenden!

Wer nicht weiß, was ihn bewegt, kommt nicht zu klaren Selbstaussagen. Deshalb ist eine gute Selbstwahrnehmung Voraussetzung für eine stimmige Selbstaussage. Wer mit sich im Reinen ist und wer auch Unangenehmes ausdrücken kann, ohne die Wertschätzung des anderen zu verlieren, dem gelingen souveräne Selbstaussagen mit großer Wirkung.

Bin ich zu sehr in Spannung? Will ich meinen inneren Zustand nicht preisgeben? Oder bin ich zwar gerne vollkommen klar, aber gleichgültig gegenüber dem Empfänger? Dann sollte ich zunächst meine Einstellung klären, zum Prozessmodul Selbstmanagement zurückkehren. Dort beginnt die Suche nach förderlichen Neubewertungen. Neubewertungen, die mir eine Klarheit und Glaubwürdigkeit bei aller Wertschätzung ermöglichen. Hier greifen Selbstmanagement und Selbstausdruck ineinander. Erst innerlich klären, dann ausdrücken. So ist es glaubwürdig und wirkt wirklich effektiv beim Gegenüber.

Praxisbeispiel »Lisas geklärte Selbstaussagen«

Nach der letzten Dienstbesprechung hat Andrea Lisa gefragt: »Meinst Du, dass Du die neue Leitungsaufgabe in Teilzeit schaffen kannst?«

Diese Frage hat gesessen und Lisa irritiert. Nachdenken. Grübeln. Fragen. Selbstzweifel. Wie hat sie das gemeint? Warum bin ich plötzlich so verunsichert?

Mit der ABC-Selbstmanagement-Methode (▶ Kap. 4.2) hat sie es geschafft, ihren inneren Zustand zu ordnen. Nun ist sie für sich geklärt und gestärkt. Trotzdem: die Position von Andrea interessiert sie, denn sie will wissen, woran sie mit ihr ist.

Sie bittet Andrea um ein Gespräch.

»Hallo Andrea. Danke, dass du dir die Zeit nimmst. Ich möchte noch mal auf die letzte Dienstbesprechung zurückkommen. Nach der Runde hast du gesagt – sinngemäß –, ob ich das Ganze als Teilzeitkraft überhaupt schaffen kann. Das hat mich getroffen. Und es hat in mir gearbeitet.«

»Ich möchte Dir gern mitteilen, dass die Entscheidung, die Leitung zu übernehmen, für mich recht schnell kam. Ich habe gerungen. Und ja: Ich war unsicher. Aber ich habe mich entschieden. Ich will das. Und ich traue mir das zu. Auch in Teilzeit.«

»Ich bin jetzt klar. Ich wollte dir das sagen. Und ich möchte wissen: Wie siehst du das? Was bedeutet das für unsere Zusammenarbeit?«

Lisa ist klar, ganz sicher und bei sich. Und sie lädt Andrea ein, ebenfalls offen zu sein. Wer innerlich geklärt ist, kann offen sprechen, ohne zu verletzen. Ohne sich zu verstecken oder sich in Verklausulierungen zu verstricken.

Dabei ist die »Stimmigkeit« und »Förderlichkeit« einer Selbstaussage entscheidend. Eine Selbstaussage ist stimmig und förderlich, wenn sie

- in den *Kontext der Situation* passt und nicht irgendwie fremd wirkt,
- mit Blick auf die *Beziehungsebene der beiden Gesprächspartner* so formuliert wird, dass sie für den anderen akzeptabel und annehmbar ist. Klar, aber nicht verlet-

zend gemeint. Auch wenn der andere für sich »entscheidet«, ob er es als verletzend empfindet.
- den *Zustand der Führungskraft* (eigene Situation, Ziele, Bedürfnisse, Interessen, Werte, Erwartungen, Motive, Gedanken, Gefühle etc.) klar beschreibt sowie für den anderen eindeutig und verständlich ist,
- die beabsichtigten *Gesprächsziele* unterstützt und für den weiteren *Gesprächsverlauf* nützlich ist.

Mit schonenden Verklausulierungen und übertriebener Rücksichtnahme bleibt die Klarheit, Eindeutigkeit und Verständlichkeit oft auf der Strecke. Und ein rücksichtsloser Selbstausdruck unter dem Deckmantel emotionaler Offenheit und Authentizität ist für den Empfänger nicht immer annehmbar und akzeptabel. Ein souveräner und offener Selbstausdruck ist dann möglich, wenn wir innerlich geklärt sind. Dann können wir das Innere unserem Gegenüber unbefangen, undramatisch und ohne Provokation vermitteln. Dabei sollten »Weichmacher-Formulierungen« im Konjunktiv vermieden werden (»Ich könnte, sollte, dürfte, müsste…). Derartige Selbstaussagen verwässern die Klarheit und Verbindlichkeit der Aussage.

Stimmige und förderliche Selbstaussagen gelten insbesondere zu Beginn als »Türöffner im Gespräch«. Das hat mehrere Gründe:

- Die Mitarbeitenden müssen sich am Anfang nicht lange anstrengen, um aus dem gesprochenen Wort, den Andeutungen oder nonverbalen Signalen, die zentralen Botschaften der Führungskraft zu entschlüsseln. Das reduziert gleich zu Beginn die Anspannung und Anstrengung für die Mitarbeitenden und schafft eine gewisse erste Transparenz und Grundsicherheit (Spannungsreduzierung).
- Die Führungskraft kann mit stimmigen und förderlichen Selbstaussagen das Vertrauen in die Führungsbeziehung vertiefen und damit für ein stabiles Beziehungsfundament im Gespräch sorgen (Vertrauensbildung).
- Stimmige und förderliche Selbstaussagen der Führungskraft erleichtern es auch den Mitarbeitenden, offener zu kommunizieren, eigene Selbstaussagen zu treffen und die Führungskraft am eigenen Inneren teilhaben zu lassen (Offenheit fördert Offenheit).
- Die Schaffung einer entspannten, vertrauensvollen und offenen Gesprächsatmosphäre mithilfe von stimmigen und förderlichen Selbstaussagen führt in der Regel zu mehr Effektivität und Effizienz im weiteren Gesprächsablauf. Der Nutzen dieser »Investition in die Gesprächseröffnung« wird von vielen Führungskräften unterschätzt (Effektivität und Effizienz).

Souverän sind Selbstaussagen, bei denen der Sender mit sich innerlich im Reinen ist und unbesorgt seine innere Welt ganz unbefangen kommunizieren kann. Hier geht es also um einen bestimmten inneren Grundzustand, aus dem der Sender kommuniziert. Hier verbindet sich das Prozessmodul »Selbstmanagement« mit dem Prozessmodul »Selbstausdruck«. Wer (etwa über das ABC-Selbstmanagement oder den Akzeptanz- und Commitment-Ansatz/ACT) seine Einstellungen, Gedanken und Gefühle geklärt hat, kann stimmige, förderliche und souveräne Selbstaussagen treffen. Dann kann die Führungskraft voller Selbstvertrauen in den eigenen Selbstausdruck alles Wesentliche zeigen und sagen, was sie beschäftigt. Dann ist »innen« und »außen« übereinstimmend. Dann sprechen wir von Kongruenz (Übereinstimmung).

4.4 Prozessmodul 3: Sachaussagen – »Beobachten, ohne zu bewerten«

Führung beginnt mit Wahrnehmen, nicht mit Urteilen. Mit einem neutralen Blick auf das, was ist. Doch das fällt vielen schwer. Bereits im ABC-Selbstmanagement stand das A für: *Anlass benennen. Ganz ohne Drama und Wertung,* nur Fakten. Dieses Prinzip gilt nun auch im laufenden Gespräch. 100% Objektivität, das ist unmöglich, denn jeder Blick ist persönlich gefärbt. Unsere Wahrnehmung ist immer beeinflusst von unseren Erfahrungen, Erwartungen und Emotionen. Doch wir können trainieren, Fakten von Interpretation zu trennen.

Marshall Rosenberg, der international bekannte Konfliktforscher und Erfinder der »Gewaltfreien Kommunikation«, kommentiert seinen Grundsatz »Beobachten, ohne zu bewerten« folgendermaßen:

> »Für die meisten von uns ist es schwierig, Menschen und deren Verhalten in einer Weise zu beobachten, die frei von Verurteilung, Kritik oder andere Formen der Analyse ist.« (Rosenberg 2004, S. 48)

Wir gehen achtsam vor, wenn wir unsere wilden Spekulationen überprüfen. Am besten funktioniert ein kontrollierter Dialog in vier Schritten. Step by Step, ganz ruhig, in Zeitlupe:

Schritt 1 Beobachten, ohne zu bewerten«: Was nehme ich wahr?
Wir ertappen uns bei schnellen und automatischen Bewertungen. Was schwirrt uns durch den Kopf? Oder sind sie schon rausgeplatzt in vorwurfsvollem Ton?
Beispiel: »Liebe Andrea, Du traust mir doch die Leitung einfach nicht zu!«.
Jetzt sind Emotionen im Spiel. Stopp! Wir halten jetzt inne und konzentrieren uns auf unsere Wahrnehmung, also auf das, was wir konkret gehört haben: Wort für Wort, Satz für Satz. Was haben wir vor Augen gesehen? Was haben unsere Ohren gehört? Was haben wir da gelesen? Was genau? Keine Emotionen. Keine Bewertungen. Keine Vorurteile. Keine Unterstellungen. Keine Schlussfolgerungen. Keine Interpretationen. Einfach nur Fakten – nüchtern, klar, neutral. Ruhig bleiben!

Schritt 2: Fakten-Check: Habe ich das richtig wahrgenommen?
Jetzt sprechen wir noch nicht an, was wir fühlen, denken oder glauben. Jetzt prüfen wir erst unsere Wahrnehmung: Habe ich richtig gesehen, gehört oder gelesen?
Beispiel: »Du hast mich nach der Dienstbesprechung gefragt: ›Meinst Du, Du schaffst das als Teilzeitleitung?‹ Habe ich Deine Frage richtig wahrgenommen?«

Schritt 3: Selbstreflexion: Wie habe ich meine Beobachtungen interpretiert?
Jetzt erst, in diesem nächsten Schritt, kommt unsere Deutung hinzu. Wenn wir Fakten und Interpretationen voneinander trennen, können wir beides getrennt voneinander prüfen. Nicht vermischen! Jetzt schauen wir unsere Gedanken und Bewertungen, unsere Deutungen und Interpretationen an. Wenn wir erkennen, was wir denken oder gedacht haben, können wir diese Gedanken als Hypothesen im Dialog überprüfen.

Schritt 4: Hypothesen-Check: Ist meine Deutung richtig?
Wir haben bereits geklärt, ob wir richtig gesehen, gehört oder gelesen haben. Jetzt erst klären wir im Dialog: Habe ich auch richtig verstanden?
Beispiel: »Ich hatte das Gefühl, du zweifelst an mir. Ist das so?«

Die Trennung von Beobachtung und Bewertung entschärft. Sie schafft Raum für klärende Antworten, für Korrektur und Verständnis.

Die nachfolgenden Beispiele (▶ Tab. 4.4) zeigen, was alles im Gespräch herauskommen kann. Die Antworten zeigen: wenn wir echtes Interesse zeigen, können wir der Wirklichkeit näherkommen. Ein vertieftes Verständnis entsteht im offenen und kontrollierten Dialog.

Tab. 4.4: Beobachtung und Bewertung (eigene Darstellung)

Person A:	Person A: Trennung von Beobachtung und Bewertung		Person B
Automatische Interpretation	**Fakten-Check**	**Hypothesen-Check**	**Mögliche Antworten**
»Du gehst mir seit Wochen aus dem Weg.«	»Aus meiner Sicht hatten wir in den letzten Wochen im Alltag kaum Kontakt zueinander. Das war vorher aus meiner Sicht ganz anders. Habe ich das richtig wahrgenommen?«	»Ich habe das Gefühl, dass Du Dich von mir zurückziehst oder den Kontakt mit mir aus irgendeinem Grund vermeidest. Habe ich das richtig interpretiert?«	»Ohh, ja, meinen Rückzug hast Du schon richtig wahrgenommen. Aber das hast Du ganz falsch interpretiert. Mich belasten da einige private Dinge, über die ich jetzt nicht gern reden möchte. Deshalb habe ich mich insgesamt etwas zurückgezogen. Das hat mit Dir echt nichts zu tun.« »Ja, das ist wohl so. Nach Deiner Ansage in unserem letzten Gespräch, brauchst Du Dich doch wohl nicht über meine Reaktion wundern.«

Person A:	Person A: Trennung von Beobachtung und Bewertung		Person B
Automatische Interpretation	Fakten-Check	Hypothesen-Check	Mögliche Antworten
»Du hast das vereinbarte Telefonat mit den Angehörigen von Frau Schulz nicht gemacht. Und dann hast Du mich heute Morgen auch noch angelogen. Du hast gesagt, dass Du es erledigt hast. Ich glaube, Du kannst einfach nicht zugeben, dass Du es vergessen hast.«	»Bei der Übergabe habe ich Dich gestern gebeten, die Angehörigen von Frau Schulz anzurufen und mitzuteilen, dass sie heute entlassen wird. Heute Morgen hast Du auf meine Nachfrage gesagt: ›Alles klar‹. Jetzt hat Caro mir aber berichtet, dass der Sohn gerade angerufen hat. Und der war vollkommen überrascht, dass seine Mutter heute entlassen wird. Kannst Du zu dem Ablauf mal etwas sagen?«	»Ich habe daraus erstmal geschlossen, dass Du mir heute Morgen nicht die Wahrheit gesagt hast. Und dann habe ich mich gefragt, warum eigentlich? Und dann habe ich gedacht: Mhh, sie kann einfach nicht sagen: ›Oh, Entschuldigung das habe ich ganz vergessen‹. Habe ich das richtig interpretiert oder liege ich da ganz falsch?«	»Ok, du unterstellst mir also, dass ich den Anruf nicht gemacht habe. Ich habe es aber gemacht. Ich habe die Tochter von Frau Schulz angerufen, weil die als erste Ansprechpartnerin in der Akte genannt war. Vermutlich hat sie nicht mit ihrem Bruder darüber gesprochen. Ich habe nicht gelogen.« »Ja, Du hast recht. Aber es war gestern wirklich viel los. Hier kamen mehrere Notaufnahmen rein. Ich wusste nicht mehr, wo mir der Kopf steht. Ich habe es vergessen. Ich weiß: dass ist nur eine Erklärung und es entschuldigt nicht, dass ich heute Morgen nicht ehrlich war.«

Der Schlüssel: Echtes Interesse statt Vorurteil

Erfolgreiche Führung trennt Beobachtung von Bewertung. Nicht, weil das leicht ist. Das ist es häufig nicht. Sondern weil es im Gespräch weiterführt. Ein gutes Gesprächsergebnis entsteht aus echtem Verstehen-Wollen und richtigem Verstehen-Können. Das braucht Offenheit und Übung. Und es braucht die Fähigkeit, eigene Deutungsfehler zu erkennen. Der erste Schritt: *Sag, was du siehst – nicht, was du denkst.* Dann frag nach. Dann hör zu. Das unterscheidet ein vertrauensvolles Gespräch von einem Schlagabtausch.

4.5 Prozessmodul 4: Beziehung – »Vertrauen und Bindung stärken«

Führung ist nicht nur Sachinhalt, Führung ist auch Beziehung. Und diese Beziehungsebene funkt im Hintergrund immer mit, auch dann, wenn offensichtlich niemand darüber spricht. Die ersten Bindungen gehen wir schon mit der Geburt ein. Es beginnt mit der frühen Mutter-Kind-Beziehung. Beziehungen prägen uns ein Leben lang: in Kindheit, Jugend, Partnerschaft und auch im Arbeitsleben. Auch im Job gehen wir Bindungen ein und vertrauen oder nicht. Die Grundmuster sind ähnlich: Vertrauen oder Misstrauen. Nähe oder Rückzug. Offenheit oder Abwehr. Akzeptanz oder Ablehnung.

Kommunikation hat immer einen Inhaltsaspekt: ein Thema, über das wir reden. Und auch einen Beziehungsaspekt: die Art und Weise, wie wir miteinander umgehen und wie wir zueinanderstehen (vgl. Schulz von 2023). Menschen senden ständig Beziehungssignale. Manchmal mit Worten, meist ohne. Mit Stimme, Mimik, Blickkontakt und Körperhaltung. All das sagt: Ich bin bei dir. Oder: Ich will hier weg.

Wenn die Beziehung trägt, läuft der Rest oft wie von selbst. Dann können auch Meinungsverschiedenheiten und Konflikte auf einem guten Fundament geklärt werden. Wenn die Beziehung nicht trägt und das Vertrauen fehlt, dann wird jedes Thema zur Stolperfalle.

In einem wertschätzenden und konstruktiven Gespräch, in dem die Rollen akzeptiert werden, bei dem die Erwartungen aneinander geklärt sind und die Gesprächspartner eine ausreichende Vertrauensbasis haben, da bedarf es keiner Beziehungsklärung.

Was aber, wenn die ersten Störimpulse auf der Beziehungsebene spürbar sind?

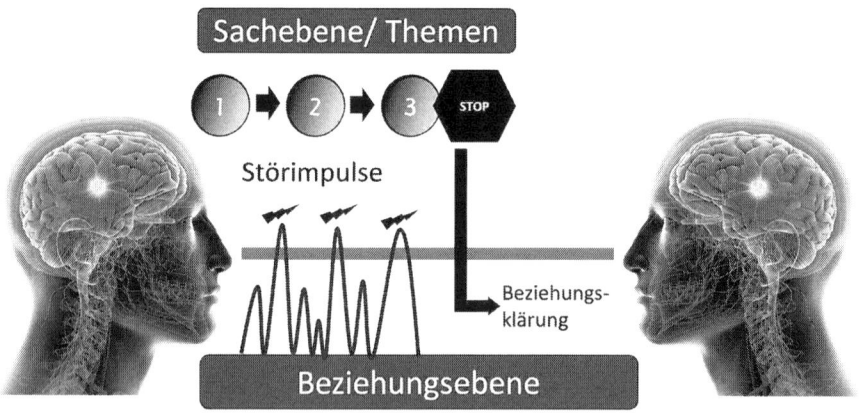

Abb. 4.3: Beziehungsklärung (eigene Darstellung/Foto: ©Adobe Stock)

4.5.1 Signale erkennen: Wenn die Beziehung stört, dann hilft kein Themenplan mehr

Führungskräfte gehen mit einer Idee in ein Gespräch. Idealerweise haben sie sich vorbereitet und einen Themenplan, diesen vielleicht sogar schriftlich in Stichpunkten notiert. Sie gehen sachlich ihre Themen durch: erst 1., dann 2., dann 3. Und plötzlich passiert etwas. Eine erste Irritation. Ein Stirnrunzeln. Ein leiser Seufzer. Ein vorwurfsvoller oder abschweifender Blick. Ein aggressiver Unterton. Die Körpersprache signalisiert: Hier stimmt etwas nicht.

Jetzt braucht es feine Antennen. Wer führt, muss Beziehungssignale lesen können. Unruhe. Ablehnung. Frust. Misstrauen. Ärger. Und: Er muss sie ernst nehmen. Wer sie ignoriert, wird häufig später eines Besseren belehrt.

4.5.2 Stopp. Signale benennen. Auf die Beziehungsebene wechseln.

Ab einem Punkt hilft kein Weiterreden in der Sache. Stopp! Dann muss Beziehung geklärt werden. Sonst geht das Gespräch schief. Professionelle Führung erkennt und benennt die Störung. Direkt und offen, ohne Schuldzuweisung. Das bedarf etwas Mut, weil nicht jeder sich geschmeidig auf der Beziehungsebene bewegen kann. Jetzt wird nämlich nicht einfach so weitergeredet, trotz auftretender Störimpulse. Der Schalter wird umgelegt. Und ab sofort wird »über die Beziehung« selbst gesprochen. Das nennen Psychologen Meta-Kommunikation. Ab jetzt reden wir nicht mehr über das Thema, sondern über die Art und Weise der Kommunikation. So, wie wir sie erleben. Und wie wir sie uns wünschen. Wenn das Gegenüber diesen Wechsel nicht versteht, bleiben wir konsequent: »Ich möchte jetzt nicht über das Thema sprechen, sondern über uns. Wie wir gerade miteinander reden. Und welche Erwartungen wir voneinander haben.«

Beispiele für Beziehungsbotschaften:

- »Du sagst gerade wenig. Ich frage mich, ob du überhaupt bei mir bist. Das wünsche ich mir nämlich.«
- »Ich merke eine Spannung. Vielleicht täusche ich mich, aber es fühlt sich nicht gut an. Kannst Du mir helfen, das richtig einzuschätzen?«
- »Kannst du meine Entscheidung mittragen? Ich bin unsicher. Wie sieht es bei Dir aus?«
- »Du scheinst unzufrieden. Ich frage mich, ob ich etwas übersehen habe.«

Viele scheuen das. Es fehlt der Mut. Oder die Lust auf Konflikt. Aber ohne Klärung bleibt ein stiller Riss. Und der kann mit jedem Gespräch größer werden.

4.5.3 Der Umgang mit Beziehungsbotschaften

Menschen haben Erwartungen aneinander. Sie haben eine Vorstellung davon, wie die Beziehung funktionieren sollte und wie sich das Gegenüber in dieser Beziehung verhalten sollte.

Sie drücken diese Erwartungen und Vorstellungen aus. Meistens nonverbal, manchmal durchaus auch klar formuliert in einem Gespräch.

Nach Friedemann Schulz von Thun gibt es vier Reaktionsformen auf Beziehungssignale:

1. *Akzeptieren* – Der Umgang passt für mich, alles gut.
2. *Durchgehen lassen* – Es stört mich, aber ich spreche es nicht an.
3. *Ablehnen* – Das gefällt mir nicht. Das stelle ich jetzt klar.
4. *Ignorieren* – Es ist mir egal. Oder ich merke es nicht.

> **Praxisbeispiel »Lisas Beziehungsklärung mit Andrea«**
>
> Lisa ist die neue Leitung der Station. Andrea ist ihre Vorgängerin.
> Nach der letzten Dienstbesprechung hat Andrea Lisa gefragt: »Meinst Du, dass Du die neue Leitungsaufgabe in Teilzeit schaffen kannst?«
>
> Diese Frage hat gesessen und Lisa irritiert. Nachdenken. Grübeln. Fragen. Selbstzweifel. Wie hat sie das gemeint? Warum bin ich plötzlich so verunsichert?
>
> Mit der ABC-Selbstmanagement-Methode (▶ Kap. 4.2) hat sie es geschafft, ihren inneren Zustand zu ordnen. Nun ist sie für sich geklärt und gestärkt. Trotzdem: die Einstellung von Andrea interessiert sie, denn sie will wissen, woran sie mit ihr ist.
>
> Sie bittet Andrea um ein Gespräch. Und sie stellt die »Frage aller Fragen« – wir nennen sie die »Gretchen-Frage zur Führung«: Wie stehst Du zu mir als Leitung? Kannst Du mich in dieser Rolle akzeptieren oder nicht? Hier geht es um die grundsätzliche Loyalität zur Führungskraft. Diese Frage erfordert Mut, weil man durchaus auch auf Ablehnung stoßen kann. Und dann bekommt man auch nicht immer eine ehrliche Antwort. Aber es lohnt sich allemal, diese Frage zu stellen, wenn Zweifel bestehen. Lisa will jetzt wissen: Ist Andrea loyal?
>
> »Hallo Andrea. Danke, dass Du dir die Zeit nimmst. Ich möchte noch mal auf die letzte Dienstbesprechung zurückkommen. Nach der Runde hast du gesagt – sinngemäß –, ob ich das Ganze als Teilzeitkraft überhaupt schaffen kann. Das hat mich getroffen. Und es hat in mir noch nachgearbeitet.
>
> Jetzt ist es mir wichtig, Dir einmal den Hintergrund für meine Entscheidung mitzuteilen. Die Frage, ob ich die Leitung übernehmen möchte, kam für mich recht früh. Ich habe gerungen. Und ja: Ich war auch unsicher. Aber ich habe mich nun klar entschieden. Ich will das. Und ich traue mir das zu. Auch in Teilzeit. Ich wollte dir sagen, dass ich da klar bin. Und nun möchte ich gern wissen: Wie siehst Du das? Was bedeutet das für unsere Zusammenarbeit?

Kannst Du meine Leitungsrolle akzeptieren? Und kann ich mit Deiner Unterstützung rechnen?«

Es gibt hier unterschiedliche Möglichkeiten, wie Andrea reagieren könnte:

- *Variante 1:* Andrea zeigt Akzeptanz
»Es war erst schwer, aber ich komme damit klar. Ich kann Dich als Leitung akzeptieren.«
Lisa: »Danke. Das freut mich. Und es hilft.«
- *Variante 2:* Andrea zeigt Ablehnung
»Ehrlich? Ich finde nicht, dass du das kannst.«
Lisa: »Ich verstehe deine Zweifel. Aber ich stehe zu meiner Entscheidung. Ich traue mir das zu. Ich wünsche mir, dass du dich trotzdem loyal verhältst.«
- *Variante 3:* Andrea blockt
»Ja, du bist jetzt Leitung. Alles klar. Mehr will ich dazu nicht sagen.«
Lisa: »Ich merke, du sagst wenig. Ich wünsche mir, dass wir ehrlich reden können. Auch wenn es schwerfällt.«

Wenn es bei wortkarger Distanz bleibt, wird Lisa klar sagen, was sie erwartet – und was nicht geht. Sie erwartet ein loyales Verhalten. Was heißt das? Ganz einfach: das Respektieren ihrer Entscheidungen. Die Einhaltung ihrer Vorgaben. Die Umsetzung ihrer Aufträge. Einen respektvollen Umgang. Keine Kritik an der Leitung, die einfach nur bei anderen abgeladen wird. Offene und respektvolle Kritik. Direkte Kommunikation!

4.5.4 Grundsätzliche Beziehungs- und Bindungsmuster von Führungskräften

Wie gestalten Führungskräfte ihre Beziehungen. Wir unterscheiden drei unterschiedliche Grundmuster (▶ Abb. 4.4):

1. Überresonant
Die Führungskraft ist verstrickt. Sie schwingt mit jeder Stimmung mit. Nähe wird zu Verschmelzung. Konflikte werden vermieden. Verantwortung verwischt. Es fällt der Führungskraft schwer, sich vom Gegenüber abzugrenzen, klare Kante und Konsequenz zu zeigen.
2. Distanziert-ekpathisch (das Gegenteil von Empathie)
Die Führungskraft bleibt kühl und unempfänglich für Stimmungen im Team. Gefühle der Mitarbeitenden prallen ab. Distanz schützt – aber macht einsam. Entscheidungen wirken hart, das Team bleibt außen vor und fühlt sich unverstanden.
3. Autonom-empathisch
Hier gibt es eine Balance. Mitfühlende Nähe, wo möglich. Klare Abgrenzung, wo nötig. Die Führungskraft kann gut mitfühlen, schwingt aber nicht ganz mit. Die Führungskraft kann gut zuhören, aber verliert sich nicht. Wir ermuntern

Führungskräfte, sich diese Balance bildlich in einer Hilfsmetapher vorzustellen. Vorne: Mimik, Herz und Bauchgefühl sind offen und empathisch. Die Führungskraft ist ganz beim anderen. Hinten: Kopf und Rückgrat sind stark und autonom. Die Führungskraft ist ganz bei sich. Gute Führungsbeziehungen leben von Nähe *und* Autonomie. Dies gilt für menschliche Beziehungen schlechthin.

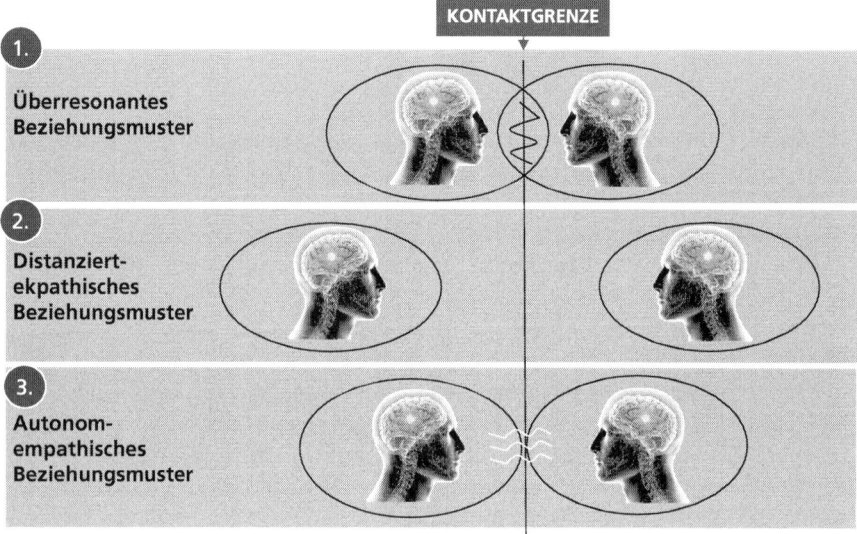

Abb. 4.4: Typische Beziehungsmuster in Führung (eigene Darstellung/Foto: © Adobe Stock)

4.5.5 Emotionale Intelligenz von Führungskräften

Die psychologische Forschung hat gezeigt: Die Intelligenz im logischen Denken (kognitive Intelligenz) allein macht noch keinen Führungserfolg. Entscheidend ist die emotionale Intelligenz, populär geworden durch den Bestseller »Emotionale Intelligenz« von Daniel Goleman (Goleman, 2011).

> **Definition: Emotionale Intelligenz in Führung**
>
> - *Emotionale Intelligenz von Führungskräften* bezeichnet in Anlehnung an Daniel Goleman (2011) vier Basisfähigkeiten:
> - *Selbstwahrnehmung*
>   Die Fähigkeit, eigene Gefühle im eigenen Inneren zu erkennen, denn sie beeinflussen immer unser Denken und Handeln.
> - *Selbstregulation*
>   Die Fähigkeit, mit den eigenen Gefühlen erfolgreich umzugehen, um sich optimal an die Situation anzupassen; hierzu gehört auch die Kontrolle oder Steuerung destruktiver Impulse (▶ Kap. 4.2 ABC-Selbstmanagement)

- *Empathie*
  Die Fähigkeit, Sichtweisen, Gefühle und zugrundeliegende Bedürfnisse anderer zu erkennen und zu verstehen.
- *Soziale Einflussnahme/Soziale Kompetenz*
  Die Fähigkeit, innere Zustände bei Einzelnen und zwischenmenschliche Beziehungen zu anderen positiv zu beeinflussen, Vertrauen zu schaffen und Konflikte zu bewältigen.

Die ersten beiden Fähigkeiten (Selbstwahrnehmung und Selbstregulation) konzentrieren sich auf die Wahrnehmung und Steuerung des eigenen Inneren. Die beiden letzten Fähigkeiten (Empathie und soziale Kompetenz) richten sich auf die Wahrnehmung und Steuerung des Gegenübers.

Am Ende kommt es darauf an, eine hohe Akzeptanz zu schaffen und andere auf dem Weg so weit wie möglich mitzunehmen. Aber ohne eigene Ziele und Interessen zu vergessen oder zurückzustellen:

»Ein sozial kompetentes Verhalten ist dadurch gekennzeichnet, dass der Akteur seine eigenen Ziele erfolgreich verwirklicht, dabei gleichzeitig aber die Interessen der hiervon betroffenen Menschen achtet. Im Idealfall trägt soziale Kompetenz mithin zur Interessenverwirklichung aller Parteien bei.« (Kanning 2009, S.9)

Auch die Hormone spielen mit

Es mag verrückt klingen, aber Führung wirkt auch hormonell (▶ Kap. 3.2 Gehirngerechtes Führen – Neuroleadership). Empathische Führung baut Nähe auf und schafft Vertrauen. Der Hypothalamus in unserem Gehirn setzt dann das Bindungshormon Oxytocin frei. Wenn sich Mitarbeitende in der Bindung aufgehoben fühlen, dann ist auch Serotonin im Spiel. Es steht für Beruhigung und Sicherheitsgefühl. Auch in kritischen Situationen gilt es, die Bindung und das Sicherheitsgefühl zu erhalten. Ansonsten reagiert unsere Alarmzentrale im Gehirn, die Amygdala. Dann entsteht Angst. Und es werden Stresshormone ausgeschüttet.

Führen ist kein Kuschelkurs

Bindung heißt nicht »Leadership by Kuschelkurs«. Denn Bindung ist nicht immer schmerzfrei. Und bei aller Nähe darf es auch unbequem werden. Aber: Wem es gelingt, notwendige Kritik, Konfrontation und Konflikte auszudrücken und dabei Bindung und Vertrauen zu halten, der hat emotionale Führung verstanden. Dem gelingt es, Mitarbeitende aus ihrer Komfortzone herauszuholen, ohne sie unnötig zu kränken. Es gibt aber leider immer noch zu viele Führungskräfte, die bei Auftreten von Konflikten und Spannungen entweder sparsam und wenig bindungssensibel kommunizieren oder erst einmal in eine maximale Distanz gehen. Sie schalten auf kühle bis eiskalte Abgrenzung, statt gerade jetzt das Vertrauen und die

Nähe »bei aller Kritik« zu stärken. Mit Führung auf Distanz setzen sie somit Bindung aufs Spiel und wundern sich, wenn ihre Mitarbeitenden sich plötzlich innerlich von ihnen abwenden. Gute Führung hält die Balance zwischen Bindung und Spannung.

4.6 Prozessmodul 5: Modus-Diagnose und Change – Innere Zustände erkennen und ändern

Kritik kann wehtun. Führungskräfte können das sofort spüren, wenn sie die Veränderungen in der Mimik und Körperhaltung beobachten. Wer führen will, muss lernen, mit Schmerz, Abwehr und Verletzlichkeit umzugehen. Der Schlüssel? Innere Zustände schnell erkennen und gezielt positiv beeinflussen.

4.6.1 Modus – was ist das eigentlich?

Die sogenannte Schemapsychologie zeigt: Jeder Mensch trägt psychologische Muster in sich. Das sind in der Persönlichkeitsstruktur tief verankerte Erlebnis- und Reaktionsformen. Dazu gehört auch die typische Art und Weise, wie ein Mensch Beziehungen gestaltet. Diese Muster nennen wir Schemata (vgl. Rafaeli et. al. 2013, Roediger 2009). Ein Schema ruht im Hintergrund – ein schlummerndes Programm. Wenn etwas das Schema triggert, springt es automatisch an. Dann erleben wir einen Modus, einen aktuellen inneren Zustand. Ein Schema ist eine zugrundeliegende Persönlichkeitstendenz. Ein Modus ist der gegenwärtige Zustand, der sich in einer Situation daraus ergibt.

Ein Mitarbeiter zieht sich still zurück. Ist er gekränkt? Ist sein Selbstwert verletzt? Oder ist er verunsichert? Ist er traurig oder enttäuscht? Ist er verärgert und blockt ab? Oder ist er schlichtweg überfordert und an seine Grenze gekommen? Was ist los?
Führungskräfte müssen dies lesen können. Sie sind zwar keine Therapeuten und sollen auch nicht behandeln. Aber sie müssen mit diesen Zuständen umgehen und sie verändern können, um in Führung erfolgreich zu sein. Kritische Zustände und Emotionen blockieren den Dialog. Wie können wir ihn wieder öffnen und gemeinsam Lösungen finden?

4.6.2 Mimik lesen – Mikroexpressionen erkennen

Gesichter lügen nicht. Zumindest nicht für die, die genau hinsehen und erkennen können.
Paul Ekman (2010), der Pionier der Emotionsforschung, hat in seinen Studien den Beweis erbracht: Gefühle zeigen sich in allen Kulturen der Menschen gleich –

in winzigen, flüchtigen Bewegungen und Mustern im Gesicht. Mikroexpressionen, die sich in 40 bis 500 Millisekunden zeigen. Manchmal kürzer als ein Augenzwinkern. Diese Signale sind unwillkürlich. Direkt gesteuert aus unserem Unbewussten, dem limbischen System in unserem Gehirn, unserem Emotionszentrum. Sie sind authentisch, bevor der Verstand sie kontrolliert. Emotion schlägt Ratio blitzschnell, einen Wimpernschlag lang (Grün 2011).

4.6.3 Die drei Grundmodi: Vulnerabilitäts-, Protektions- und Ressourcen-Modus

Aus unterschiedlichen psychologischen Konzepten haben wir ein vereinfachtes Modell für Führungskräfte entwickelt, das drei Grundmodi unterscheidet (▶ Abb. 4.5):

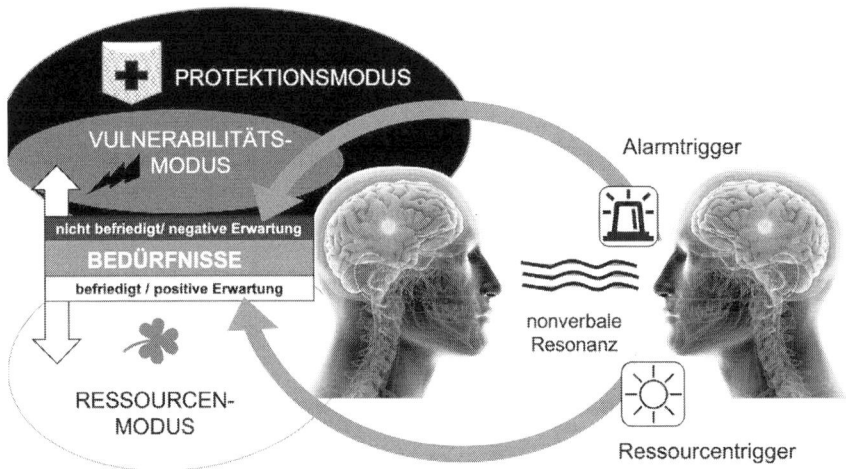

Abb. 4.5: Die drei Grundmodi (eigene Darstellung/Foto: © Adobe Stock)

- *Vulnerabilitätsmodus*
  In diesen Modus geraten wir, wenn unsere Bedürfnisse nicht befriedigt werden oder wenn sie offensichtlich bedroht sind. Wir fühlen uns frustriert, verletzt, traurig, ängstlich, ohnmächtig. Den negativen Reiz, der diese Reaktion auslöst, nennen wir Alarmtrigger.
- *Protektionsmodus*
  In diesem Modus reagieren wir aktiv auf die Frustration. Wir versuchen schädliche Einflüsse abzuwehren und uns zu schützen. Wir reagieren ärgerlich oder blocken ab. Wir greifen an oder rechtfertigen uns. Oder wir fügen uns einfach ein und unterwerfen uns stumpf, obwohl wir damit unglücklich sind. In der Psychologie unterscheiden wir drei spontane Abwehrreaktionen:
  – Fight: Kampf, Angriff, Konfrontation.

- Flight: Flucht, Rückzug, Ausweichen.
- Fright: Einfrieren, Erstarren, Schweigen.
- *Ressourcenmodus*
  In diesem Modus, sind unsere Bedürfnisse befriedigt oder wir haben zumindest die positive Erwartung, dass sie befriedigt werden. Wir erfreuen uns am gegenwärtigen Augenblick oder schauen motiviert in die Zukunft. Wir fühlen uns sicher und sind beruhigt. Wir zeigen Interesse und sind offen für das, was unser Gegenüber uns zu sagen hat. Der Ressourcenmodus wird ausgelöst von positiven Reizen. Diese nennen wir Ressourcentrigger.

Ein Stirnrunzeln, ein skeptischer Blick, ein spitzer Ton, eine abweisende Geste – plötzlich ist der Mitarbeitende nicht mehr erreichbar. Warum? Ein Bedürfnis wurde frustriert – etwa nach Sicherheit oder Anerkennung, nach Fairness oder Zugehörigkeit oder nach anderem. Das löst alte Schutzreflexe aus. Jetzt geht der Mitarbeitende in den Protektionsmodus über und versucht sich innerlich zu retten. Die Abwehr ist mobilisiert. Spätestens jetzt sollten wir erkennen: unser Gesprächspartner ist betroffen und vulnerabel. Jetzt müssen wir intervenieren, nicht provozieren, nicht eskalieren. Wir müssen den Ressourcenmodus wiederherstellen, der ein sachliches und konstruktives Gespräch erst ermöglicht. Wir setzen Ressourcentrigger – Reize, die wieder Vertrauen herstellen und Bindung stärken, Anerkennung geben und Sicherheit spenden. Das erfordert Souveränität und Gelassenheit – auch unter Druck, weiterhin ein gelungenes Selbstmanagement auch bei der Führungskraft.

Einschlägige Studien erbrachten den Nachweis: Wenn man Menschen zunächst in eine positive Grundstimmung (Ressourcen-Modus) versetzt und sie dann unterschiedliche kognitive und soziale Aufgaben lösen lässt, dann verfügen sie über ein erweitertes Blickfeld, sind kreativer in der Lösungssuche, treffen bessere Entscheidungen und arbeiteten im Team effektiver zusammen. Dieses Phänomen nennt sich »Broaden Effekt« (broaden, engl. »erweitern«). Innere Sicherheit und positive Emotionen fördern die Aufmerksamkeit, erweitern den Blickwinkel (»Open Focus«) und verbessern die Problemlösefähigkeit (vgl. Fredrickson 2011). Daraus ergibt sich: Führungskräfte, die positive Gefühle bei sich selbst und anderen erzeugen können, sind klar im Vorteil.

4.6.4 Erstes Führungstool: Verbale Sonden

Eine medizinische Sonde ist ein Instrument, das in weniger zugängliche Körperregionen eingeführt wird, um etwas zu untersuchen oder zu behandeln. In der Psychologie sind verbale Sonden wohlwollende Sätze, wie z. B.: »Du bist vollkommen ok, so wie Du bist«, »Du kannst Dich hier ganz sicher fühlen«, »Du gehörst zu uns«, »Ich respektiere Dich« (vgl. Siems 1986, S. 158 f.). Wir haben dieses Konzept auf Führung übertragen.

> **Definition: Verbale Sonden**
>
> Verbale Sonden sind Sätze, die den inneren Zustand unseres Gegenübers unmittelbar positiv beeinflussen sollen. Sie beruhigen und stabilisieren. Sie schaffen wieder Kontakt und Beziehung. Sie fördern und aktivieren. Aber nur, wenn sie echt sind. Wenn nicht, sind sie eher manipulativ und können weiter Schaden anrichten.

Authentische Sonden wirken. Die Wirkung ist sofort spürbar, an der Stimme, an der Mimik, der Atmung oder an einer Veränderung der Atmosphäre. Mit einer verbalen Sonde aktivieren wir den Ressourcenmodus, es entsteht wieder Raum für echte Veränderung.

4.6.5 Zweites Führungstool: Anregung zur Selbstreflexion

Die bereits genannten verbale Sonden wirken direkt und subtil, ganz ohne Reflexion.
Mitarbeitende können aber auch zur Selbstreflexion angeregt werden. Das erfordert innere Bereitschaft und die Fähigkeit, sich zu hinterfragen. Das Aktivieren von Selbstreflexion ist aus unserer Sicht die entscheidende und gleichzeitig wichtigste Fähigkeit einer Führungskraft, die Wachstum überhaupt erst ermöglicht.

> **Definition: Anregung zur Selbstreflexion**
>
> Dieses Instrument besteht aus drei Schritten:
>
> - Die Führungskraft sieht einen Modus.
> - Sie stellt eine Hypothese zu einem Muster.
> - Sie spiegelt.

Beispiele für Anregung zur Selbstreflexion

- »Du schweigst. Ich habe das Gefühl, dass ich Dich getroffen habe. Und dass Du meine Kritik sehr persönlich genommen hast. Das habe ich schon häufiger so wahrgenommen. Habe ich Dich verletzt?«
- »Aus meiner Sicht nimmst Du Dir das sehr zu Herzen. Ich finde, dass Du Dich manchmal viel zu sehr in Frage stellst. Was denkst Du dazu?«
- »Du wirkst verärgert. Habe ich Dich irgendwie provoziert? Ich glaube, dass mein Verhalten Dich manchmal sehr herausfordert. Ist das so?«

Wer zur Selbstreflexion anregen möchte, braucht Zeit, Konzentration und Beharrlichkeit: Fragen, Beobachten, Zuhören, Spiegeln, Hinterfragen, Dranbleiben. Und Helfen, dass der andere seine Muster erkennt.

Praxisbeispiele

Beispiel 1: Sarah und der Stress

Sarah arbeitet auf einer stark belasteten Station. Ihre Leitung fragt:
»Warum sind die drei Patienten noch nicht entlassen?«

Sarah explodiert, Sarkasmus und Schuldumkehr. Der Ton ist hart:
»Merkst Du nicht was hier los ist. Glaubst Du ich drehe Däumchen.«

So manche Leitung würde jetzt verärgert reagieren: »Stopp, in dem Ton nicht!« Aber, was ist eigentlich passiert? Sarah fühlt sich angegriffen und in Frage gestellt. Sie ist ehrgeizig und ihr Selbstwert ist an ihre Leistung geknüpft. Deshalb reagiert sie recht empfindlich auf Kritik.

Führungstool 1: Verbale Sonde
Die Leitung nimmt sie beiseite, bleibt ruhig und sendet eine verbale Sonde:
»Ich wollte Dich nicht angreifen. Du machst gute Arbeit. Ich weiß das.«
Sie erklärt ruhig, warum die Frage für sie wichtig war.

Führungstool 2: Anregung zur Selbstreflexion
Nun spricht sie die gereizte Reaktion an – ohne Angriff:
»Ich bin überrascht, wie schnell Du meine Frage auf Dich beziehst und Dich in Frage gestellt siehst. Das fällt mir ab und zu auf. Und das finde ich schade. Liege ich da richtig? Wenn ja, was gibt Dir mehr Sicherheit?«
Das Gespräch dreht. Sarah erklärt. Der Kontakt ist wieder da.

Beispiel 2: Alexander und die Schuldfrage

Alexander arbeitet in der stationären Langzeitpflege. Er vergisst eine Medikamenteneintragung. Die Tochter des Bewohners beschwert sich. Die Leitung Katharina spricht ihn an.

Er reagiert sofort mit Rechtfertigung, Schuldumkehr und Bagatellisierung:
»Ja, der Arzt hat ein Schmerzmittel angeordnet und ich habe es nicht gleich eingetragen, aber der Bewohner hatte ja auch keine Schmerzen die letzten Tage, sonst hätte ich mich erinnert und mich sofort auch darum gekümmert. Die Tochter hätte mich auch mal selbst darauf ansprechen können. Aber da meint sie wohl, sie müsste sich gleich bei der Leitung beschweren.«

Was ist passiert? Alexander fällt es schwer, eigene Fehler einzugestehen. Er möchte nicht als schuldig gelten. Das macht ihm ein echt schlechtes Gefühl. Und deshalb lehnt der die Verantwortung ab und sucht Schuld bei anderen.

Führungstool 1: Verbale Sonde'
Die Leitung bleibt ruhig und sendet eine verbale Sonde:

»Ich greife Dich nicht an und suche nicht einfach nur einen Schuldigen. Glaube mir, ich möchte das ganz wohlwollend mit Dir klären.«

Führungstool 2: Anregung zur Selbstreflexion
Die Leitung stellt klar:
»Wir haben doch die feste Regel, dass eine ärztliche Verordnung sofort eingetragen wird.«

Und sie hat eine Hypothese, die sie spiegelt.
»Ich habe das Gefühl, dass es Dir manchmal schwerfällt, eigene Fehler einzugestehen und die Verantwortung zu übernehmen. Wenn es so ist: Warum ist das denn so schlimm für Dich und was können wir tun?«

Alexander rechtfertigt sich weiter:
»Es nervt einfach, wenn daraus so viel Wind gemacht wird.«

Die Leitung Katharina bleibt wohlwollend, zugewandt und beharrlich: »Ich schätze Dich, aber es stört mich, dass es Dir schwerfällt, diesen Fehler einzugestehen. Jetzt redest Du lieber über die Angehörige, als über Dein Verhalten. Fällt Dir das nicht auf? Ich möchte aber über Deinen Anteil sprechen. Wenn Du Deinen Fehler annimmst, verlierst Du für mich nicht. Ganz im Gegenteil!«
Irgendwann erreicht sie ihn und er nimmt die Verantwortung an. Das ist der erste Schritt zur Veränderung.

Erfolgreiche Führung sieht nicht nur das äußere Verhalten, sondern auch den inneren Zustand. Sie reagiert nicht auf die offensichtliche Abwehr, sondern auf die Verletzlichkeit dahinter – mit vulnerabilitätssensibler Kommunikation. Sie findet eine Sprache, die berührt und bewegt. *Modus-Change* ist Führungsaufgabe. Emotional intelligente Kommunikation, keine Therapie. Denn nur wer Menschen innerlich erreicht, bringt sie auch äußerlich richtig in Bewegung.

4.7 Prozessmodul 6: Feedback – konstruktive Rückmeldungen in sechs Stufen

Ein starkes Feedback ist mehr als »sagen, was Sache ist«. Dazu gehört eine besondere Haltung, die Einhaltung von bestimmten Grundsätzen und der Mut, in die Tiefe zu gehen.

> Kein Feedback ist auch ein Feedback

Feedback geben Führungskräfte immer. Auch, wenn sie nichts sagen. Es gibt jedoch auch ein Feedback ohne Worte, das viele Fragen offenlässt.

> **Definition: Implizites Feedback**
>
> Beim impliziten Feedback gibt der Feedbackgeber nur nonverbale Signale. Auftreten und Verhalten sprechen für sich – ganz ohne Worte. Die Inhalte und Bewertungen werden nicht verbalisiert, sondern müssen aus Mimik, Gestik und Verhalten indirekt herausgelesen werden. Dabei entstehen leider Interpretationsfehler!

Das implizite Feedback öffnet Tor und Tür für Spekulation und Unsicherheit. Mitarbeitende erhalten keine gesicherten Informationen: Wo stehe ich?

»Wenn ich nichts sage, ist doch alles gut« oder »Schweigen heißt Zustimmung« – diese Führungsphilosophie ist überholt. Ausgesprochene Anerkennung und konstruktive Kritik gehören zu einer zeitgemäßen und gesunden Führungskultur.

4.7.1 Feedback als pauschale Negation

Besonders schädlich ist ein Feedback, wenn es wenig konkret ist oder als *pauschale Ablehnung und Negation* formuliert wird. Beispiel: »Ich möchte *nicht*, dass Du weiter so abweisend und unfreundlich zu den Angehörigen bist.« oder »Einfach Nein sagen. Das geht gar *nicht!*«.

Mitarbeitende wissen dann immer noch nicht, wie sie es richtig machen können.

4.7.2 Warum viele Feedbacks scheitern

Ob ein Feedback wirkt, hängt aber nicht nur von der inhaltlichen Struktur und Formulierung ab.

Entscheidend ist nicht nur der Sender, sondern der innere Zustand des Feedbackempfängers.

Im letzten Kapitel haben wir gesehen: Wer im Alarmmodus ist, blockt ab. Wer sich angegriffen fühlt, geht in eine Schutzreaktion. Er rechtfertigt sich, schaltet auf Gegenangriff oder zieht sich zurück. Menschen mit gesundem Selbstwert hören besser zu. Menschen, die sich angegriffen fühlen oder ängstlich sind, hören nur einseitig oder viel zu viel. Sie ignorieren die eigentlichen Sachbotschaften. In diesem Fall ist es wenig sinnvoll, das Feedback zu wiederholen oder weiter zu vertiefen. Dann muss die Ebene gewechselt werden. Jetzt sind feedbackflankierende Interventionen gefragt. Diese stärken den Selbstwert und/oder die Beziehung.

4.7 Prozessmodul 6: Feedback – konstruktive Rückmeldungen in sechs Stufen

> **Definition: Feedbackflankierende Interventionen**
>
> Feedbackflankierende Interventionen sind Kommunikationsstrategien, die ein Feedback einleiten oder begleiten. Durch sie wird die Annahme und Verarbeitung eines Feedbacks unterstützt. Hier gibt es zwei Ansatzpunkte: die Stabilisierung des Selbstwerts und die Unterstützung von Akzeptanz und Vertrauen auf der Beziehungsebene.

4.7.3 Selbstwertstabilisierung

Mitarbeitende haben in der Vergangenheit mit Feedback so ihre eigenen Erfahrungen gemacht. Diese sind nicht immer gut für sie gewesen. Kritik kann das Selbstwertgefühl beeinträchtigen. Besonders vulnerable Mitarbeitende verarbeiten auch konstruktiv und sachlich formuliertes Feedback kritisch. Sie gehen in den Protektionsmodus, um sich zu schützen: langatmige Rechtfertigungen, Gegenvorwürfe, stille Blockade, Ablenken und Ausweichen. Manchmal reagieren sie auch mit überzogener Selbstkritik, was nicht wirklich hilfreich ist. Gefragt sind jetzt selbstwertstabilisierende Interventionen mit dem Ziel eines Modus-Change. Erst danach kann das Feedback wirklich greifen. In ▶ Kap. 4.6 (Prozessmodul: Modus-Diagnose und Change) haben wir aufgezeigt, wie ein Modus-Change mit verbalen Sonden und der Anregung zur Selbstreflexion erreicht werden kann.

Selbstwertstabilisierende Botschaften sind z. B.

- »Ich wollte Dich nicht angreifen.«
- »Ich schätze Dich. Es geht nur um einen Punkt, nicht um Dich als ganze Person.«
- »Ich habe Sorge, dass es für Dich hier nur um schuldig oder nicht schuldig geht.«

4.7.4 Unterstützung von Akzeptanz und Vertrauen auf der Beziehungsebene

Auch wenn das Vertrauen fehlt oder die Beziehung irritiert ist, besteht die Gefahr, dass das Feedback abgelehnt wird. Auf der Basis einer guten Beziehung ist Feedback besonders wirksam. Besteht Akzeptanz und Vertrauen? Dann wird auch kritisches Feedback eher als fair und hilfreich bewertet. Wenn Akzeptanz und Vertrauen fehlen? Dann wird Feedback als »feindselig« und »ungerecht« interpretiert. Der Feedbackempfänger fühlt sich nicht angenommen und verstanden. In ▶ Kap. 4.5 (Prozessmodul Beziehung) haben wir aufgezeigt, wie wir auf der Beziehungsebene kommunizieren können, um Vertrauen zu stärken.

Beziehungsbotschaften sind z. B.

- »Ich habe den Eindruck, Du fühlst Dich unfair behandelt. Lass uns darüber reden.«
- »Ich glaube, es gab in letzter Zeit Dinge, die noch zwischen uns stehen.«
- »Ich möchte Dich erreichen.«

4.7.5 Allgemeine Grundsätze positiven Feedbacks

Es gibt ein paar allgemeine Grundsätze zur Formulierung eines Feedbacks:

Zehn Formulierungsregeln für Feedback

»Das Feedback sollte

1. möglichst beschreibend, nicht wertend sein,
2. konkret auf begrenztes Verhalten und nicht allgemein auf die gesamte Person bezogen sein,
3. die Bedürfnisse der beteiligten Personen berücksichtigen,
4. sich auf veränderbares Verhalten beziehen und nicht auf den Charakter einer Person,
5. erbeten und nicht aufgezwungen sein,
6. eher unmittelbar und nicht verzögert gegeben werden,
7. klar und genau formuliert sein.,
8. durch Dritte überprüfbar sein,
9. durch inhaltliche Hinweise weiteres Lernen ermöglichen und
10. positive Aspekte enthalten.« (Kopp und Mandl 2014, S. 158f.)

4.7.6 Die sechs Stufen eines professionellen Feedbacks – Wirksamkeit bis in die Tiefe

Im pflegerischen Alltag brauchen wir häufig nur ein zweistufiges Feedback:

- IST-Beschreibung
  Wir weisen darauf hin, was uns im Verhalten, in der Einstellung, in der Leistung oder im Ergebnis aufgefallen ist – konkret, verständlich und nachvollziehbar.
- SOLL-Vorgabe
  Wir erklären dann, welches Verhalten, welche Einstellung, welche Leistung und welches Ergebnis wir konkret erwarten – positiv, anschaulich und lösungsorientiert.

Bei wiederholten, gravierenden oder hartnäckigen Abweichungen empfiehlt sich neben feedbackflankierenden Interventionen eine sechsstufige Feedbackstruktur (▶ Abb. 4.6).

4.7 Prozessmodul 6: Feedback – konstruktive Rückmeldungen in sechs Stufen

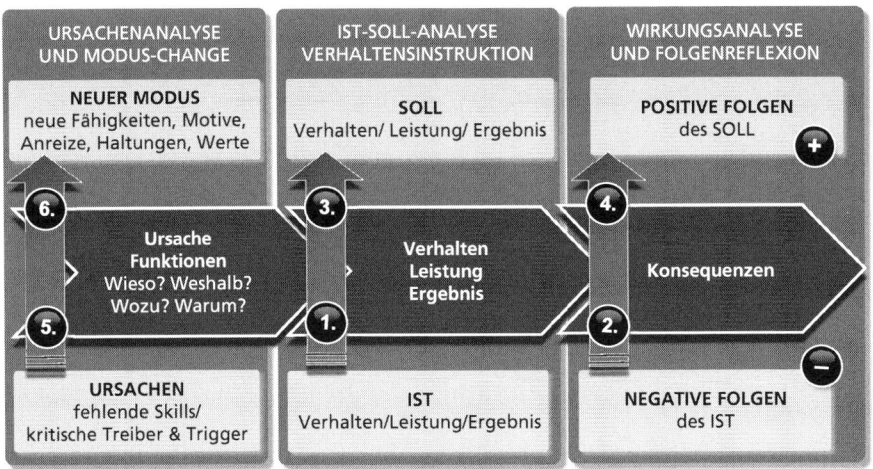

Abb. 4.6: Der sechsstufige Feedbackprozess (eigene Darstellung in Anlehnung an Röhrßen & Stephan 2021, S. 138)

> *Definition: sechsstufiger Feedbackprozess*
>
> - Schritt 1 IST-Beschreibung
>   Was habe ich genau beobachtet?
> - Schritt 2 Negative Folgen aufzeigen
>   Welche negativen Folgen, Risiken und Konsequenzen ergeben sich daraus?
> - Schritt 3 SOLL-Vorschlag
>   Welche konkreten Erwartungen habe ich an das Verhalten, die Leistung, das Ergebnis?
> - Schritt 4 Positive Folgen aufzeigen
>   Welche positiven Folgen würden sich aus dem gewünschten Verhalten, der geforderten Leistung und dem erwarteten Ergebnis ergeben?
> - Schritt 5 Ursachen klären
>   Was sind die Ursachen für das problematische Verhalten, die mangelnde Leistung oder das kritische Ergebnis? Hier sollten Hypothesen überprüft werden.
> - Schritt 6 Modus-Change
>   Aus welchem Zustand heraus könnten ein neues Verhalten sowie bessere Leistungen und Ergebnisse erbracht werden? Welche Voraussetzungen sind erforderlich?
>
> Der sechsstufige Feedbackprozess geht davon aus, dass Veränderungen nachhaltig sind, wenn die Ursachen geklärt sind (Schritt 5). Im letzten Schritt wird an dieser Wurzel gearbeitet und der innere Modus verändert (Schritt 6). Neue Fähigkeiten und schlummernde Potenziale werden geweckt. Förderliche Einstellungen und Haltungen werden verankert. Persönliche Motive werden angesprochen und emotionale Zustände positiv beeinflusst.

Wir demonstrieren die Struktur des sechsstufigen Feedbackprozesses einmal an folgendem Fallbeispiel:

> **Praxisbeispiel: Anna entwickelt eine neue Haltung**
>
> Franziska ist eine erfahrene Leitung auf einer geriatrischen Station. Anna hat auf einer neurologischen Station in einem anderen Krankenhaus gearbeitet und ist nun seit Kurzem in der Geriatrie. Franziska bittet Anna zum Gespräch. Es geht um Frau Hartmann, eine Angehörige, die sich beschwert hat. Mal wieder.
>
> - Schritt 1: IST-Beschreibung
>   Franziska bringt es ruhig zur Sprache. Sie berichtet von Frau Hartmanns Beschwerde. Frau Hartmann hätte eine Frage an Anna gerichtet, auf dem Flur. Anna habe sie einfach »im Regen stehen gelassen« und abgewiesen: »Ich habe gerade keine Zeit.« Franziska fragt Anna nach ihrer Wahrnehmung der Situation.
>   Anna: »Ja, so ähnlich war es – vielleicht nicht ganz so schroff.« Sie verteidigt sich: »Es gab zwei Notaufnahmen und die Ärztinnen haben auf mich gewartet.«
> - Schritt 2: Negative Folgen aufzeigen
>   Franziska nickt. »Ich verstehe die Situation. Aber Frau Hartmann nicht. Für sie war der Moment wichtig. Sie hatte eine Frage. Und sie fühlte sich von Dir abgewiesen. Dadurch geht Vertrauen verloren. Und sie beschwert sich. Das ist zusätzlicher Aufwand für uns.«
>   Anna: »Gut, aber ich hatte wirklich keine Zeit. Was hätte ich denn machen sollen?«
> - Schritt 3: SOLL-Vorschlag
>   Franziska: »Ich mache Dir einen Vorschlag. Erstens: Du sagst freundlich, dass es Dir leidtut, aber dass es gerade nicht passt. Zweitens: Du erklärst kurz, warum. Drittens: Du machst ein Angebot. Zum Beispiel ein Rückruf, ein späterer Termin.«
> - Schritt 4: Positive Folgen aufzeigen
>   Franziska: »Das wäre eine kleine Geste mit großer Wirkung. Aber kein Grund zur Beschwerde.«
>   Anna rollt mit den Augen. »Kennst Du Frau Hartmann? Die beschwert sich auch, wenn man alles richtig macht.«
>   Franziska gelassen: »Ein Satz mehr hätte gereicht. Dann stehe ich hinter Dir. Wenn Du professionell bleibst, kann ich das auch nach außen vertreten.«

Für viele Führungskräfte endet spätestens hier das Feedback. Aber eigentlich geht es jetzt erst richtig los:

- Schritt 5: Ursachen klären
  Franziska spricht ihre Hypothesen zu den Ursachen an, direkt und ohne Vorwurf. Aus Ihrer Sicht reagiert Anna allergisch, wenn Menschen Erwar-

tungen an sie stellt. Wenn sie das Gefühl bekommt, vereinnahmt zu werden »Mir ist aufgefallen, dass Du schnell gereizt bist, wenn Dich jemand im Ablauf stört oder Ansprüche an Dich stellt. Dann reagierst Du eher schroff. Ist es so?«

Anna nickt. »Ich will ja niemanden verletzen. Aber ich fühle mich vereinnahmt und in die Ecke getrieben. Dann reagiere ich so.«

Franziska: »Dann bist Du dünnhäutig? Und Frau Hartmann hat einen Nerv getroffen?«

Anna: »Ja, genau.«

- Schritt 6: Modus-Change – ein innerer Schwenk

Franziska holt aus: »Geriatrie ist nicht für jeden das Richtige. Die Menschen sind alt, oft schwer krank und pflegebedürftig, manchmal fordernd. Und manchmal ungerecht. Aber sie brauchen uns. So wie sie sind. Wir können hier ihre Persönlichkeit und ihre Macken nicht verändern, aber uns innerlich darauf einstellen.«

Sie schaut Anna an: »Wenn Du sie verstehst, ohne Dich zu verlieren, bist Du stark. Du brauchst nicht unnötig kämpfen. Mitgefühl heißt nicht, alles für die Patienten zu machen. Es gibt immer eine Möglichkeit, sich freundlich abzugrenzen, unabhängig zu bleiben. Ich möchte Dich gern behalten, aber vielleicht ist die Geriatrie nicht Dein Ort.«

Stille. Anna ist betroffen. Sie denkt nach.

»Ich glaube, ich will es allen recht machen. Da komme ich dann an Grenzen. Und reagiere empfindlich auf Erwartungen, die ich nicht erfüllen kann.«

Sie gibt sich einen Ruck: »Ok, ich werde daran arbeiten. Ich darf freundlich und begründet Nein sagen. Das ist nicht leicht. Aber ich will es versuchen.«

Franziska lächelt. »Mehr will ich gar nicht.«

Das Praxisbeispiel zeigt: Führung heißt nicht einfach nur korrigieren (IST-SOLL). Es heißt: Ursachen verstehen und Hypothesen bilden. Spiegeln und Impulse geben. Inneren Widerstand in tiefere Einsicht verwandeln. Förderliche Verhaltensweisen, Leistungen und Ergebnisse entstehen nachhaltig nur aus einer neuen inneren Überzeugung (Modus Change).

4.8 Prozessmodul 7: Ziele und Delegation – emotional verankern

Menschen brauchen Ziele, Sie geben ihrem Leben und ihrer Arbeit eine Richtung, einen Sinn. Sie schaffen Klarheit und bündeln Kräfte und Ressourcen.

Ziele – nur ausgesprochen oder auf dem Papier – richten wenig an. Warum sind Zielvereinbarungen häufig so anstrengend für beide Seiten? Weil sie als Verordnung erlebt werden und emotional nicht verankert sind. Weil wichtige Fragen unbeantwortet bleiben: Will ich das Ziel für mich übernehmen? Was will ich eigentlich? Und warum? Was treibt mich persönlich an?

Aus Studien zur Leistungsverbesserungen über realistische und spezifische Zielbildung ergaben sich interessante Erkenntnisse. Die »goal-setting-theorie« zeigt: Ziele richten alltägliches Verhalten aus und unterstützten die Motivation und Kontrolle. Wer sein Ziel aus dem Auge verliert, wird seinen Weg kaum finden.

Ziele wirken nach Locke und Latham (1996) positiv auf die Arbeitsleistung durch vier Wirkmechanismen (vgl. auch Waldforst 2007, S. 17):

1. Sie richten die Aufmerksamkeit und Handlungen in die gewünschte Richtung.
2. Sie mobilisieren die Energie und motivieren
3. Sie stärken das Durchhaltevermögen, die Disziplin und Kontrolle
4. Sie unterstützen die Suche nach erfolgreichen Lösungen und Arbeitsstrategien.

4.8.1 Von der Zielvereinbarung zur Zielverankerung

Ziele wirken nachhaltig, wenn sie nicht nur kognitiv verstanden, sondern auch emotional verankert sind. Ziele brauchen innere Bindung und ein Warum. Nur dann halten sie auch in Krisen und sind widerstandsfähig gegen Ablenkungen.

Wir unterscheiden drei Zielebenen (nach Storch 2011):

1. Motto-Ziele: Haltungsziele, sinnstiftend und emotional aus der Tiefe der Persönlichkeit.
2. SMART-Ziele: konkrete operative Handlungsziele – Wer, mit wem, was, wie, bis wann?
3. Wenn-Dann-Pläne: automatische Routinen – unser Autopilot-System im Alltag.

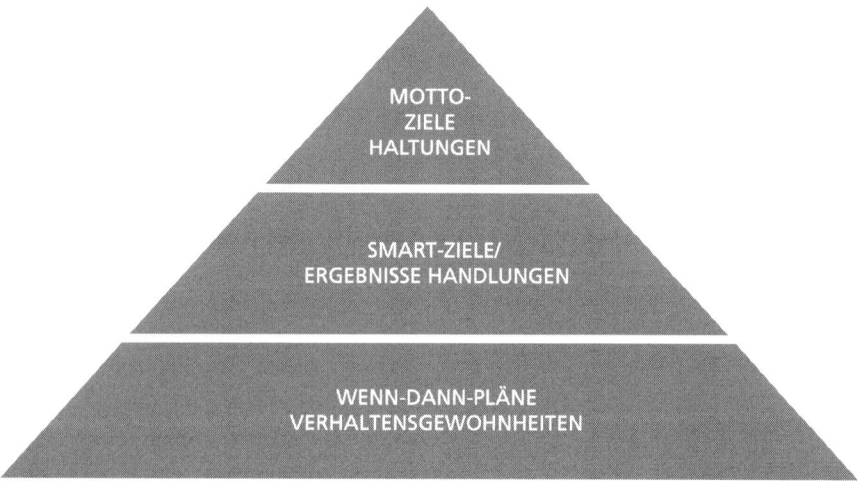

Abb. 4.7: Zielpyramide (eigene Darstellung in Anlehnung an Storch 2011, S. 196)

4.8.2 Motto-Ziele: Das persönliche Fundament der Zielsetzung

Ziele müssen nicht nur logisch im Gedächtnis, sondern auch emotional verankert werden. Sie müssen im Einklang mit unseren persönlichen Bedürfnissen und Motiven stehen, sie brauchen positive Emotionen und sie sollten sich sogar auch körperlich gut anfühlen. Motto-Ziele, unsere höchste Zielebene, kommen aus dem Innersten. Sie sagen nicht, was man genau tun will, sondern wie man sein will. Sie benennen positiv und prägnant eine persönliche Stärke, Motivation und Haltung, keine Handlung.

Motto-Ziele stehen ganz am Ende eines Klärungsprozesses: Was ist mir wichtig? Wie will ich sein? Was macht mich stark?

> **Praxisbeispiel: Anna entdeckt ihr Motto-Ziel**
>
> Wir knüpfen an das Praxisbeispiel im letzten Kapitel an.
> Die Leitung Franziska hat Anna dabei unterstützt, mit fordernden Alterspatienten in der Geriatrie besser umzugehen. Ruhig und verbindlich zu bleiben. Freundlich und begründet Nein-Sagen-Zu-Können, wenn es nicht anders geht.
>
> Gern möchte Franziska diese neue Haltung bei Anna noch mit einem Motto-Ziel emotional verankern. Anna ist einverstanden. Und in einem spannenden und entspannten Dialog suchen sie gemeinsam nach passenden und prägnanten Sätzen. Wichtig ist, dass Anna die Stimmigkeit der Sätze immer für sich selbst überprüft.
>
> Nach einigen Minuten haben sie das Motto bereits gefunden: »Ich bin ganz nah und ganz klar«.
> Dieser Satz hilft Anna, den Kontakt zu den Patienten und Angehörigen zu halten (»ganz nah«), aber auch souverän aufzutreten und sich – bei Bedarf – klar abzugrenzen (»ganz klar«). Kein Leitspruch für alle, sondern nur für sie. Und genau deshalb so wirksam!

> **Definition: Motto-Ziele sind...**
>
> - kurz und prägnant,
> - kraftvolle Haltungsziele,
> - emotional positiv besetzt,
> - attraktiv wie ein Werbeslogan (gern auch bildlich und poetisch),
> - energetisierend, nämlich Treiber und Treibstoff für unser Handeln im Alltag,
> - im Präsens und ohne Negation formuliert,
> - sehr persönlich, Wert-voll und Sinn-stiftend (Werte, Identitäts- und Lebensziele).

Es ist nicht immer ganz einfach, ein geeignetes Motto zu finden, um eine innere Haltung zu verankern. Es geht nicht darum, nur perfekte Formulierungen zu finden, sondern im Dialog mit den Mitarbeitenden herauszufinden, was ihre ureigenen Bedürfnisse, Motive und Ziele sind und wie sie diese in einer Haltung ausdrücken können.

Weitere Beispiele aus der Praxis:

- Eine Pflegefachperson in der Notaufnahme bewahrt sich innere Ruhe, Kraft und Umsicht – besonders im täglichen Chaos und Stress: »*Ich bin ein Fels in der Brandung der Notaufnahme.*«
- Eine kompetente ältere Mitarbeiterin – umgeben von jungen, ehrgeizigen und engagierten Kollegen und Kolleginnen – erkennt ihre besondere Stärke im Team: »*Ich bin aus Erfahrung gut.*«
- Eine Pflegefachperson ist im Team immer sehr empathisch und übernimmt gern Verantwortung für andere. Dabei verliert sie sich manchmal selbst. Jetzt hat sie einen Leitspruch gefunden »*Ich habe Mitgefühl, aber lasse Verantwortung da, wo sie hingehört*«
- Eine pflegerische Leitung hat für sich entdeckt: wenn sie für sich vorab geklärt ist, dann kann sie auch schwierige Gespräche ohne Sorge und Selbstzweifel führen: »*Ganz mit mir im Reinen, bin ich ruhig im Konflikt.*«
- Eine pflegerische Leitung hat für sich erkannt, wie wichtig es ist und wie gut sie es kann, in einer schwierigen Zeit Zuversicht auszustrahlen und Kraft zu geben: »*Ich leuchte, auch wenn es dunkel wird.*«

> **Übung: Ihr perfektes Motto-Ziel, dank KI – ein kleiner Tipp!**
>
> Nutzen Sie die Künstliche Intelligenz (KI), um Ihr Motto-Ziel zu finden.
> In ▶ Kap. 4.10 zeigen wir auf, wie Sie mit künstlicher Intelligenz in Führung gehen können.
>
> Öffnen Sie ChatGPT. Beschreiben Sie, für welche konkrete Problem- oder Anforderungssituation, für welche persönliche Haltung und Kompetenz Sie ein Motto-Ziel suchen. Erklären Sie ChatGPT genau, was Sie unter einem Motto-Ziel verstehen (siehe Definition oben). Bitten Sie um die Formulierung von sieben bis zehn positiven Motto-Zielen, ganz ohne Negation in der Formulierung, gern auch poetisch in Bildern.
> Nehmen Sie die Liste und prüfen Sie, welches davon Sie am meisten anspricht. Legen Sie selbst Hand an und feilen Sie so lange an der Formulierung, bis diese persönlich ganz zu Ihnen passt. Oder geben Sie weitere Anweisungen (Prompts) ein, um das Lieblingsmotto zu finden und weiterzuentwickeln.

Motto-Ziele berühren eine tiefere Dimension des Menschen. Sie stiften Sinn und verankern starke Werte und Haltungen.

4.8.3 SMART-Ziele: Klar, konkret, messbar.

In der Managementliteratur erfreuen sich die sogenannten SMART-Ziele inzwischen großer Bekanntheit und Beliebtheit:

> »Ein gutes Ziel mit einer optimalen Erfolgsaussicht muss folgenden Kriterien genügen: Specific, Measurable, Attractive, Realistic, Terminated. Hinter dem Akronym S.M.A.R.T verbergen sich empirisch gut abgesicherte Ergebnisse der Goal-Setting-Theorie (Zielsetzungstheorie), die von den Arbeitspsychologen Locke und Latham (1990) entwickelt wurde. Aufgrund ihrer Untersuchungen gelangten sie zu der Empfehlung, dass Ziele mit einer hohen Erfolgsaussicht möglichst *hoch* im Sinne von anforderungsreich und außerdem möglichst *spezifisch* formuliert sein sollten. Ihre Untersuchungen sind als Gegensatz zu den so genannten ›Do your best‹ Zielen zu verstehen. In der Zeit vor den Untersuchungen von Locke und Latham wurden z. B. im Geschäftsleben die Ziele für Mitarbeitende oft unklar in Sprache gefasst. Auch heute ist diese Unsitte immer noch weit verbreitet: ›Sie müssen mehr Power bringen‹, ›Ich will einfach, dass das Backoffice reibungslos funktioniert‹ oder ›Ich will heute Ihr Bestes sehen‹, sind gängige Sprüche, mit denen Führungskräfte versuchen, ihre Mitarbeitenden dazu zu bringen, dass sie ihre Arbeit optimal erledigen. Der entscheidende Nachteil von diesen so genannten ›Do your best‹-Zielen ist, dass der Adressat dieser Anweisung oftmals völlig im Unklaren darüber bleibt, was er denn nun konkret zu tun habe.« (Storch 2011, S. 185 f.)

»Gib Dein Bestes«, »Ich möchte volle Leistung sehen«, »Du musst Dich da mehr fordern«, »Zeig bitte mehr Freundlichkeit«, »Das muss ganz sorgfältig gemacht werden«– alles Appelle, die viele Fragen aufwerfen: Was ist mein Bestes? Was ist mit voller Leistung gemeint? Woran erkennt man Freundlichkeit genau? Auf welche Details muss ich achten, wenn ich sorgfältig arbeiten soll?

Wer die fünf Kriterien für SMART-Ziele beachtet, schafft Klarheit, Nachvollziehbarkeit und Messbarkeit.

Definition: SMART-Ziele

- S steht für spezifisch. Die Zielbeschreibung ist präzise und anschaulich.
- M steht für messbar. Die Zielerreichung kann nachgewiesen werden.
- A steht für akzeptiert. Die Ziele werden angenommen, sind emotional verankert.
- R steht für realistisch. Die Ziele sind mit eigenen Fähigkeiten/Ressourcen erreichbar.
- T steht für terminiert. Die Ziele sind zeitlich definiert: Wann? Ab wann? Bis wann?

Wir zeigen die Festlegung von SMART-Zielen einmal an einem Projekt:

Praxisbeispiel: Perfektes Entlassungsmanagement mit SMART-Zielen

Innerhalb ihrer klinischen Leitungskonferenz (duale Leitung und Organisationsverantwortung in Medizin und Pflege) legen die bereichsverantwortliche Oberärztin Dr. Sabine Schlüter und der pflegerische Abteilungsleiter Sven Friedrichs die SMART-Entlassungsziele genau fest:

- Spezifisch
  Am Vortag einer Entlassung sollen im Rahmen der nachmittäglichen Kurvenvisite alle wichtigen vorbereitenden Maßnahmen geprüft werden; aktueller und vollständiger Medikamentenplan, vom Arzt unterschriebener Transportschein, Beauftragung des Transportdienstes, vorläufiger Entlassungsbrief, Bericht des Sozialdienstes, Information der Angehörigen etc. Die Patienten werden am Folgetag dann nach Erfüllung aller Voraussetzungen entlassen. Die elektronische Entlassung erfolgt durch die bereichsverantwortliche Pflegefachperson innerhalb des Krankenhaus-Informations-Systems (KIS) unmittelbar nachdem die jeweiligen Entlassungspatienten die Station verlassen haben.
- Messbar
  Bis 11.00 Uhr am Entlassungstag werden mindestens 80 % der am Vortag für den Folgetag eingeplanten Entlassungspatienten auch real entlassen, damit dann wieder freie Betten zur Verfügung stehen. In der Kurvenvisite werden auf einem Formular die am Folgetag zu entlassenen Patienten dokumentiert. Am Folgetag wird innerhalb der Kurvenvisite anhand des Formulars geprüft, ob alle geplanten Patienten entlassen wurden. Abweichungen werden im Formular mit Begründung dokumentiert (Legende mit den häufigsten Abweichungsgründen). Die Einhaltung des Entlassungszeitpunktes wird 14-tägig über die Daten in der klinischen IT (KIS) geprüft. Dabei wird nicht nur die Häufigkeit von Abweichungen, sondern auch der Grad der Abweichung und die Häufigkeit einzelner Abweichungsgründe ausgewertet.
- Akzeptiert
  Die bereichsverantwortliche Oberärztin und der pflegerische Abteilungsleiter akzeptieren diese Ziele und sehen sich in der Verpflichtung, die Ziele auch über konsequente Führung der ihnen zugeordneten Mitarbeitenden sicherzustellen.
- Realistisch
  Die Ziele sind realistisch mit den bestehenden Kompetenzen und Ressourcen umsetzbar. Allerdings muss ärztlicherseits darauf geachtet werden, dass frühzeitig mit der Arztbriefschreibung begonnen wird, notwendige Abschlussuntersuchung rechtzeitig angeordnet und umgesetzt werden sowie abschließende Befunde zeitnah gesichtet und klinische Entscheidungen dann unmittelbar getroffen werden.
- Terminiert
  Die Umsetzung erfolgt ab dem kommenden Montag. Bis dahin sind alle ärztlichen und pflegerischen Mitarbeitenden durch ihre Vorgesetzten (bereichsleitende Oberärztin/pflegerischer Abteilungsleiter) zu informieren. Nach 14 Tagen erfolgt die erste Auswertung. Die regelmäßige 14-tägige Auswertung läuft so lange, bis die täglichen Entlassungsziele nachweisbar und stabil über einen Zeitraum von zwei Monaten umgesetzt worden sind.

SMART-Ziele helfen, Struktur und Verantwortung zu verankern. Und sie machen Erfolge sichtbar. Ohne Spielraum für Ausreden.

4.8.4 Wenn-Dann-Pläne: Die Macht der Gewohnheit

Wenn-Dann-Pläne sind *geplante Gewohnheiten*. Für wiederkehrende Anforderungen, Auslöser oder typische Situationen wird ein konkretes Verhaltensmuster im Voraus festgelegt. Die Struktur ist einfach und eindeutig.

> **Definition: Wenn-Dann-Pläne**
>
> Wenn-Dann-Pläne sind *Verhaltensgewohnheiten (B)*, die durch einen bestimmten *Auslöser oder Anlass (A)* automatisch aktiviert werden. Das Prinzip lautet: *Immer wenn A – dann B.*
>
> Sobald eine Person in die definierte Situation A kommt, wird automatisch das Verhalten B ausgeführt – ohne langes Nachdenken, Zögern oder Abwägen.
>
> Ist der Wenn-Dann-Plan gut eingeübt, schaltet der Mensch in den *Autopilot-Modus*: Er handelt sicher, schnell und zielgerichtet – so wie man beim Autofahren bei Grün automatisch den Fuß von der Bremse nimmt und Gas gibt. Alles läuft dann wie von selbst.

Praxisbeispiel: Anna kommuniziert im Autopilot-Modus – nach festen Regeln

Wir greifen das Beispiel aus dem vorigen Kapitel (▶ Kap. 4.8.2) auf:
Anna fühlt sich oft von den Erwartungen älterer Patienten und ihrer Angehörigen überrollt. Sie möchte in stressigen Momenten besser Grenzen setzen, etwa dann, wenn sie gerade keine Zeit für ein Gespräch hat.

Stationsleitung Franziska unterstützt sie dabei, einen klaren Wenn-Dann-Plan für diese Schlüsselsituation zu entwickeln:

Wenn ich gefragt werde, aber gerade keine Zeit habe (A),
dann handle ich nach diesem Schema (B):

1. *Freundliches Nein:* »Es tut mir leid, aber ich habe im Moment keine Zeit.«
2. *Kurze Begründung:* »Ich muss jetzt die Ärztinnen bei der Patientenaufnahme unterstützen.«
3. *Verbindliches Angebot:* »Ich komme danach gern direkt zu Ihnen.« (Patient/in) oder »Ich rufe Sie heute Nachmittag gegen 15:30 Uhr an.« (Angehörige/r)
4. *Klarer Abschluss bei hartnäckigem Verhalten:* »Ich bitte Sie, dies zu respektieren.«

Anna fasst dieses Verhalten als vierstufige Formel zusammen:
»Nein – Begründung – Angebot – Respekt.«
Sie möchte diese Routine nun im Alltag erproben und fest verankern.

Aber Vorsicht: Einfach nur Wenn-Dann-Pläne erstellen und vereinbaren, das greift zu kurz.

Jede Gewohnheit braucht eine Zielintention, eine Motivation und eine förderliche Haltung, sonst bleibt sie oberflächlich und geht irgendwann verloren. Aus diesem Grund hat in unserem Praxisbeispiel die Leitung Franziska auch zunächst an der Einstellung und Haltung von Anna gearbeitet. Ein Motto-Ziel hat dabei geholfen. Erst dann geht es in die Verhaltensroutine mit einem Wenn-Dann-Plan.

> »Wenn-Dann Pläne besitzen das Format ›Wenn Situation X eintritt, dann will ich das Verhalten Y ausführen!‹ und stehen im Dienste von Zielintentionen, d. h. sie sind diesen untergeordnet. Dies impliziert, dass ein Handelnder sich in der Regel zuerst eine Zielintention setzt und sich anschließend einen Wenn-Dann-Plan fasst, um durch diesen die Realisierung der Zielintention zu unterstützen. Zielintentionen bilden somit die Grundlage für Wenn-Dann-Pläne, oder anders formuliert: Sie sind die Voraussetzung für deren Existenz [...]. Wenn-Dann-Pläne sind eine Strategie, in der sowohl das die Realisierung der Zielintention fördernde Verhalten als auch eine günstige Situation, dieses Verhalten zu zeigen, festgelegt wird.« (Faude-Koivisto und Gollwitzer 2011, S. 213)

Sind die Ziele und die Absichten klar? Dann entlasten Routinen spürbar im hektischen Pflegealltag. Sie bieten Verhaltenssicherheit in typischen und schwierigen Situationen, sparen Energie und stärken die professionelle Haltung. Einmal eingeübt, gehen sie in Fleisch und Blut über. Sie unterstützen Gelassenheit, Souveränität und Klarheit.

4.8.5 Delegation und Verantwortung

Haben wir Ziele gut verankert, dann befinden wir uns schon im Übergang zur Delegation von Aufgaben und Aufträgen, die damit verbunden sind. Delegation heißt nicht nur abgeben. Es ist ein psychologischer Prozess. Mitarbeitende müssen wollen, sie müssen können und sie müssen Verantwortung übernehmen. Richtiges Delegieren setzt voraus, die passende Aufgabe an die richtige Person zu geben und ihr dabei genug Spielraum und Vertrauen zu schenken. Wichtig ist, von Beginn an Ziele klar zu definieren und durch regelmäßiges Feedback sicherzustellen, dass die Aufgabe auf einem guten Weg ist. Gleichzeitig sollte die Führungskraft dem Team die Chance geben, aus Fehlern zu lernen und neue Kompetenzen zu entwickeln. Werden diese Grundregeln beachtet, entlastet Delegation nicht nur die Führungskraft, sondern fördert auch das eigenverantwortliche Handeln und die Zufriedenheit im gesamten Team. Professionelle Delegation ist von psychologischer Sicherheit abhängig und kann sie weiter fördern und vertiefen (▶ Kap. 1.3.1).

Delegation hat zwei Ebenen:

- eine *sachlich-objektive*, bezogen auf die Aufgaben, Kompetenzen und Handlungsspielräume sowie
- eine *emotional-subjektive*, die sich in der inneren Verantwortungsübernahme ausdrückt.

Verantwortung kann man nicht »einfach geben«. Sie muss aktiv angenommen werden. Wird sie von außen übertragen, aber nicht innerlich bejaht, dann »hängt sie in der Luft« – und genau dieses Gefühl lässt viele Führungskräfte machtlos zurück. Denn: Keine Ansage, keine Dienstanweisung, keine Macht der Welt kann Mitarbeitende zwingen, sich verantwortlich zu fühlen.

> »[...] Sie können niemandem Verantwortung (von außen) geben, wenn er sie nicht nehmen will. Verantwortung kann man nicht ›delegieren‹. Wenn Ihr Mitarbeiter nicht eigenaktiv Verantwortung übernehmen will, taucht er unter ihr weg.« (Sprenger 2000 b, S. 171)

In diesem Kapitel geht es vor allem um die Frage, was bei Delegation beachtet werden sollte.

Im ▶ Kap. 4.9 zeigen wir auf, was zu tun ist, wenn die Übernahme von Verantwortung sowie die pflichtgemäße Umsetzung von Aufgaben trotz intensiver Führung nicht gelingt.

Delegation umfasst die bewusste Übertragung von Aufgaben, Aufträgen, Zielen und Ergebniserwartungen sowie deren Annahme durch Mitarbeitende. In ▶ Kap. 2.2.2 (partizipatives Führungsmodell) und ▶ Kap. 2.2.4 (Führungsstil: delegatives Führen) wurde hierzu das AKVH-Prinzip bereits eingeführt:

- A steht für Aufgabe/Auftrag/Ziel/Ergebnis
- K steht für Kompetenz zur Durchführung und Entscheidung
- V steht für Verantwortungsübernahme (subjektiv)
- H steht für Haftung/Konsequenz bei Abweichung

4.8.6 Delegation, der sachlich-objektive Prozess

Eine gute Delegation beginnt mit klarer Aufgabenbeschreibung:
Die Führungskraft beschreibt präzise, was zu tun ist, welche Ergebnisse erwartet werden, und welche Spielräume zur Verfügung stehen. Innerhalb dieser Rahmenbedingungen sollen die Mitarbeitenden eigenständig entscheiden und handeln. Wenn Aufgaben und Kompetenzen schriftlich festgelegt sind – etwa durch Stellenbeschreibungen, Aufgaben- und Kompetenzmatrizen, schriftliche Befugnisse oder Vollmachten – spricht man von *struktureller Bevollmächtigung*.

Bevor delegiert wird, klärt die Führungskraft:

- Verfügen die Mitarbeitenden über die nötigen Fähigkeiten, Ressourcen und Handlungsmöglichkeiten?
- Oder bestehen hier Zweifel und die Delegation soll eher dazu genutzt werden, Eignung, Entwicklungspotenzial und Verantwortungsübernahme zu prüfen? Hieraus wären dann entsprechende Konsequenzen abzuleiten (▶ Kap. 4.9)

Im Delegationsgespräch werden:

- Aufgaben und Aufträge konkret erläutert;
- Hintergründe, Zielsetzungen und Sinnbezüge aufgezeigt (z. B. betriebliche Anforderungen, Abteilungs- oder Klinikziele);

- der konkrete Umsetzungsplan der Mitarbeiterin bzw. des Mitarbeiters hinterfragt;
- mögliche Hindernisse und Unterstützungsbedarfe besprochen;
- Zwischenberichte und Feedbackschleifen mit Terminen vereinbart.

4.8.7 Emotionale Verantwortung – die subjektive Seite der Delegation

Delegation gelingt nur dann, wenn Mitarbeitende die Verantwortung innerlich annehmen – und sich in der Lage sehen, die Aufgabe umzusetzen. Führungskräfte müssen auf verbale und nonverbale Signale achten: Stimme, Mimik, Gestik, Körperhaltung geben Hinweise auf Akzeptanz und den Glauben an die eigene Selbstwirksamkeit.

Selbstwirksamkeit stärken

Wenn ich Verantwortung übernehme, dann bin ich im guten Glauben, dass ich es auch schaffen kann. Eine hohe Selbstwirksamkeitserwartung zeigt sich in folgenden Einstellungen:

- »Ich habe die nötigen Fähigkeiten und Möglichkeiten.«
- »Ich kann mir Hilfe holen, wenn nötig.«
- »Ich werde das schaffen.«

Wenn diese Überzeugungen nicht vorhanden sind, dann ist Empowerment angesagt.

> **Definition: Empowerment**
>
> Empowerment umfasst alle Führungsmaßnahmen, die Mitarbeitende dabei unterstützen, ihre Aufgaben eigenmotiviert, selbstverantwortlich und selbstbestimmt mit hoher Selbstwirksamkeitserwartung umzusetzen.

Verantwortungsübernahme sichern

Führungskräfte sollten gezielt Rückmeldungen geben und einholen, um die Verantwortungsübernahme durch die Mitarbeitenden abzusichern, z. B. mit folgenden Botschaften und Fragen:

- »Für … sehe ich Dich jetzt in der Verantwortung.«
- »Ich traue Dir das zu.«
- »Du kannst das sicher.«
- »Damit ist eine besondere Verantwortung verbunden – ist Dir das bewusst?«

- »Kann ich mich darauf verlassen, dass …?«
- »Was hindert Dich daran, die Verantwortung zu übernehmen?«
- »Wo ist Dein Problem?«

Bleibt die Verantwortungsübernahme unklar oder aus, kann nur innerhalb der Weisungsbefugnisse angewiesen werden (▶ Kap. 4.9 Kontrolle und Konsequenz). Jede Leitung hat in der Vorgesetztenfunktion das Recht (und die Pflicht) anzuordnen, wenn auch nach intensiver Klärung eine notwendige Aufgabe nicht angenommen wird.

Delegationsfehler: Woran Führung scheitert

Es gibt ein paar typische Delegationsfehler, die man vermeiden sollte:

1. *Delegation auf Zuruf*
   Hektische Übergabe ohne Klärung von Inhalt, Bedeutung und Umsetzung.
   Innere Reaktion: »Ich weiß nicht genau, was ich tun soll?«
   Folge: Missverständnisse, Verzögerung, Abstimmungsaufwand, Misserfolg, Demotivation
2. *Nicht-Loslassen-Können*
   Zögerliche Delegation, fehlendes Vertrauen oder übertriebener Perfektionismus.
   Innere Reaktion: »Er/sie traut mir das anscheinend nicht zu.«
   Folge: Verunsicherung und emotionale Blockade bei den Mitarbeitenden.
3. *Helikopter-Kontrolle*
   Übertriebene Kontrolle, ständiges Eingreifen und Korrektur (»friendly fire«)
   Innere Reaktion: »Dann kann er/sie das doch gleich selber machen.«
   Folge: Ärger, Demotivation und Ablehnung der Verantwortung
4. *Redelegation*
   Mitarbeitende geben Aufgaben zurück und Führungskräfte greifen dann aus Fürsorge reflexartig wieder ein.
   Innere Reaktion: »Ohne meine Leitung würde ich das nie allein schaffen.«
   Folge: Mitarbeitende verlassen sich auf die Führungskraft und muten sich immer weniger zu.

Es ist immer besser, Unterstützung anzubieten, *ohne* die Verantwortung zurückzunehmen:
»Ich sehe Dich weiterhin in der Verantwortung. Was brauchst Du noch, um gut voranzukommen?«

In der nachfolgenden Checkliste sind noch einmal alle wesentlichen Aspekte einer erfolgreichen Delegation zusammengefasst:

Checkliste Delegation

☐ *Spezifische Beschreibung*
Sind die Aufgaben, Aufträge, Ziele und Ergebniserwartungen konkret formuliert?

☐ *Hintergründe/Sinn*
Wieso? Weshalb? Warum? Wozu? Sind die Hintergründe klar?
Ist es notwendig die Aufgabe aus den Unternehmens-, Klinik-, Abteilungs- und Stationszielsetzungen abzuleiten und zu begründen?

☐ *Verständnis*
Hat der/die Mitarbeitende die Aufgabe/Zielsetzung verstanden und ist sie für ihn/sie logisch nachvollziehbar?

☐ *Machbarkeit/Realisierbarkeit*
Sind die Aufgaben, Aufträge, Ziele und Ergebnisse mit Blick auf die Fähigkeiten, Potenziale, Möglichkeiten und Ressourcen der Mitarbeiterin bzw. des Mitarbeiters realisierbar?

☐ *Handlungsspielräume*
Welche Handlungsspielräume in der Durchführung, welche eigenen Entscheidungskompetenzen und welche Vollmachten und Befugnisse hat die Mitarbeiterin bzw. der Mitarbeiter in der Umsetzung der Aufgabe?

☐ *Einsicht, Akzeptanz und Annahme*
Besteht Einsicht in die Bedeutung und Notwendigkeit der Aufgabe/des Auftrags? Welche persönlichen Motive und Werte könnten bezogen auf die Aufgabe bzw. den Auftrag positiv angesprochen werden? Ist die Aufgabe bzw. das Ziel akzeptiert, ist die Mitarbeiterin bzw. der Mitarbeiter damit identifiziert? Übernimmt er/sie spürbar die Verantwortung?

☐ *Selbstwirksamkeitserwartung*
Fühlt die Mitarbeiterin bzw. der Mitarbeiter sich mit den eigenen Fähigkeiten, Fertigkeiten, Möglichkeiten und Ressourcen in der Lage, die Aufgabe umzusetzen, den Auftrag zu erfüllen, das Ziel zu erreichen bzw. das Ergebnis zu erzielen (Selbstwirksamkeitserwartung)? Welche Botschaften sollte die Führungskraft geben, um das Selbstvertrauen und die Selbstwirksamkeitserwartung bezogen auf die Aufgabe bzw. den Auftrag zu stärken?

☐ *Eignungsprüfung*
Handelt es sich um eine Delegation im Sinne einer Eignungsprüfung bzw. bestehen berechtigte Zweifel und dient die Delegation der Nachweiserbringung bezogen auf die Eignung/Nicht-Eignung?

☐ *Direktive Weisung*
Muss aufgrund mangelnder Akzeptanz/Verantwortungsübernahme die Aufgabe, der Auftrag, das Ziel und Ergebnis innerhalb der Weisungsbefugnisse der Führungskraft angeordnet werden?

☐ *Umsetzungsstrategie und -plan*
Hat der/die Mitarbeitende einen Plan zur Umsetzung? Welche möglichen Probleme, Engpässe und Hindernisse können auftreten? Gibt es für diesen Fall schon entsprechende Lösungsstrategien oder taktische Maßnahmen?

- *Unterstützung*
  Sind konkrete Unterstützungsmaßnahmen erwünscht und möglich? Was kann die Führungskraft ggf. anbieten?
- *Feedback/Report*
  Welche Fristen, Informations- und Berichtspflichten sowie (Zwischen-)Feedbackgespräche müssen vereinbart werden? Wann trifft man sich zur Auswertung?
- *Selbstmanagement der Führungskraft*
  Habe ich als Leitung problematische Einstellungen, Haltungen oder Bewertungen, die das Loslassen- und Aushalten-Können sowie das Zutrauen und Zumuten in der Delegation erschweren?

4.9 Prozessmodul 8: Kontrolle und Konsequenz: »Kritikstufen gehen«

4.9.1 Wenn nichts mehr geht – und Führung Konsequenzen ziehen muss

Fördern und unterstützen – das haben wir in den bisherigen Kapiteln ausführlich behandelt. Doch was tun, wenn all das nicht reicht? Wenn Verhalten sich nicht ändert, Leistung nicht stimmt, Regeln wiederholt missachtet werden?

Führung trägt Verantwortung. Um die Qualität und Regeltreue im Bereich zu sichern, müssen Leitungen auch direktiv eingreifen können. Als Vorgesetzte in Personalverantwortung haben sie eine Weisungsbefugnis. Und sie müssen bei kritischen, wiederholten und gravierenden Abweichungen einschreiten.

Eine Führungskraft hat das Recht und die Pflicht,

> »klare Forderungen zu stellen, Vereinbarungen zu treffen und diese zu kontrollieren. Sie hat das Recht auf Einhaltung von Vereinbarungen und Arbeitsverträgen zu bestehen sowie Leistung auf der Grundlage definierter Ziele zu verlangen. Sie hat das Recht, bei Nichteinhaltung von Absprachen offen zu konfrontieren und zu kritisieren. Sie hat das Recht, Konsequenzen in die Wege zu leiten.« (Sprenger 2000, S. 186)

Dann braucht Führung eine klare Haltung, geeignete Instrumente und Mut zur Konsequenz. Mit den von uns entwickelten Weisungs-, Kritik- und Mahnstufen geben wir eine Strukturhilfe.

Erst analysieren. Dann handeln: Der »Circle of Change«. (▶ Abb. 4.8)

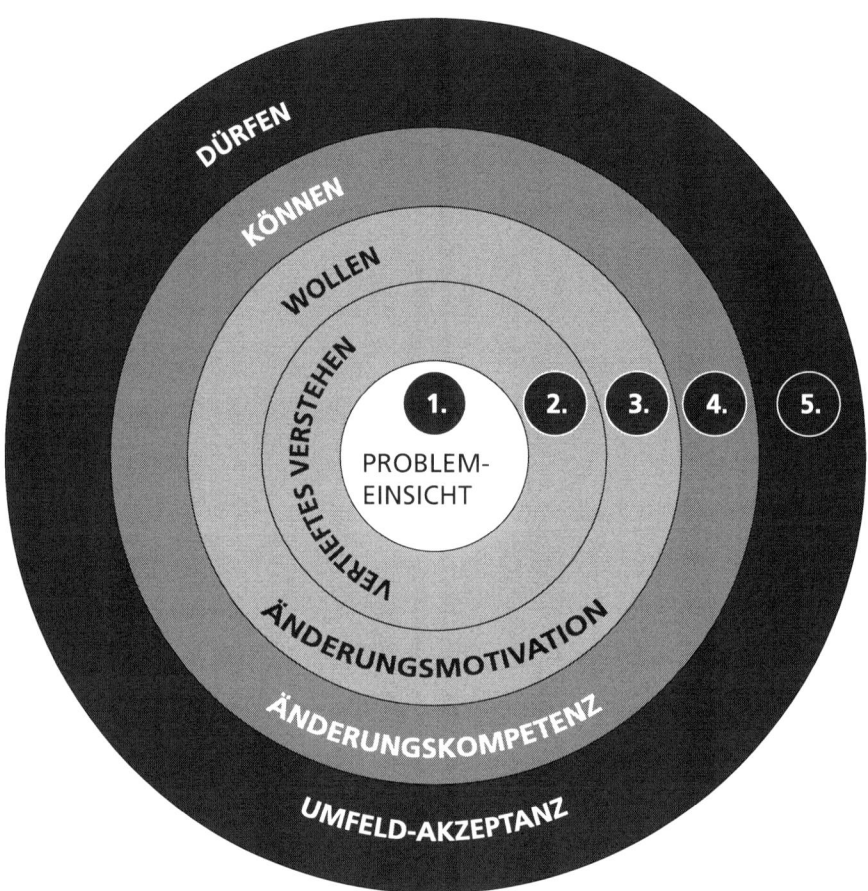

Abb. 4.8: Circle of Change (eigene Darstellung in Anlehnung an Röhrßen 2016, S. 107)

Konsequente Führung beginnt mit einem vertieften Verständnis für das eigentliche Problem. Bevor Maßnahmen greifen, muss klar sein, *wo* das Problem liegt. Der »Circle of Change« hilft uns bei der Diagnose und der Prognose. Gibt es eine Chance auf Änderung?

1. *Problemeinsicht: Erkennt die Person den eigenen Anteil am Problem?*
   Die erste wichtige Voraussetzung einer Verhaltensänderung liegt in der Problemeinsicht. Die Führungskraft prüft, ob ihr Gegenüber überhaupt innerlich bereit ist, einen eigenen Anteil an dem bestehenden Problem zu erkennen und anzunehmen. Hier geht es um die Übernahme von Verantwortung. Führungskräfte sollten verdeutlichen, dass es nicht immer gleich darum geht, einen 100%-Anteil zu übernehmen. Häufig spielen hier – neben den persönlichen – auch andere Ursachen mit hinein. Ziel ist es, den eigenen Anteil, der zu dem Problem beiträgt, zu erkennen und anzunehmen. Innerhalb von Führungsgesprächen kann in der Regel anhand der verbalen Äußerungen sowie der para- und non-

verbalen Signale (Stimme, Mimik, Gestik, Körperhaltung etc.) erkannt werden, ob eine wirkliche Problemeinsicht besteht. Wenn nicht, dann besteht schon auf Stufe 1 ein Problem.

2. *Vertieftes Verstehen: Wird das Problem in seinen Ursachen durchdrungen?*
An den Ursachen von Problemen zu arbeiten, setzt voraus, dass die Person nicht nur die Verantwortung für den eigenen Anteil an einem Problem übernimmt, sondern auch über ein vertieftes Verständnis verfügt. Nur wer die Ursachen, Folgen und Hintergründe für sein Verhalten erkennt, kann es gezielt verändern. Echte »Wurzelbehandlung«. Wieso, weshalb und warum tritt das Problem auf. Was löst es aus? Welche Muster können erkannt werden? Was sind die tieferliegenden Ursachen? Nur einfach den eigenen Anteil und die Verantwortung übernehmen, reicht nicht. Hat die Person eine ausreichende Selbstreflexion und hat sie eine Idee und genau erkannt, was sie ändern muss?

3. *Änderungsmotivation: Will die Person wirklich etwas ändern?*
Problemeinsicht und Selbstreflexion sind eine erste Grundlage. Leider reicht das noch nicht. Wer ein Problem anpacken will, muss engagiert und entschlossen sein. Manchmal gibt es motivationale Hindernisse. Der Aufwand wird als zu hoch eingeschätzt: »Das ist mir zu viel.« Man möchte seine Komfortzone nicht verlassen: »Das ist ja richtig unbequem«. Oder man hat eine geringe Selbstwirksamkeitserwartung: »Das kann ich einfach nicht.« Führungsarbeit ist hier Motivationsarbeit. Im Ernstfall müssen auch negative Konsequenzen aufgezeigt werden. Dann muss die Person innerlich neu abwägen.

4. *Kompetenz/Potenzial: Kann die Person es auch?*
Problemeinsicht, Selbstreflexion und Motivation reichen nicht aus. Man muss es ja auch können. Was ist, wenn nach unserer realistischen Einschätzung die Person nicht über die Fähigkeit verfügt, das Verhalten zu ändern, die Leistung zu erbringen oder ein notwendiges Ergebnis sicherzustellen? Dann ist es tragisch. Dann müssen wir die Konsequenzen ziehen. Die Leitung hat auf der Grundlage einer Kompetenz-, Potenzial- und Eignungsanalyse zu klären, ob es einen begründeten Anlass für Zuversicht gibt. Oder ob erhebliche Zweifel an der Eignung bestehen. Dann ist die Prognose schlecht.

5. *Umfeldakzeptanz: Wird die Person noch getragen?*
Besteht noch eine ausreichende Akzeptanz und Toleranz im Umfeld trotz aller Probleme? Werden die Defizite im Team oder in von den nahestehenden Berufsgruppen und Bereichen, von der Leitung selbst oder von übergeordneten Führungsebenen noch getragen oder nicht. Wir sprechen von Ω-Toleranz (Omega-Toleranz), wenn trotz kritischer Abweichungen noch eine gewisse Grundakzeptanz und Geduld besteht. »Das geht überhaupt nicht und das bringt doch alles nichts mehr« – wenn diese Einstellung im Umfeld besteht, kann das den Veränderungsprozess erschweren oder blockieren.

Diese fünf Punkte bilden das Fundament zur Abwägung von Führungsentscheidungen.

4.9.2 Die acht Weisungs-, Kritik- und Mahnstufen – Verfahrenssicherheit und Konsequenz in Führung

Was kann eine Führungskraft nun tun, wenn wiederholte oder gravierende Abweichungen auftreten, wenn z. B.

- Dienstpflichten grob vernachlässigt werden,
- Aufgaben wiederholt nicht wahrgenommen werden,
- eine mangelnde Eignung erkennbar wird,
- ständig kritische Verhaltensweisen gezeigt werden,
- erhebliche Leistungsdefizite vorliegen,
- wiederholte oder gravierende Fehler mit kritischen Folgen oder Risiken auftreten,
- immer wieder von definierten Standards abgewichen wird,
- immer wieder Beschwerden auftreten,
- der Betriebsfrieden immer wieder durch ein bestimmtes Verhalten gestört wird,
- betriebliche Regeln und Loyalitätsverpflichtungen nicht eingehalten werden.

Wir haben hierzu ein Verfahren entwickelt, dass es pflegerischen Leitungen erlaubt, situationsangemessen, dem Einzelfall angemessen und konsequent eine optimale Vorgehensweise zu finden. Im Folgenden werden acht Stufen erläutert, die sich in der Praxis bewährt haben. Sie dienen der Orientierung, fördern Verbindlichkeit und geben Führungskräften ein klares, nachvollziehbares Handlungskonzept an die Hand.

Das Modell beschreibt Förder- und Eskalationsstufen – von der ersten Anweisung und Anleitung bis hin zu arbeitsrechtlichen Konsequenzen und – wenn nötig – Trennung. Es legt fest, wer zuständig ist, wie vorzugehen ist und welche Dokumentation jeweils erforderlich ist.

Stufe 0: Vorgabe/Anweisung

- *Zuständigkeit:* Pflegedirektion, Pflegedienstleitung, pflegerische Bereichs- oder Abteilungsleitung
- *Dokumentation:* Verfahrensbeschreibung, Arbeitsanweisung, Standard, Dienstanweisung, Leitlinien

Diese Stufe bildet das verbindliche Fundament aller weiterer Stufen.
Führungskräfte gehen oft davon aus, dass Mitarbeitende die Anforderungen und Erwartungen kennen und klar verstehen. Doch das ist nicht immer der Fall. Um Missverständnisse zu vermeiden, sollten Vorgaben möglichst schriftlich fixiert werden. Sie dienen der Qualitätssicherung und haben rechtliche Relevanz. Wichtige Dokumente wie Berufsordnungen in der Pflege, Einarbeitungskonzepte, fachliche (Experten-)Standards, betriebliche Vorgaben und Richtlinien, Verfahrens- und Arbeitsanweisungen, organisatorische und fachliche Checklisten, Kommunikationsgrundsätze und Beschwerderegeln etc. gelten in der Regel als Dienstan-

weisungen. Diese sind dann auch im arbeits- und disziplinarrechtlichen Sinne relevant. Wenn der Verdacht aufkommt, dass Aufgaben nicht erledigt oder Vorschriften missachtet werden, muss der/die Mitarbeitende auf die Abweichung von den Soll-Vorgaben hingewiesen werden. Nur wenn es klare Vorgaben gibt, lassen sich Abweichungen eindeutig nachweisen. Die Schriftlichkeit einer Vorgabe garantiert ihre Verbindlichkeit und Klarheit, aber natürlich noch lange nicht ihre loyale und korrekte Einhaltung und Umsetzung.

Stufe 1: Einarbeitung/Anleitung

- *Zuständigkeit:* In der Regel Mentor/in, Pate/ Patin, Praxisanleiter/in, Teamleitung
- *Dokumentation:* Checkliste bzw. Einarbeitungsplan (Bestätigung mit Datum und Unterschrift)

Die Einarbeitung von neuen Mitarbeitenden wird in einem klaren Plan festgelegt – mit konkreten Zielen, Inhalten und Fristen. Ein Einarbeitungskonzept sollte stets vorhanden sein, das Anleitungs- und Schulungspläne sowie eine Checkliste enthält. Alle Schritte sind mit Terminen und Unterschriften zu bestätigen.

Die Anleitung umfasst:

- Der/die neue Mitarbeitende erhält eine klare, anschauliche und konkrete Anleitung.
- Die Führungskraft übernimmt eine Modellfunktion: Sie führt die Aufgabe durch, während der/die Mitarbeitende beobachtet.
- Danach übernimmt er/sie die Aufgabe eigenverantwortlich unter Supervision.

Stufe 2: Korrektur

- *Zuständigkeit:* Mentor/in, Pate/Patin, Praxisanleitung, Teamleitung, Kollege/Kollegin, Stations- bzw. Funktionsbereichsleitung
- *Dokumentation:* Keine

Die Korrektur ist die am häufigsten im Alltag stattfindende Intervention. Sie ist strenggenommen keine klassische Führungsmaßnahme. Sie kann auch kollegial von kompetenten und erfahrenen Mitarbeitenden umgesetzt werden. Bei der Korrektur werden Mitarbeitende konstruktiv auf Abweichungen in Einstellung, Verhalten, Leistung und Ergebnis hingewiesen. Defizite, Probleme und Fehler werden präzise benannt (IST). Das gewünschte Verhalten, das angestrebte Ergebnis und die geforderte Leistung werden klar und verständlich formuliert (SOLL).

Lösungsansätze werden besprochen: Wie lässt sich eine konkrete Verbesserung erzielen? Förder- und Unterstützungsmaßnahmen werden angeboten.

Stufe 3: Klärungs- und Fördergespräch

- *Zuständigkeit:* Disziplinarvorgesetzte, z. B. Stations-/Funktionsbereichsleitungen
- *Dokumentation:* Schriftliche Kurznotiz oder Gesprächsprotokoll (siehe Zusatzmaterial, siehe Protokoll)

Das Klärungs- und Fördergespräch ist in der Regel anlassbezogen. Es ist ein klassisches Führungsinstrument in der Verantwortung der direkten Vorgesetzten. Über dieses Gespräch sollen tiefgehende und nachhaltige Veränderungen erzielt werden. Soll-Ist Abweichungen in Einstellung, Verhalten, Leistung und Ergebnis werden intensiv bearbeitet, ihre Ursachen und Folgen analysiert. Das Gespräch erfordert gute Vorbereitung und ausreichend Zeit.

Der Gesprächsablauf folgt dem sechsstufigen Feedbackprozess (▶ Kap. 4.7). Zunächst wird das IST-Verhalten (1) mit seinen negativen Folgen und Risiken beschrieben (2). Daraufhin wird das gewünschte und geforderte SOLL-Verhalten (3) erläutert. Die positiven Folgen sowie die Vermeidung von Risiken, die mit dem gewünschten Verhalten verbunden sind, werden dargestellt (4). Dann werden die Ursachen für die kritischen Verhaltensweisen, Leistungen und Ergebnisse analysiert: Wieso? Weshalb? Warum? Wozu? (5). Zum Schluss werden Lösungen und neue förderliche Haltungen, Motive und Kompetenzen für das SOLL-Verhalten gefunden (6).

Mitarbeitende werden durch den gesamten Prozess geführt: Sie bestätigen das IST-Verhalten oder möchten hier noch etwas klären (1). Sie setzen sich mit den Folgen auseinander (2). Sie erkennen das positive SOLL-Verhalten sowie dessen Nutzen (3 und 4). Sie zeigen Einsicht, Selbstreflexion und Selbstkritik. Sie erkennen die Ursachen ihres Verhaltens (5). Sie finden Ansätze, wie sie das SOLL-Verhalten erreichen können. Schließlich sind sie motiviert und befähigt, neue Einstellungen, Kompetenzen und Verhaltensweisen umzusetzen (6).

Im Gespräch werden unterschiedliche Fragestellungen bearbeitet:

- Was sind die Ursachen für die kritischen Einstellungen, Verhaltensweisen, Leistungen, Ergebnisse?
- Welche Auswirkungen hat das?
- Welche Kompetenzen und Ressourcen fehlen?
- Was war das zugrunde liegende Motiv, es so und nicht anders zu machen?
- Gibt es blockierende Einstellungen und Denkmuster oder Abwehr- und Schutzmechanismen (Protektionsmodus)?
- Bestehen eine ausreichende Motivation und Entschlossenheit zur Veränderung?

Die Führungskraft sollte bereits in der Vorbereitung erste Ursachenanalysen durchführen, Hypothesen bilden und mögliche Lösungsansätze entwickeln.

Auf dieser Grundlage stellt sie dann im Gespräch zunächst offene Fragen, um die Ursachen zu ergründen z. B. »Was ging Dir in dieser Situation durch den Kopf?« »Was wolltest Du bewirken?« »Was hat Dich bewegt«, »Wie bist Du zu dieser Entscheidung gekommen?« »Wie war Deine fachliche Einschätzung und Strategie?« »Warum hast Du Dich so verhalten?« »Woran hast Du Dich orientiert?«. Dann bringt sie eigene Hypothesen ein: »Könnte es sein, dass…?« oder »Ich habe das Gefühl, dass…«.

Es können Motto-Ziele, operative SMART-Ziele und Wenn-Dann-Pläne als automatische Gewohnheiten erarbeitet werden (▶ Kap. 4.7). Förder- und Unterstützungsmaßnahmen werden angeboten. Vereinbarungen werden getroffen.

Stufe 4: Defizitmitteilung mit Änderungsappell/individuelle Dienstanweisung

- *Zuständigkeit:* Disziplinarvorgesetzte, z. B. Stations-/Funktionsbereichsleitungen
- *Dokumentation:* Gesprächsprotokoll des Vorgesetzten mit Kopie an die Mitarbeiterin bzw. den Mitarbeiter (ggf. mit Unterzeichnung der Kenntnisnahme) und/oder individuelle Dienstanweisung

Wenn die bisherigen Gespräche keine Veränderung bewirken konnten, ändert sich der Führungsansatz. Feedback, Beratung und Förderung haben nicht die gewünschte Wirkung gezeigt. Die gemeinsamen Analysen und Lösungsversuche sind abgeschlossen.

Nun folgt ein unmissverständlicher Schritt: Die Führungskraft spricht eine klare Defizitmitteilung aus und richtet einen eindeutigen Änderungsappell. Dies geschieht, wenn über einen bestimmten Zeitraum keine Verbesserungen eingetreten sind oder direkt nach einem erneuten Vorfall.

In diesem Gespräch wird die Abweichung noch einmal konkret dargestellt. Die bisherigen Gespräche werden zusammengefasst und die fehlende Verbesserung angesprochen. Der/die Mitarbeitende wird zu einer Stellungnahme aufgefordert. Dann wird der Änderungsappell klar zum Ausdruck gebracht: »Ich bitte Dich, Dich ernsthaft mit dem Problem auseinanderzusetzen. Es besteht dringender Änderungsbedarf!«

Eine deutlich bessere Wirkung wird erzielt, wenn zusätzlich zum Gespräch noch eine individuelle Dienstanweisung formuliert wird. In einer schriftlichen Mitteilung werden dann konkrete Vorgaben, Aufgaben und Aufträge oder die Einhaltung konkreter Regeln zur Erfüllung der Dienstpflichten eingefordert. Hier ist Präzision gefragt: Was muss (bis) wann und wie konkret umgesetzt werden? Welche genaue Dienstpflicht besteht? Was ist ab sofort einzuhalten oder umzusetzen?

An dieser Stelle müssen Führungskräfte entscheiden: Will ich weiter dulden und entsprechende Probleme und Risiken billigend in Kauf nehmen? Oder bin ich bereit, im Sinne der Leistungsfähigkeit, Sicherheit und Qualität der Versorgung von Patienten oder Bewohnern, der Einhaltung von betrieblichen Regelungen und/ oder der vertrauensvollen Zusammenarbeit im Team entschlossen zu handeln? Eine individuelle Dienstanweisung dient schließlich nicht dazu, einem/einer Mitarbeitenden zu schaden. Ein dringender Appell. Eine konkrete Strukturhilfe. Die Forderung nach verbindlicher Umsetzung.

Stufe 5: Konfrontation mit Ankündigung von Konsequenzen

- *Zuständigkeit:* In der Regel Disziplinarvorgesetzte, z. B. Stations-/Funktionsbereichsleitungen; ggf. aber auch nächsthöhere Führungsebene
- *Dokumentation:* Gesprächsprotokoll des Vorgesetzten mit Kopie an die Mitarbeiterin bzw. den Mitarbeiter (ggf. mit Unterzeichnung der Kenntnisnahme)

Die Mitarbeiterin bzw. der Mitarbeiter wird erneut zum Gespräch eingeladen. Die Defizite noch einmal erläutert. Jetzt werden aber auch klare Konsequenzen formuliert, die bei ausbleibender Veränderung innerhalb einer festgelegten Frist eintreten werden.

Beispiele für Konsequenzen:

- Veränderung in der Verantwortung, der Aufgabe oder des Einsatzbereichs (ggf. auch interne Versetzung)
- Anordnung von Pflichtschulung o. ä.
- Ankündigung einer schriftlichen Ermahnung für den weiteren Wiederholungsfall

Entsprechend werden die angekündigten Maßnahmen dann auch bei weiterer Nicht-Änderung oder im Wiederholungsfall ohne lange Diskussionen umgesetzt.

Stufe 6: Schriftliche Ermahnung

- *Zuständigkeit:* In der Regel Disziplinarvorgesetzte, z. B. Stations-/Funktionsbereichsleitungen; ggf. aber auch nächsthöhere Führungsebene
- *Dokumentation:* Persönliches Anschreiben des/der Vorgesetzten an die Mitarbeiterin/den Mitarbeiter (ggf. mit Betätigung/Unterzeichnung des Empfangs bzw. der Kenntnisnahme) Weiterleitung einer Kopie an die Personalabteilung.

Wenn Gespräche, Hinweise und Konfrontationen keine Wirkung zeigen, braucht es eine deutlichere Form der Rückmeldung: die schriftliche Ermahnung.

Sie beginnt mit einem persönlichen Gespräch. Die Führungskraft kündigt die Ermahnung an und erklärt, worum es geht. Die Führungskraft ist geklärt. Aus ihrer Sicht kann gern noch ein ruhiger, sachlicher Austausch stattfinden. Im Anschluss – oder direkt im Gespräch – überreicht sie das Schreiben.

In diesem Schreiben wird der Sachverhalt präzise dargestellt: Was genau ist vorgefallen? Welche Pflicht wurde verletzt? Welche Folgen hatte das Verhalten – für das Team, die Patienten, die Bewohner oder den Ablauf? Keine pauschalen Bewertungen, sondern klare, überprüfbare Fakten. Der/die Mitarbeitende wird dazu aufgefordert, das Verhalten zu ändern – innerhalb einer bestimmten Frist. Auch wenn viele Mitarbeitende es nicht verstehen wollen: hier geht es nicht um Bestrafung, sondern um eine dringende und notwendige Kurskorrektur. Ein ernster Appell.

Zum Schluss folgt ein Hinweis mit Nachdruck: Sollte sich das Verhalten wiederholen bzw. sich keine Verbesserung ergeben, behält sich die Führung arbeitsrechtliche Schritte vor. Klarheit und Konsequenz!

Stufe 7: Abmahnung

- *Zuständigkeit:* Entsprechend vom Unternehmen befugte Führungskräfte (z. B. Pflegedirektion, Personalleitung, Geschäftsführung)
- *Dokumentation:* Persönliches Anschreiben des/der Vorgesetzten an die Mitarbeiterin/den Mitarbeiter (ggf. mit Betätigung/Unterzeichnung des Empfangs bzw. der Kenntnisnahme) Weiterleitung einer Kopie an die Personalabteilung

Die nun folgende Abmahnung ist ein Wendepunkt. Sie ist kein Gespräch mehr – sie ist ein klares Schreiben mit juristischer Tragweite. Darin steht genau, was passiert ist: Datum, Uhrzeit, Situation. Der Verstoß gegen arbeitsvertragliche Pflichten wird ohne Spielraum beschrieben. Keine Mutmaßungen, sondern überprüfbare Fakten. Dann folgt die klare SOLL-Vorgabe: Wie hätte sich die Mitarbeiterin oder der Mitarbeiter verhalten sollen? Was wird künftig erwartet? Die Abmahnung stellt das tatsächliche Verhalten dem gewünschten gegenüber – IST und SOLL.

Es bleibt nicht bei der Beschreibung. Die Führungskraft drückt unmissverständlich aus, dass sie das Verhalten missbilligt. Dazu kommt der Hinweis: Wenn sich nichts ändert, folgen weitere arbeitsrechtliche Konsequenzen.

Die Abmahnung ist immer noch ein Appell – eine letzte Einladung zur Umkehr: Jetzt besteht die Chance zur Veränderung. Innerhalb einer gesetzten Frist soll das Verhalten korrigiert, das Ziel erreicht, das Ergebnis erbracht werden.

Eine Abmahnung entfaltet nur dann ihre Wirkung, wenn sie rechtlich korrekt übergeben und sauber dokumentiert wird. Zunächst gilt: Nur wer dazu befugt ist, darf eine Abmahnung aussprechen. Sie muss der betroffenen Person persönlich zugehen – und zwar so, dass später nachweisbar ist: Der Empfänger hat sie bekommen und konnte sie zur Kenntnis nehmen.

Es gibt dafür mehrere Möglichkeiten – je nach Situation und Einschätzung:

- *Übergabe im Betrieb*, direkt und persönlich, mit Empfangsquittung auf einer Kopie für die Personalakte.
- *Aushändigung im Beisein von Zeugen*, die den Inhalt vorher gelesen haben.
- *Zustellung durch eine betriebsinterne Botin oder einen Boten*, auch hier mit vorheriger Einsicht in das Dokument.
- *Versand per Einschreiben mit Rückschein*, wenn ein persönlicher Kontakt nicht möglich oder nicht sinnvoll ist.

Stufe 8: Interne Versetzung, einvernehmliche Trennung, Änderungskündigung oder Kündigung

- *Zuständigkeit:* Entsprechend vom Unternehmen befugte Führungskräfte (z. B. Personalleitung, Geschäftsführung)

- *Dokumentation:* Interne Anordnung der Versetzung, Aufhebungsvertrag, Kündigung mit dem Angebot zur Änderung der Arbeitsbedingungen (Änderungskündigung), fristlose (außerordentliche) Kündigung, fristgerechte (ordentliche) Kündigung

Auf dieser Stufe geht es nun um eine grundsätzliche Änderung der Arbeitsbedingungen. Ob interne Versetzung, Auflösungsvertrag oder Kündigung – alles beginnt mit einer fundierten Prüfung. Liegen Abmahnungen vor? Wurde das Verhalten dokumentiert? Wer die bisherigen Kritikstufen konsequent umgesetzt hat, kann die nächsten Schritte besser und oft auch rechtssicherer gehen. Schließlich sind bereits konkrete Nachweise erbracht. Weiter sind mitbestimmungsrechtliche Aspekte zu berücksichtigen (Beteiligung Betriebsrat/Mitarbeitervertretung). Wir führen das systematische rechtliche Vorgehen und Verfahren nicht weiter aus, weil hier vor allem das Personalmanagement im Unternehmen sowie juristische Experten in der Verantwortung stehen.

Die psychologische Seite der Trennung

»Die Konfrontations- und Verarbeitungsphase beginnt mit der ersten Ankündigung zur drohenden, geplanten oder eingeleiteten Trennung. Dieser ›kritische Befund‹ wird häufig nicht adäquat verstanden und verarbeitet, weil der/die Betroffene mit Schock reagiert. Der Arbeitgeber muss in dieser Phase im Einzelfall durchaus wiederholt über seine Sichtweise, Entscheidung und Vorgehensweise aufklären, um Klarheit zu schaffen., Dies kann dann plötzlich erhebliche Widerstandskräfte beim Betroffenen mobilisieren (Abwehr und Verneinung, Ärger und Wut, Rückzug). In dieser Phase reagieren viele Betroffenen mit Protektionsmechanismen, die ihren vulnerablen Zustand ›überdecken‹ und den Arbeitgeber durchaus irritieren können. Der Arbeitgeber sollte auch hier Verständnis für den Protektionsmodus der Betroffenen entwickeln und dies berücksichtigen, auch wenn dies keinen Anlass bietet, die Entscheidung und die Grundstrategie zu verändern.

Häufig tritt dann erst nach einer gewissen Zeit mentale Einsicht ein, die mit Frustration verbunden ist, weil das Unausweichliche sich offenbart. In vielen Fällen beginnt dann im weiteren Verlauf erst eine echte Verarbeitung der Trennung mit emotionaler Akzeptanz und Trauer. In manchen Fällen besteht zwar irgendwann eine mentale Einsicht in die Unausweichlichkeit der Trennung, die dann z.B. zu einer einvernehmlichen Vertragsauflösung führt, obwohl andererseits die emotionale Verarbeitung noch nicht stattgefunden hat. Dann erfolgt die emotionale Verarbeitung erst nachgelagert nach der vollzogenen Trennung oder im ungünstigeren Fall gar nicht mehr.« (Röhrßen & Wagner 2021)

Welche Rolle spielen die pflegerischen Leitungskräfte in dieser Situation?

Es ist beachten: viele Mitarbeitende halten lieber an einer schwierigen Situation fest, als sich in das Ungewisse einer Veränderung zu wagen. Dieses Phänomen nennen Psychologen Lageorientierung. Das ist verständlich, denn wir Menschen bevorzugen das Bekannte. Für viele Menschen fühlt sich das Gewohnte immer noch sicherer und besser an, als das Ungewisse, das mit einer grundsätzlichen Veränderung verbunden ist. Oft wird an der Aufrechterhaltung der aktuellen Lage hartnäckig festgehalten, selbst wenn diese deutlich unbequemer wird. Das Risiko einer Veränderung der Arbeits- und Lebenssituation wird als hoch eingeschätzt und ist angstbesetzt. Wenn Betroffene den rechtzeitigen Absprung verpassen, kann das zu weiterer Eskalation und persönlichem Schaden führen. Gerade deshalb ist die Rolle der direkten Führungskraft in Trennungssituationen entscheidend. Denn, was viele unterschätzen: Eine Trennung – ob auf freiwilliger Basis, als angeordnete Versetzung oder als Kündigung – ist nicht nur ein rechtlicher, sondern häufig auch ein emotionaler Prozess für beide Seiten.

Eine angekündigte oder vollzogene Trennung ist kein gewöhnlicher Vorgang, sondern ein kritisches Lebensereignis – mit Ähnlichkeiten zum Erleben schwerer Befunde. Die Forschung zeigt uns: Menschen durchlaufen dabei Phasen von Schock, Trauer, Wut, Verzweiflung – individuell verschieden, aber in ihrer Grundstruktur vergleichbar. Wer führt, sollte das wissen.

Führen im Übergang – wenn noch nichts entschieden ist

Es gibt Phasen, in denen noch alles offen ist. Die Trennung ist noch nicht vollzogen, kündigt sich erst an, ist aber spürbar im Raum. Gerade in solchen Momenten sind pflegerische Führungskräfte besonders gefordert.

Jetzt heißt es: Haltung zeigen. Nicht ausweichen, sondern bewusst führen. Die Instrumente aus dem Leadership Performance Navigator helfen dabei, mit Klarheit und Konsequenz zu führen.

Das beginnt bei der Selbstführung: Die eigenen kritischen Gedanken zur Trennung von Mitarbeitenden ordnen, Emotionen steuern, die Situation realistisch bewerten. Gleichzeitig braucht es Feingefühl in der Zusammenarbeit: eine gute Balance von Zuwendung und Abgrenzung auf der Beziehungsebene. Kritische Haltungen, Zustände und Blockaden bei Mitarbeitenden müssen immer wieder angesprochen und bearbeitet werden (Modus-Diagnose und Change). Mit Klarheit, Fürsorge und Respekt. Aggressive Schuldvorwürfe und Verschwörungstheorien, Rechtfertigungs- und Verteidigungsstrategien, Enttäuschung und Verzweiflung, Existenzängste und Sorge – alles ist jetzt möglich. Aber der Führungsalltag läuft weiter: konstruktives Feedback geben, Ziele verankern und Aufgaben delegieren. Konsequentes Einschreiten und Dokumentieren bei weiteren kritischen Abweichungen.

4.9.3 Fazit

Wenn leitende Pflegekräfte sich in ihrer Führungsarbeit am Stufenmodell der Weisungs-, Kritik- und Mahnstufen orientieren, dann erhöht dies die Klarheit, Sicherheit und Konsequenz in kritischen Situationen. Kliniken und Pflegeeinrichtungen sollten es als qualitätsrelevantes Verfahren in ihre Führungs- und QM-Handbücher übernehmen, unterstützend durch gezielte Schulungs- und Qualifizierungsmaßnahmen für Führungskräfte.

4.10 Führen mit KI

Erstaunlich, was Künstliche Intelligenz (KI) heute alles kann. Immer mehr Menschen treten in den Dialog mit ihr. Sie sind Teil eines globalen Entwicklungsprozesses, in dem neues Wissen die tägliche Praxis spürbar erleichtert.

Auch in der Führung kann KI ein wertvoller Partner sein. Sie nimmt uns nicht das ganze Denken ab, aber sie hilft beim Denken – schneller, klarer, strukturierter. Und ja: In der KI spiegeln sich auch viele Prinzipien und Instrumente unseres Leadership Performance Navigators wider. Denn sie basieren auf psychologischen Grundsätzen, die natürlich im globalen Netz verankert sind. Die Ergebnisse werden dabei noch besser, wenn wir der KI die Möglichkeit geben, mit wesentlichen Bestandteilen des Leadership Performance Navigators zu arbeiten. Dann bitten wir die KI, diese auf unsere Fragen und unseren Praxisfall anzuwenden.

Die Kernaufgabe von pflegerischen Leitungskräften liegt meistens nicht darin, ausgefeilte Konzepte, langen Berichte und endlose E-Mails zu schreiben. Allerdings: die Schriftlichkeit als Führungswerkzeug kommt oft zu kurz. Im Alltagsstress geht sie häufig unter. Und: eine perfektionierte Schriftlichkeit in Eigenarbeit macht vielen pflegerischen Führungskräften keine Freude. Genau deshalb ist KI eine segensreiche Partnerin im Führungsalltag.

In der Zukunft werden Führungskräfte in der Pflege in Ihrer professionellen Arbeit kaum noch ohne KI auskommen.

Hier nur ein paar wenige Praxisbeispiele für die KI-Anwendung aus dem Führungsalltag:

- Ein kleines oder größeres Projekt planen – von den Zielen und Aufträgen bis zum konkreten Vorgehen und Ablaufplan.
- Ein Schreiben formulieren – etwa an die nächsthöheren Führungsebenen, um auf Probleme, Überlastung, Risiken und Unterstützungsbedarf hinzuweisen,
- Ein Protokoll erstellen – nach einem Mitarbeitergespräch oder einer Teamsitzung, inklusive Aktionsplan mit Zuständigkeiten, Aufträgen und Fristen.
- Qualifizierungsangebote recherchieren – maßgeschneidert für das Team oder einzelne Fachkräfte.
- Ein schwieriges Gespräch vorbereiten – zum Beispiel bei einem Konflikt in der interprofessionellen Zusammenarbeit.
- Kommunikationsstrategien entwickeln – für Mitarbeitergespräche, in denen Fingerspitzengefühl gefragt ist.

Der Schlüssel zum Erfolg liegt nicht in der KI selbst – sondern in der Art, wie wir sie nutzen. Je besser wir unser Anliegen beschreiben, desto besser werden ihre Antworten. Intelligente Anweisungen und Fragen führen zu guten Ergebnissen. Der Anwender sollte Informationen zur Verfügung zu stellen, die seinen Fall, seine Fragestellung und den Kontext ganz konkret beschreiben.

4.10.1 Prompt-Engineering für ein perfektes Ergebnis

Je besser der Input, desto besser der Output. Den Input für KI nennen wir Prompt.

> **Definition: Prompt**
>
> Ein Prompt ist ein Startpunkt, ein Eingabebefehl, eine Aufgabe, eine Frage oder eine operative Befehlskette, die KI ans Laufen bringt und ihr sagt, was genau zu tun ist.
> Prompts generieren in einem KI-Programm spezifische Antworten, Informationen oder Handlungen. Die Ergebnisse sind Texte, Bilder, Videos etc.
> Ein Prompt ist idealerweise:
>
> - eindeutig und präzise in der Formulierung
> - enthält Hinweise zum Kontext
> - beschreibt Ziele und gewünschte Ergebnisse genau
> - liefert relevante Zusatzinformationen und Materialien

Fortgeschrittene Anwender entwickeln aus Prompt-Anleitungen und ihren KI-Praxiserfahrungen eigene Prompt-Formeln. Das sind Befehlsketten zur persönlichen Problemlösung.

Wir haben die folgende Prompt-Formel für Führungskräfte entwickelt: RAZ – PEL – KAF – S.

Tab. 4.5: Beispielhafte Prompt-Formel

R	Rolle	Aus welcher Rolle formuliere ich den Auftrag?
A	Aufgabe	Was ist die Aufgabe? Was ist der Auftrag? Was ist die Anforderung?
Z	Ziel	Welches Ziel soll erreicht werden?
P	Problem	Was ist das zentrale Problem?
E	Ergebnis	Welche Erwartungen habe ich an das Ergebnis?
L	Lösung	Welche Anforderungen habe ich an die Lösungsstrategie?
K	Kontext	Welche Hintergrund- und Kontextinformationen sind noch wichtig?
A	Anhang	Welche relevanten Materialien stelle ich im Anhang zur Verfügung?
F	Format	In welchem Format erwarte ich den Output? Text, Tabelle, Pro-Kontra-Liste, Bild, Cartoon etc.
S	Stil	Welche Stilvorgaben habe ich an Text, Bild etc.?

Konkret wird es am Praxisbeispiel:

> **Praxisbeispiel: Eine Kommunikationsstrategie für das Gespräch mit Lena**
>
> Patrick ist pflegerischer Leiter auf der Intensivstation. Er sucht für das anstehende Führungsgespräch mit Lena eine geeignete Kommunikationsstrategie und wendet die RAZ-PEL-KAF-S – Prompt-Formel an. Er gibt folgende Anweisung in ChatGPT ein:
>
> - »ROLLE: Ich heiße Patrick und bin pflegerische Leitung auf einer interdisziplinären Intensivstation in der Pflege.
> - AUFGABE: Ich habe ein anlassbezogenes Feedbackgespräch mit meiner Mitarbeiterin Lena zu führen. Ich möchte einen Termin mit ihr vereinbaren, um in Ruhe und ungestört mit ihr zu sprechen.
> - ZIEL: Ich möchte gern, dass Sie, ein zentrales eigenes Problem wahrnimmt, die negativen Folgen erkennt, Einsicht zeigt und bereit ist, ihr Verhalten gezielt zu verändern.
> - PROBLEM: Lena ist häufig recht impulsiv. Sie reagiert auch empfindlich und gekränkt auf Kritik.
> - ERGEBNIS: Ich möchte es schaffen, dass Lena sich ohne Kränkung sachlich mit meiner Kritik beschäftigt und einigermaßen ausgeglichen aus dem Gespräch geht.
> - LÖSUNGEN: Bitte zeige mir verschiedene Kommunikationsstrategien, wie ich mit ihr umgehen und das Gespräch führen kann. Das Gespräch soll in die Tiefe gehen und auch Ursachen klären.
> - KONTEXT: Lena befindet sich privat in einer schwierigen Lebenssituation und auf der Station herrscht zurzeit auch eine angespannte Stimmung im Team aufgrund zahlreicher Veränderungen. Das sollte auch zur Sprache kommen.
> - ANHANG: Bitte beachte die allgemeinen Feedbackgrundsätze, die feedbackflankierenden Interventionen zur Selbstwertstabilisierung und Beziehungsstärkung sowie das sechsstufige Feedback einschließlich des Praxisbeispiels aus dem Buch »Leadership Pflege«, die ich als digitalen Auszug/Word-Abschrift im Anhang beifüge.
> - FORMAT: Bitte erstelle eine dreispaltige Tabelle in Word im Hochformat für die Kommunikationsstrategien. In der ersten Spalte sollte das konkrete Ziel stehen, in der zweiten Spalte sollte die Verhaltens- oder Kommunikationsstrategie ausgeführt werden, in der dritten Spalte sollten die Botschaften in Zitatform stehen. Die Tabelle soll alle sechs Feedbackstufen beinhalten. Es sollten pro Ziel mindestens drei Kommunikationsstrategien dargestellt werden.
> - STIL: Die Kommunikationsbotschaften sollten einerseits nah und empathisch, andererseits aber auch klar und eindeutig sein. Ich spreche die Mitarbeiterin per Du an.«

4.10 Führen mit KI

Patrick bekommt noch ein paar Rückfragen der KI. Denn ChatGPT möchte ihm eine maßgeschneiderte Lösung bieten. Dann kommt das erste Ergebnis. Ihm gefällt noch nicht alles. Er formuliert ein paar weitere Erwartungen und Korrekturvorschläge. Schließlich hat er ein vorläufiges Ergebnis. Er ändert in der Tabelle noch ein paar Formulierungen. Nun hat er ein perfektes Ergebnis, dass zu ihm passt. Er druckt die Gesprächsgrundlage aus.

Hier ist das Ergebnis:

Tab. 4.6: Kommunikationsstrategien für ein anlassbezogenes Feedbackgespräch mit Lena (generiert aus ChatGPT)

Ziel	Kommunikationsstrategien	Botschaften
Ist-Beschreibung Lena nimmt ihr impulsives Verhalten konkret wahr	1) Gespräch einfühlsam einleiten (wertschätzend, Rahmen setzen)	1) »Lena, danke, dass Du Dir die Zeit nimmst. Mit Deiner Kompetenz bist Du wichtig für unser Team und ich schätze Dein Engagement. Deshalb möchte ich etwas ansprechen, das mir aufgefallen ist.«
	2) Konkretes Verhalten sachlich beschreiben (ohne Bewertung)	2) »Mir ist vorgestern aufgefallen, dass Du im Gespräch mit dem Patienten sehr laut geworden bist und ihn unterbrochen hast. Ein ähnliches Verhalten ist mir auch schon im Umgang mit Kolleginnen aufgefallen.«
	3) Beziehungsebene und konstruktive Haltung stärken	4) »Mir geht es nicht darum, Dich hier einfach zu kritisieren, sondern gemeinsam eine Lösung zu finden, mit Der Du Dich vielleicht wohler fühlst.«
Negative Folgen Lena versteht die negativen Konsequenzen ihres Verhaltens	1) Auswirkungen auf Patienten und Kollegen aufzeigen (konkrete Beispiele)	1) »Der Patient wirkte nach der Situation verunsichert und hat sich zurückgezogen. Und auch im Team treten Irritationen auf, wenn Du lauter wirst und jemanden unterbrichst.«
	2) Sorgen ums Teamklima ausdrücken, positive Absicht unterstellen	2) »Ich weiß, dass Du niemanden verletzen willst. Anna hat mir jedoch rückgemeldet, dass sie sich durch Deinen Ton in der letzten Übergabe angegriffen gefühlt hat.«
	3) Eigene Besorgnis um Lenas Wohlbefinden äußern (Belastung ansprechen)	3) »Ich habe auch gesehen, dass Dich der Vorfall mit dem Patienten selbst mitgenommen hat – du warst danach aufgewühlt.«

Tab. 4.6: Kommunikationsstrategien für ein anlassbezogenes Feedbackgespräch mit Lena (generiert aus ChatGPT) – Fortsetzung

Ziel	Kommunikationsstrategien	Botschaften
Soll-Vorschlag Lena kennt das gewünschte zukünftige Verhalten	1) Konstruktives Alternativverhalten vorschlagen (praxisnah und konkret)	1) »Ich würde mir wünschen, dass Du in solchen Momenten zuerst einmal tief durchatmest und ruhig bleibst, bevor du reagierst.«
	2) Lena in Lösungssuche einbeziehen (nach eigenen Ideen fragen)	2) »Was denkst Du, was Dir helfen könnte, in solchen Momenten gelassener zu bleiben?«
	3) Unterstützung anbieten, damit Soll-Verhalten umgesetzt werden kann	3) »Ich möchte dich dabei unterstützen. Wir könnten zum Beispiel ein Kommunikationstraining für dich organisieren, wenn Du dafür offen bist.«
Positive Folgen Lena erkennt die positiven Auswirkungen der Verhaltensänderung	1) Vorteile für Team und Patienten betonen (entspannteres Klima)	1) »Wenn Du in stressigen Situationen ruhiger reagierst, wird es weniger Missstimmungen im Team geben. Auch die Patienten werden sich dann besser aufgehoben fühlen.«
	2) Persönlichen Nutzen hervorheben (weniger Stress, mehr Anerkennung)	2) »Du wirst selbst merken, dass Du weniger gestresst bist und wieder mehr positive Rückmeldungen von Kollegen und Patienten bekommst.«
	3) An Lenas Stärken appellieren (Professionalität und Empathie kommen zur Geltung)	3) »Du bist sehr empathisch und fachlich kompetent. Diese Stärken können sich besser zeigen, wenn die impulsiven Reaktionen ausbleiben.«
Ursachen klären Lena reflektiert die Hintergründe ihres Verhaltens	1) Offene Fragen zu Lenas Belastungen stellen (Arbeitsdruck, Privates)	1) »Wie geht es dir denn im Moment, auch abseits der Arbeit? Gibt es etwas, das dich besonders unter Druck setzt?«
	2) Verständnis zeigen für persönliche Situation (Empathie für ihren Stress)	2) »Ich weiß, dass Du privat gerade eine sehr schwierige Zeit durchmachst. Das tut mir leid, und ich verstehe, dass Dich das belastet.«
	3) Gemeinsam nach Ursachen suchen (Lenas Sicht der Gründe erkunden)	3) »Woran könnte es Deiner Meinung nach liegen, dass Du in solchen Situationen so impulsiv reagierst?«
Modus-Change	1) Emotionale Lage berücksichtigen (bei Bedarf Pause anbieten)	1) »Ich merke, das Gespräch ist gerade sehr emotional für

Tab. 4.6: Kommunikationsstrategien für ein anlassbezogenes Feedbackgespräch mit Lena (generiert aus ChatGPT) – Fortsetzung

Ziel	Kommunikationsstrategien	Botschaften
Lena entwickelt Bereitschaft zur Veränderung		dich. Sollen wir kurz eine Pause machen und durchatmen?«
	2) In den Lösungsmodus wechseln (Fokus auf Zukunft und Verbesserungen)	2) »Lass uns nun gemeinsam überlegen, was Dir künftig helfen kann, besser mit solchen Situationen umzugehen.«
	3) Konkrete Absprachen treffen (gemeinsame Lösungen erarbeiten, Commitment einholen)	3) »Was hältst Du davon, wenn wir vereinbaren, dass Du beim nächsten Mal zuerst mich oder eine Kollegin um Unterstützung bittest, bevor du reagierst?«
	4) Positiven Gesprächsabschluss gestalten (Zuversicht und Dank aussprechen)	4) »Danke, dass Du so offen mit mir gesprochen hast. Ich glaube an Dich und bin zuversichtlich, dass Du die Veränderung schaffst.«
Weiterarbeit/ Nachbereitung Lena wird bei der nachhaltigen Veränderung unterstützt	1) Reflexion im Alltag anregen (z. B. Selbstbeobachtung)	1) »Nimm Dir doch in den nächsten Wochen immer mal ein paar Minuten Zeit, um zu reflektieren, wie Du mit diesen für Dich so herausfordernden Situationen umgehst.«
	2) Follow-up-Termin vereinbaren (Fortschritte gemeinsam prüfen)	2) »Lass uns in einem Monat einen Termin vereinbaren, um zu besprechen, wie es Dir geht und welche Erfahrungen Du gemacht hast.«
	3) Externe Unterstützungsangebote empfehlen (Coaching, Beratung)	3) »Wenn Du möchtest, kann ich Dir auch weitere Unterstützung anbieten. Zum Beispiel könnten wir ein Coaching organisieren.«
	4) Kontinuierliches Feedback und »offene Tür« signalisieren (bei Fragen/ Bedarf für Lena da sein)	4) »Ich werde Dir gerne Rückmeldung geben, wenn ich Fortschritte bei Dir sehe. Und wenn Du Hilfe brauchst, kannst Du jederzeit auf mich zukommen.«

4.10.2 Künstliche Empathie – Wie KI Gefühle zeigt

Künstliche Intelligenz drückt Gefühle aus, aber sie fühlt sie nicht wirklich. Nur Menschen können Gefühle erspüren und erleben! KI sagt »Es tut mir leid« oder

»Ich glaube an Dich und bin zuversichtlich«. Meistens sind diese Sätze recht stimmig für die jeweilige Situation und Person. Wie kommt das?

Künstliche Intelligenz kann Muster erkennen – etwa im Erleben und Verhalten, bei uns und unseren Mitmenschen. Muster im Selbstmanagement, Muster in Beziehungen und Muster in der Kommunikation. KI greift auf das globale Wissen über gelingende Kommunikation, vertrauensvolle Beziehungen sowie erfolgreiche Führung und Veränderung zu.

Wir helfen KI beim Matching, d. h. bei der Anpassung auf unsere Situation. Wir geben spezifische Informationen über uns, die konkrete Ausgangssituation, über Ziele und Erwartungen usw. Dann kann KI bestimmte Haltungen, Stimmungen und Gefühle auch in der Beziehung zu anderen Menschen angemessen ausdrücken und stimmige Formulierungen finden. Und das macht sie wirklich gut.

Die Forschung und Entwicklung im Bereich der maschinellen Erfassung und Analyse von eigenen und fremden Zuständen (Künstliche Empathie) sowie des maschinellen Ausdrucks von Emotionen mithilfe geeigneter sprachlicher Mittel (künstliche Emotionen) ist in vollem Gang. Alles dank KI (Matusiewics & Werner 2025). Künstliche Intelligenz wird mehr und mehr integraler Bestandteil des Pflege- und Führungsalltags.

5 Die Teamdynamik gestalten

5.1 Team-Mapping

In den letzten Kapiteln wurde der Leadership Performance Navigator als psychologisch fundiertes Führungsinstrument vorgestellt, der besonders effektiv in einem individuellen Mitarbeitergespräch angewendet werden kann. Bezogen auf die Führung von Teams, größeren Gruppen und Netzwerken im Unternehmen reicht das Instrument allerdings nicht aus, um die soziale Dynamik erfolgreich zu gestalten. Ab einer Anzahl von drei Personen sprechen wir bereits von einer Gruppe. Dann geht es nicht nur darum, die Führungsinteraktion mit einer Person erfolgreich zu gestalten, sondern eine Gruppe mit zahlreichen Beziehungen und Interaktionen zur erfolgreichen Zusammenarbeit zu bringen. Bei mehreren Personen müssen wir auch die Beziehungsstruktur und -dynamik der Personen untereinander in unserem Handeln berücksichtigen. Jede Interaktion mit einem Teammitglied hat direkte oder indirekte Auswirkungen auch auf andere Teammitglieder. Erfolgreiche Führung von Teams basiert auf einer Differenzialdiagnostik der komplexen Dynamik von Unternehmensbereichen und Teams. Unternehmen haben ihre »Innenpolitik« und auch Teams haben ihre eingespielten Muster und Abhängigkeiten im zwischenmenschlichen Umgang.

Das von uns entwickelte Team-Mapping gibt einen »Röntgenblick« in die tieferliegenden Bindungen, Beziehungen und Entwicklungen eines Teams oder eines gesamten Unternehmensbereichs. Im Team-Mapping werden Nähe und Distanz der Mitglieder, Beziehungs- und Machtstrukturen, Koalitionen und Konfliktebenen, sowie interne Cliquenbildungen visuell dargestellt und analysiert. Hieraus ergeben sich dann strategische, taktische sowie handlungsbezogene Überlegungen zur Vorgehensweise der Führungskraft.

Im Team-Mapping werden die Teammitglieder und -beziehungen mit standardisierten Symbolen dargestellt (▶ Abb. 5.1).

Darüber hinaus werden einzelne Gruppenrollen markiert, die wir gemäß der vorherrschenden Klassifikation der Gruppendynamik in Anlehnung an das griechische Alphabet zuordnen (▶ Tab. 5.1).

5 Die Teamdynamik gestalten

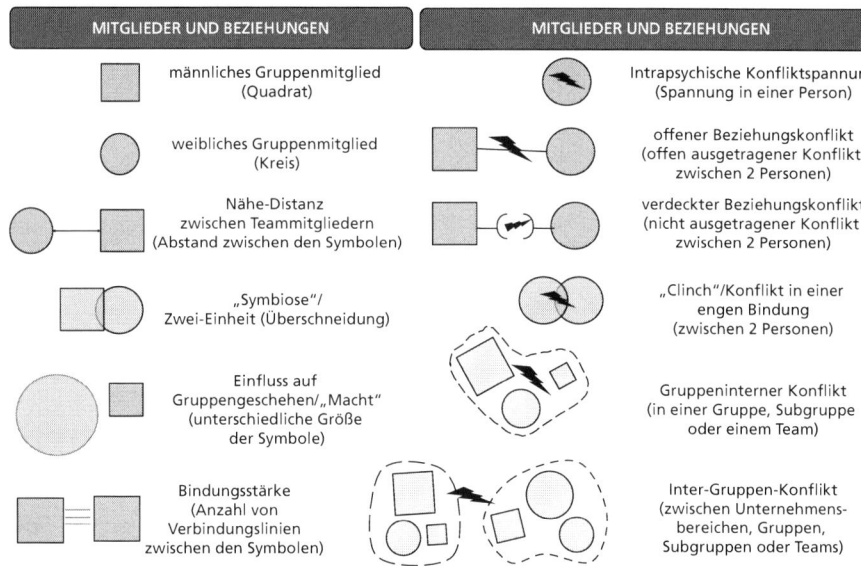

Abb. 5.1: Symbole für Team-Mapping (eigene Darstellung)

Tab. 5.1: Gruppenrollen (in Anlehnung an Röhrßen & Stephan, 2021, S. 158 f.)

Symbol	Rolle	Erläuterung
α+ (Alpha)	Leader	Leader haben die Aufgabe, das Team zu leiten. Sie ergreifen die Initiative, sind verantwortlich für die Entwicklung und Vereinbarung von Zielen, für wichtige Entscheidungen, für die Festlegung und Einhaltung von Aufgaben sowie die Koordination und Kontrolle aller wichtigen Aktivitäten. Sie leiten und moderieren in der Regel auch die Teamsitzungen und fungieren als Sprecher nach außen.
β+ (Beta)	Berater/Unterstützer der Leader	Die positiven Unterstützer begleiten, beraten und unterstützen die Leader loyal und aktiv. Unterstützer nehmen in beratender Funktion großen Einfluss auf die Entscheidungen der Leader. Man nennt sie auch »graue Eminenzen«.
χ+ (Gamma +)	Mitläufer bezogen auf Leader	Die positiven Mitläufer orientieren sich als opportunistische Teammitglieder loyal an den von den Leadern vorgegebenen Zielen, Werten und Normen. Dabei sind sie eher passiv und passen sich so gut wie möglich an.
δ (Delta)	Leistungsträger	Die Leistungsträger tragen mit ihrer Kompetenz und Leistung am meisten zum fachlichen Erfolg des Teams bei. Aufgrund ihres Engagements, ihrer Fachkompetenz und Leistung werden sie besonders respektiert.
ε (Epsilon)	Sympathieträger	Die Sympathieträger sind emotionaler Mittelpunkt und erhalten die höchsten Sympathiewerte im Team. Die Kolleginnen und Kollegen arbeiten gern mit ihnen zusammen. Sie sind beliebt und genießen eine besondere Wertschätzung.

Tab. 5.1: Gruppenrollen (in Anlehnung an Röhrßen & Stephan, 2021, S. 158 f.) – Fortsetzung

Symbol	Rolle	Erläuterung
Ω_1 (Omega 1)	Low-Performer	Die Low-Performer bilden den Gegenpol zu den Leistungsträgern. Sie sind im Gruppenvergleich eher leistungsschwach, machen häufig Fehler und haben immer wieder Misserfolge in ihrer Arbeit.
Ω_2 (Omega 2)	Außenseiter	Die Außenseiter sind Randpersonen im Team. Sie sind eher isoliert und engagieren sich nicht besonders stark im Gruppengeschehen. Sie fallen häufig weder positiv noch negativ auf.
Ω_3 (Omega 3)	Sündenbock	Die Sündenböcke bilden den Gegenpol zu den Sympathieträgern. Sie ziehen die Antipathie mehrerer Teammitglieder auf sich. Häufig werden sie für Probleme, Schwierigkeiten und Konflikte im Team verantwortlich gemacht (»Blitzableiter«).
α- (Alpha -)	Rivalen/Mitbewerber	Rivalen und Mitbewerber sehen sich als »informelle Leader« im Team und konkurrieren mit den formellen Leadern.
β- (Beta -)	Unterstützer der Rivalen	Die negativen Unterstützer stellen sich aktiv und beratend hinter die Rivalen bzw. Mitbewerber.
χ- (Gamma -)	χ- Mitläufer bezogen auf die Rivalen	Die negativen Mitläufer orientieren sich opportunistisch an den Rivalen bzw. Mitbewerbern im Team.

Die dargestellten Rollen können in unterschiedlichen Kombinationen und Mischformen in einem Team auftreten. Im Team-Mapping können gern auch Aspekte der Persönlichkeitsdiagnostik aufgenommen werden, die wir in ▶ Kap. 3.4 dargestellt haben. Das Team-Mapping ist wie eine »systemischen Aufstellung« der Teammitglieder. Bei einer systemischen Aufstellung werden Beziehungen und Dynamiken in der Gruppe wie eine Skulptur im Raum dargestellt. So können scheinbar undurchsichtige Teamsituationen oder unbewusste Konflikte durch skulpturale Darstellung im Raum oder graphische Darstellung auf dem Papier klarer werden. Coachingklienten und Seminarteilnehmende berichten von »Erhellung« und »Klarheit«, die durch diese intuitive Diagnostik tieferer Teamdynamiken entstehen (vgl. auch Heinl, 2014).

> **Praxisbeispiel: Team-Mapping**
>
> Die pflegerische Leitung der gefäßchirurgischen Station 2b Stephanie hat ein Team-Mapping für ihr Pflegeteam erstellt und dabei auch zentrale Führungskräfte des ärztlichen Teams miterfasst, die einen starken Einfluss auf ihr Pflegeteam haben. In der nachfolgenden Team-Map (▶ Abb. 5.2) sind die Teammitglieder mit den o. g. Symbolen dargestellt. Stephanie hat die Darstellung um das jeweilige Lebensalter der Teammitglieder ergänzt (in Klammern). In manchen Maps wird zusätzlich auch die Betriebs- oder Teamzugehörigkeit in Jahren

dokumentiert, da dies in dem ein oder anderen Team für die Differenzialdiagnostik von Bedeutung ist.

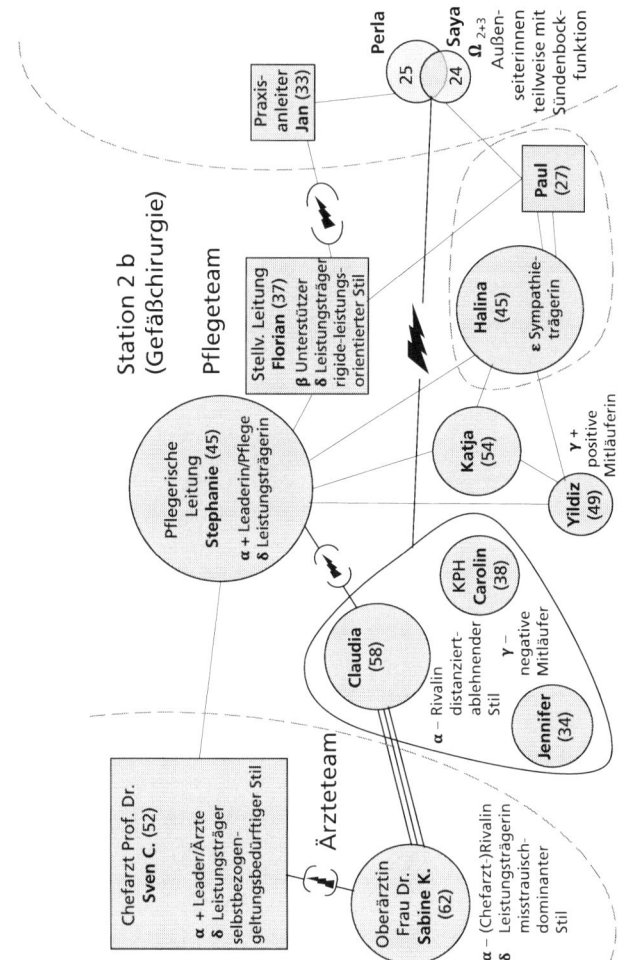

Abb. 5.2: Team-Mapping der Station 2 b (Gefäßchirurgie) (eigene Darstellung)

Stephanie ist seit drei Jahren pflegerische Leitung einer gefäßchirurgischen Station. Mit Ausnahme einer Gruppe von drei Mitarbeiterinnen hat sie eine hohe Akzeptanz und es herrscht in weiten Teilen eine vertrauensvolle Zusammenarbeit im Team. Die Mitarbeiterinnen Claudia, Carolin und Jennifer bilden allerdings eine stark abgegrenzte Subgruppe mit Konfliktpotenzial. In dieser Gruppe dominiert Claudia das Gruppengeschehen. Claudia arbeitet schon sehr viele Jahre auf der Station und ist über die vielen Jahre sehr eng mit der Oberärztin Frau Dr. Sabine K. verbunden. Viele Äußerungen von Frau Dr. K. auf der Station offenbaren, dass Sie keine ausreichend loyale und vertrauensvolle Zusammenarbeit zu ihrem Vorgesetzten, dem Chefarzt Herrn Prof. Dr. Sven C., pflegt. In der Urlaubsabwesenheit von Stephanie hat Claudia im Dienst einfach akzeptiert, dass die Oberärztin Dr. Sabine K. die vereinbarten Oberarzt- und Kurvenvisiten mehrmals ohne Rücksprache ausfallen lassen hat, obwohl hier schon länger mit dem Chefarzt verbindlich abgesprochene Regelungen bestehen. Hierdurch konnte die übliche Abstimmung zu den Neuaufnahmen und Entlassungen mit der Pflege nicht erfolgen und die Assistenzärzte waren aufgrund der fehlenden Kurvenvisiten fachlich nicht gut abgesichert. Das hatte auch negative Auswirkungen auf die ärztliche und pflegerische Patientenversorgung.

Aus Stephanies Sicht hätte Claudia, die zu dieser Zeit im Dienst war, diese Abweichung zumindest an den Stellvertretenden Leiter Florian melden müssen, der zwar in diesen Fällen nicht im Dienst war, aber in Urlaubsabwesenheit von Stephanie die Führungsverantwortung innehat. Florian hätte – auch ohne diese Hinweise – die Probleme selbst erkennen und anpacken müssen.

Stephanie sieht einen untergründigen Loyalitätskonflikt bei Claudia, die sich eher in einer emotionalen Loyalität zur Oberärztin sieht, als in einer Loyalitätsverpflichtung zu ihr als Leitung. Sie glaubt, dass Claudia ihre Leitungsrolle nicht akzeptieren kann und in eine Rivalität geht. Immer mal wieder fallen Äußerungen wie: »Ich sehe das anders und ich würde das aber anders machen…«.

Bei Florian sieht Stephanie auch ein Problem. Er verfügt zwar über eine hohe Fachkompetenz und ist auch ein zentraler Leistungsträger im Team. Allerdings scheint er seine Führungsrolle nimmer noch nicht gefunden zu haben. Außerdem ist er auf der Beziehungsebene zu wenig im Team integriert.

Es besteht noch ein weiteres dominierendes Problem im Team: die neuen philippinischen Fachkräfte Perla und Saya sind in einer Außenseiterposition und wenig integriert. Sie haben nur eine gute Bindung an den Praxisanleiter Jan und ein jüngeres Teammitglied (Paul). Die Gruppe um Claudia fällt immer wieder mit abwertenden und diskriminierenden Äußerungen gegenüber Perla und Saya auf. Andere Teammitglieder mit Migrationshintergrund wie etwa Yildiz und Halina sind zwar gut integriert in das Team, aber zeigen trotzdem kaum Einfühlung in die Situation der internationalen Fachkräfte. Insgesamt scheint sich das Team der gemeinsamen Integrationsverantwortung nicht bewusst zu sein und delegiert diese umfassend an den Praxisanleiter Jan. Stephanie selbst hat sich bisher nicht intensiv in der Integrationsaufgabe engagiert, weil sie diese Aufgabe an ihren Stellvertreter Florian delegiert hat. Allerdings ist erkennbar, dass zwischen Florian und dem Praxisanleiter Jan ein untergründiger Konflikt besteht, den Stephanie sich nicht erklären kann. Stephanie stellt selbstkritisch fest, dass sie sich insgesamt wohl stärker im Integrationsmanagement engagieren muss. Aus dem Team-Mapping entwickelt Stephanie gleich mehrere Ziele, Aufträge und Maßnahmen für sich:

1. Feedbackgespräch mit Florian mit folgenden Inhalten/Zielen:
   - Rückmeldung über die organisatorischen Abweichungen während der Urlaubsvertretung (sechsstufiger Feedbackprozess, ▶ Kap. 4.7.6)

- Klärung der Identifikation mit der Führungsrolle und des Selbstverständnisses als Führungskraft
- Klärung der Zusammenarbeit mit dem Praxisanleiter Jan
- Vereinbarung einer konkreten Vorgehensweise
2. Protokolliertes Feedbackgespräch mit Claudia mit folgenden Inhalten/Zielen:
    - Rückmeldung über die Nichteinhaltung von Dienstpflichten, d.h. fehlende Mitteilung/Meldung zu Abweichungen (Kritikstufe 3: Klärungs- und Fördergespräch, ▶ Kap. 4.9)
    - Klärung der Akzeptanz gegenüber der Leitungsrolle bzw. möglicher Loyalitätskonflikte (▶ Kap. 4.5.3, Praxisbeispiel)
    - Kritikgespräch zu problematischen Äußerungen bezogen auf die Mitarbeiterinnen Perla und Saya und Ursachenanalyse einschließlich Klärung von persönlichen Werten, Haltungen und Einstellungen zur Integration internationaler Fachkräfte
    - Konkrete Vereinbarungen zur Einhaltung von Regeln und Dienstwegen sowie zu Verhaltensstandards im Umgang
3. Durchführung einer Teambesprechung unter Beteiligung des Praxisanleiters Jan mit folgenden Inhalten/Zielen
    - Analyse des Status quo im Integrationsprozess
    - Abfrage der individuellen Einstellungen und Erwartungen aller Teammitglieder
    - Klärung der Rolle und Verantwortung aller Teammitglieder im Integrationsprozess
    - Vereinbarung von Zielen, Leitlinien und Maßnahmen im stationären Integrationsmanagement.

(vgl. auch Röhrßen, 2025a).

5.2 Konfliktanalyse

Die Konflikte in einem Pflegeteam, aber auch die interprofessionellen Konflikte zwischen unterschiedlichen Berufsgruppen, haben einen erheblichen Einfluss auf die Qualität der Versorgung von Patienten, Bewohnern, Gästen, Kunden etc. Auch die Analyse von Risiko- und Haftungsfällen zeigen immer wieder, dass Probleme und Mängel bei näherer Betrachtung nicht immer rein fachlicher Natur sind. Häufig resultieren sie aus einer komplexen Wechselwirkung von Informationsdefiziten, Verantwortungsdiffusion, problematischer Delegation, fehlender Abstimmung und Kommunikation und einer konfliktbehafteten Zusammenarbeit unterschiedlicher Leistungsträger und Berufsgruppen. Nicht selten spielen hier auch strukturelle Organisationskonflikte mit hinein. Bei fehlender psychologischer Sicherheit von Teammitgliedern werden diese Probleme verstärkt und die Qualität der Versorgung weiter reduziert. Eine stark an hierarchischer Kontrolle und Durchsetzung orientierte Fehlerkultur verhindert zusätzlich die notwendige Verantwortungsübernahme.

> **Definition: Strukturelle Organisationskonflikte und Verantwortungsdiffusion**
>
> Unter strukturellen Organisationskonflikten verstehen wir Konflikte, die sich ursprünglich und ursächlich aus einer problematischen Organisation ergeben, also Konflikte aufgrund von:
>
> - unklaren oder problematischen Aufgaben- und Kompetenzverteilungen zwischen einzelnen Positionen, Teams, Berufsgruppen, Einheiten und Organisationen (Strukturorganisation),
> - Engpässen, Störungen und Problemen in bestimmten Prozessen oder an bestimmten Schnittstellen (Prozessorganisation),
> - kritischen oder fehlenden Informations-, Beratungs- und Entscheidungsstrukturen sowie Berichts- und Dienstwegen (Kommunikations- und Entscheidungsstruktur),
> - widersprüchlichen Anforderungen unterschiedlicher Rollen, die einzelne Personen gleichzeitig wahrnehmen und erfüllen müssen (Probleme der Rollenambiguität),
> - hoher Komplexität und strukturbedingter Überforderung in bestimmten Positionen sowie
> - problematischer Personalorganisation (z. B. Personaleinsatzplanung, Qualifikationsmix, Dienstzeitregelungen etc.).

Für unklare Organisationsverhältnisse haben wir den Begriff »organisatorische Verantwortungsdiffusion« geprägt. Aus der Unfallforschung und aus psychologischen Experimenten wissen wir, dass Gruppen von Menschen, die ihre Hilfe rund um einen Betroffenen (z. B. ein »Unfallopfer«) organisieren, Probleme der Verantwortungsübernahme haben können. Schlimmstenfalls gibt es viele Menschen am Einsatzort, die sich nur geringfügig oder nur »ein bisschen« verantwortlich fühlen, aber keiner, der sich so richtig verantwortlich fühlt. Manchmal gibt es mehr verantwortungslose Beobachter (»Gaffer«) als verantwortungsbewusste Helfer.

Dieses Phänomen aus der Unfallforschung haben wir auf klassische Organisationen übertragen. In Kliniken und Pflegeeinrichtungen befinden sich auch zahlreiche »Helfer« an den Einsatzorten, deren Zuständigkeiten nicht immer ganz klar oder teilweise sogar umstritten sind.

Organisatorische Verantwortungsdiffusion liegt immer dann vor, wenn in der formalen Festlegung der Organisation (z. B. Organigramm, Geschäftsordnung, Geschäftsverteilungsplan, Aufgabenverteilung, Stellenbeschreibungen/Aufgabenprofile, Prozessbeschreibungen und Verfahrensanweisungen etc.) und/oder im Organisationsverständnis der Mitglieder dieser Organisation Unklarheiten oder Widersprüche bestehen. Es können sich also in der formalen Struktur und Konstruktion (»de jure«) oder ganz unabhängig davon »nur« im Kopf der Beteiligten (»Orga-Mindset«) Widersprüche ergeben, die sich auf das alltägliche Handeln (»de facto«) negativ auswirken. Dann entstehen Konflikte z. B. im Verständnis von Rollen und Funktionen, in der Verteilung von Zuständigkeiten, Aufgaben und Kompetenzen, in der Gestaltung von Prozessen etc.

Organisatorische Verantwortungsdiffusion hat Folgen, die teilweise sogar haftungsrechtlich relevant sind: Notwendige Aufgaben werden nicht erledigt (Unterlassung) oder mit Mehraufwand von verschiedenen Personen durchgeführt. Immer wieder muss man Zuständigkeiten abstimmen oder es kommt zu Kompetenzgerangel. Patient/-innen, Bewohner/-innen, Gäste, Angehörige, Besucher/-innen etc. finden keine klaren Ansprechpartner. Dienstwege werden nicht eingehalten oder übersprungen. Informationen werden nicht weitergeleitet, gehen auf der Strecke verloren oder werden bei der nächsten Übergabe schon verändert (»Stille Post«).

Strukturelle Organisationskonflikte können in zwischenmenschliche Konflikte zwischen einzelnen Personen, in gruppeninterne Konflikte sowie in Inter-Gruppen-Konflikte »umschlagen«. Auch Einzelpersonen können aufgrund von strukturellen Organisationskonflikten intrapsychische Konfliktspannungen aufbauen. Dann leiden die Menschen an ihrer Organisation.

Konfliktberatende und -moderierende müssen erst einmal herausfinden, wo der Ursprung und die eigentliche Ursache eines Konflikts liegen, damit sie eine nachhaltige »Wurzelbehandlung« durchführen können und nicht am falschen Punkt ansetzen. Liegt der Ursprung in einem zwischenmenschlichen Konflikt zwischen zwei Personen, der sich dann auf andere Teammitglieder ausgeweitet hat? Oder hat eine Einzelperson mit einer starken innerpsychischen Spannung das gesamte Team »infiziert«? Oder gibt es Strukturdefizite in der Organisation, die dazu führen, dass einzelne Gruppen in Konflikt geraten sind (Inter-Gruppen-Konflikt)? Oder hat ein struktureller Organisationskonflikt zu einer erheblichen Belastung und intrapsychischen Konfliktspannung bei einer Person geführt, die dann eigentlich nur Symptomträger für Konstruktionsfehler in der Organisation ist?

Wer eine fundierte Konfliktdiagnose erstellen möchte, sollte auch ermitteln, welcher Eskalationsgrad in dem bestehenden Konflikt (schon) erreicht worden ist. Je höher der Eskalationsgrad, desto begrenzter sind die Möglichkeiten, einen Konflikt zu lösen.

Wir orientieren uns bei der Analyse des Konflikteskalationsgrades an dem Modell von Glasl (2023). Friedrich Glasl unterscheidet im Verlauf von Konflikten folgenden Eskalationsstufen:

1. *Verhärtung mit Missstimmung*
   Innerhalb von Einzelgesprächen oder Besprechungen kippt die Stimmung um. Die Beteiligten merken, dass eine gemeinsame Konfliktlösung schwierig wird. Die Diskussion verhärtet sich zunehmend. Der sach- und lösungsorientierte

Dialog ist plötzlich beeinträchtigt von ersten Störgefühlen. Die Konfliktpartner erleben in der Diskussion Widerstände, die zu unbequemen Reibungs- und Zeitverlusten führen. Es kristallisieren sich zunehmend feste Rollen und Standpunkte heraus. Aber es besteht weiterhin der Glaube und die Hoffnung, dass der Konflikt über weitere klärende Gespräche und einen vernunftbetonten sachlichen Dialog zu lösen ist.

2. *Debatte mit Polarisierung*
Auf dieser Stufe stehen die Standpunkte ziemlich fest. Aus ihrer Frustration heraus verlagern die Gesprächspartner ihre Strategie auf eine polarisierende Debatte mit verschärfter Rhetorik. Es wird das gesamte Register von Argumentationsfiguren und Überzeugungstechniken gezogen, um die eigene Position zu untermauern und die Argumentation des Gegenübers »auszuhebeln.« Jetzt verlagert sich der Schwerunkt der Diskussion teilweise von der Sache weg zu den handelnden Personen. Denn plötzlich geht es nicht mehr nur um die Sache, sondern auch um Macht, Prestige und Ansehen: Wer hat am Ende recht und wer vertritt seinen Standpunkt rhetorisch am besten? Dabei kommt es zu einer immer stärkeren verbalen Konfrontation mit rhetorischen Druckmitteln wie z. B. Polemik gegen die Person. Diese Eskalationsstufe, die häufig nicht zu einer wirklichen Veränderung von Sichtweisen und Standpunkten führt, entspricht der dramaturgischen Inszenierung in vielen Polit-Talkshows.

3. *Taten statt Worte*
Auf dieser Eskalationsstufe verlieren ein oder mehrere Konfliktpartner die Überzeugung, dass sich die Diskussion lohnt und dabei noch etwas herauskommt. »Schluss mit dem Gerede«, jetzt wird einfach gehandelt und es werden Fakten geschaffen. Der Konfliktgegner, der sich einfach nicht überzeugen lässt, soll vor vollendete Tatsachen gestellt werden. Wenn dann noch Gespräche stattfinden, sind diese geprägt von einer gewissen Resignation (»Es hat ja doch keinen Sinn, Du hast Deine Meinung ja schon gebildet«). Die Beziehungsebene ist von Misstrauen geprägt und es wird taktischer (»Was hat er/sie jetzt wieder vor?« »Worauf muss ich mich einstellen?« »Wie reagiere ich?«). Jetzt gilt es, Ziele, Interessen und Absichten praktisch im Handeln durchzusetzen. Dabei wird billigend in Kauf genommen, dass der Konfliktgegner irritiert und verärgert ist.

4. *Imagewerbung, Koalitionsbildung und Feindbildprojektion*
Auf dieser Stufe werden jetzt gezielt andere Personen in den Konflikt hineingezogen. Die Konfliktarena erweitert sich auf bisher nicht beteiligte, eher neutrale Personen. Die Konfliktpartner suchen sich Gleichgesinnte und Verbündete. In Gesprächen mit diesen Personen werben Sie für Ihren Standpunkt und sprechen aus einer überlegenen Position. Sie betreiben Imagewerbung für sich und werten den Konfliktgegner ab.

Sie bauen ein starres Feindbild auf, das wie eine Schablone oder Charaktermaske den Blick auf tiefere Wesenszüge des Anderen versperrt. Dieses Bild lässt dann keine anderen Sichtweisen und Fakten mehr zu. Jetzt gibt es nur schwarz oder weiß und so mancher im Umfeld muss sich nun entscheiden, auf welcher Seite er steht. Stereotype Bilder, Klischees, Spekulationen und Gerüchte werden in den Gesprächen verbunden mit Emotionen wie Ablehnung, Wut, Enttäuschung. Es kommt aber nicht zu einer offenen Konfrontation mit dem Konfliktgegner, sondern es werden verdeckt im Hintergrund des Geschehens strategische Koalitionen und Allianzen geschmiedet. Diese Eskalationsstufe kann unter Umständen unauffällig und still an der kommunikativen Oberfläche bestehen bleiben, bis ggf. eine Konfliktpartei beschließt, gut abgesichert durch eigene Netzwerke und Koalitionen in die nächste Konfliktstufe einzutreten.

5. *Öffentliche Inszenierung Demaskierung und Gesichtsverlust*
In dieser Eskalationsstufe wird die Auseinandersetzung auf eine moralische Ebene gebracht. Der Konfliktgegner ist nicht einfach nur »unfähig«, »engstirnig« oder hat eine ganz falsche Sicht auf die Dinge. Nein, jetzt wird dem Konfliktgegner viel mehr unterstellt, er oder sie besäße eine dunkle Schattenseite. Jetzt geht es um Gesichts- bzw. Imageangriffe gegen den Gegner, eine offene Konfrontation in der (unternehmensinternen) Öffentlichkeit. Der Konflikt wird in Gesprächen, Besprechungen oder Konferenzen sowie per Email mit Kopie (CC:) vor sozialen Zeugen dramatisch inszeniert und ausgetragen. Es kommt zu offenen Anklagen, Diffamierungen und Diskriminierungen. Die Parteien erleben sich jeweils nur noch in einer Opferrolle und ergehen in Selbstmitleid. Der Vertrauensbruch ist umfassend und häufig in dieser Phase bereits irreversibel. Deshalb greifen klassische Methoden wie Teamcoaching, Konfliktmoderation und Mediation etc. nur noch schwer. Gefragt sind eher konsequente Führungsinterventionen der nächsthöheren Führungsebene (Konfrontationsgespräche, strukturelle Eingriffe, Personalentscheidungen usw.).

6. *Drohung, Abschreckung und Erpressung*
In dieser Phase dominieren aggressive Verhaltensmuster wie Drohgebärden, Abschreckungsmanöver und Erpressungsversuche. Die Situation gerät zunehmend außer Kontrolle und die Unsicherheit und Angst verstärkt sich bei den Beteiligten. Die Konfliktparteien versuchen erheblichen Druck aufeinander auszuüben und die Kontrolle über den Gegner zu gewinnen. Die Konfliktgegner engen den Fokus auf wenige zentrale Konfliktpunkte ein. Der Gang, in dem man sich noch bewegen kann, wird immer enger. Es gibt nur noch wenige Entscheidungs- und Handlungsspielräume. Es werden Forderungen aufgestellt und negative Sanktionen für den Fall angekündigt, dass die Forderungen nicht (bis zu einem definierten Zeitpunkt) erfüllt werden. Man möchte der anderen Seite klar diktieren, wie sie sich zu entscheiden und zu verhalten hat. Das Problem ist, man droht, um eine Eskalation und wechselseitige Schädigung eigentlich zu vermeiden. Aber man muss im negativen Fall dann auch die Konsequenzen ziehen, um glaubwürdig zu bleiben. Am Ende tritt das ein, was man schon angedroht, geahnt und vorausgesagt hat: die Eskalation auf die nächsthöhere Stufe.

7. *Gezielte Schädigung*
In dieser Phase wird der Konfliktgegner immer mehr zu einem »Objekt«, das über begrenzte Attacken geschädigt werden kann und muss. Es geht (noch) nicht darum, den Gegner existentiell zu bedrohen oder zu eliminieren, sondern ihn in seiner Macht zu schwächen und dann endgültig die eigenen Ziele und Interessen durchzusetzen. Gesucht werden Schwach- und Angriffspunkte, um an diesen Stellen den Einfluss des Konfliktgegners zu untergraben, ihm z. B. die

Ressourcen oder die Legitimation für sein Handeln zu entziehen. Bleiben diese Bemühungen erfolglos, dann geht es in der nächsten Phase an die Existenz.

8. *Eliminierung/Trennung*
Auf dieser Eskalationsstufe wird die Existenzberechtigung und -sicherung des Konfliktgegners in der Organisation grundsätzlich in Frage gestellt. Man sieht keine andere Möglichkeit mehr, den Konflikt zu lösen, wenn der Konfliktgegner bleibt. Alle Aktionen sind darauf ausgerichtet, den Konfliktgegner zu entfernen. Das Ziel ist eine endgültige einseitige Lösung: die vollständige und nachhaltige Trennung vom Konfliktgegner. Solange die Konfliktgegner immer noch darauf bedacht sind, in der Auseinandersetzung selbst nicht zu Schaden zu kommen, befinden wir uns noch auf dieser Konfliktstufe. Werden die Konfliktpartner auch noch gleichgültig bezogen auf eigene Schadensereignisse, kann es zu einer weiteren fatalen Eskalation auf die nächste Stufe kommen. Ein Ausstieg über Flucht ist aber immer noch möglich.

9. *Zerstörung mit Selbstschädigung*
Auf dieser letzten Eskalationsstufe ist man bereit, gemeinsam in den Abgrund zu gehen. Das Ziel der Eliminierung und Trennung wird weiterhin verfolgt, nur jetzt ist man auch noch bereit, sich selbst dabei zu schädigen. Dieser »Kamikaze«-Angriff hat einen hohen Preis. Es werden rücksichtslos Angriffe gegen den Gegner gestartet, auch wenn sie die eigene Existenz bedrohen: »Er/sie muss eliminiert werden, egal, was mit mir dabei geschieht«.

In Kliniken und Pflegeeinrichtungen existieren zahlreiche Konflikte auf unterschiedlichen Ebenen und Eskalationsstufen. Die meisten alltäglichen Konflikte in diesen Unternehmen spielen sich auf der Stufe 1 bis 5 ab. Allerdings kommt es immer wieder auch zu massiven Auseinandersetzungen, bei denen die Parteien sogar bereit sind, bis zum Äußersten zu gehen.

Röhrßen und Stephan (2021) zeigen am Beispiel eines Hebammenteams in einer geburtshilflichen Klinik ein komplexes Konfliktszenario auf:

> **Praxisbeispiel: Konfliktdiagnose in einem Kreißsaal**
>
> »Im Hebammenteam einer Frauenklinik sind unterschiedliche Konflikte eskaliert. Dominierend ist ein *gruppenexterner Konflikt* zwischen den freiberuflich im Kreißsaal tätigen Beleghebammen, die sich als Team verstehen und den angestellten Hebammen des Krankenhauses, die sich auch als eigenes Team sehen. Hier haben sich erste Auseinandersetzungen zu fachlichen und organisatorischen Fragestellungen über mehrere Eskalationsstufen ›hochgeschaukelt‹. Inzwischen kommt es zu dramatisch inszenierten Auseinandersetzungen im Arbeitsalltag, aber auch zu einer scharfen und konfrontativen Auseinandersetzung in einer Besprechung unter Beteiligung der Pflegedirektorin, der Leitenden Hebamme, ihrer Stellvertretung sowie zweier Sprecherinnen der freiberuflichen Beleghebammen. Die *Konfliktstufe 5 (öffentliche Inszenierung und Demaskierungsversuche)* ist erreicht, das Vertrauen zerstört und es besteht kaum Hoffnung auf Einigung bzw. Annäherung.

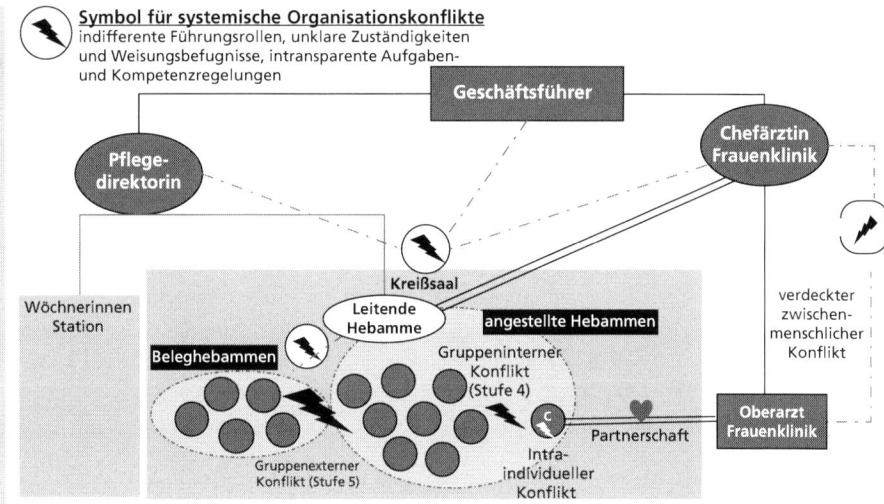

Abb. 5.3: Team-Mapping zur Konfliktdiagnose (vgl. Röhrßen & Stephan, 2021, S. 174)

Problematisch sind hier vor allem die organisationalen Rahmenbedingungen *(systemischer Organisationskonflikt)*, da die übergreifende Führungsverantwortung nicht klar definiert ist. Die angestellten Hebammen sind zwar organisatorisch der Pflegedirektion unterstellt, was aus einigen Organisationsdokumenten hervorgeht, allerdings zeigt diese relativ wenig Führungspräsenz in diesem Bereich und es besteht auch eine persönlich starke Anbindung der Leitenden Hebamme an die Chefärztin, die sich als Vorgesetzte der Hebammen versteht. Der Geschäftsführer engagiert sich stark für die freiberuflich tätigen Beleghebammen, hat die entsprechenden Kooperationsverträge gestaltet und sieht sich als deren erster Ansprechpartner.

Der Oberarzt, der mit einer Hebamme (C.) liiert ist, hat seit längerer Zeit schon untergründige Konflikte zur Chefärztin. Seine Partnerin, die Hebamme C. steht erheblich unter innerer Spannung *(intrapsychischer Konflikt)*. Zwischen ihr und dem angestellten Hebammenteam besteht ein *gruppeninterner Konflikt*, der auch nur untergründig ausgetragen wird. Hier haben sich bereits Koalitionen gebildet, die zu einer Isolierung der Hebamme (C.) führen und sie im Team in eine Sündenbockfunktion (Ω) bringen. Dieser Konflikt befindet sich auf der Eskalationsstufe 4 (Imagewerbung, Koalitionen und Feindbildprojektion).« (Röhrßen & Stephan, 2021, S. 173 f.)

5.3 Konfliktkommunikation mit dem 4-B-Skript

Es gibt einfache Prinzipien, die bei der Kommunikation in Konfliktsituationen hilfreich sind. Oft geht es im Kern vor allem darum, die tieferliegenden Bedürfnisse, Interessen und Motive der Konfliktpartner zu kennen, um zu einer konstruktiven Lösung zu kommen. Diese gilt es über offene Fragen zu ermitteln. Das Bloßstellen und Triggern wunder Punkte sollte vermieden werden, um Vertrauen aufzubauen und Offenheit zu erhalten.

> »Es wirkt zum Beispiel bei einem Streit oft Wunder, wenn man herausfindet, was der anderen Person eigentlich wichtig ist, und deren Sichtweise so wiedergibt, dass sie zustimmt. Wenn man sie versteht und erkennt, was ihr wichtig ist, ist die Lösung des Konflikts meist bereits sehr nahe.« (Kölsch, 2022, S. 11).

In enger Anlehnung an das Modell der »Gewaltfreien Kommunikation« des internationalen Konfliktforschers Marshall B. Rosenberg (2004) haben wir das 4-B-Skript der Konfliktkommunikation entwickelt.

Tab. 5.2: Das 4-B-Skript der Konfliktkommunikation (eigene Darstellung)

Schritt	Ziel	Erläuterung
1. **B**eobachtung	Sachliche und neutrale Beobachtung und Beschreibung der Situation *ohne* Bewertungen	Eine Person beginnt damit, die Situation wie ein neutraler Zeuge zu beschreiben. Dabei konzentriert sie sich nur auf objektive Beobachtungen und vermeidet subjektive und emotionale Bewertungen sowie Interpretationen, Unterstellungen und Spekulationen über irgendwelche Hintergründe, die nicht direkt sichtbar waren bzw. sind. Sie ermuntert die andere Person, die Situation auch aus ihrer Perspektive zu beschreiben oder einfach die eigene Schilderung zu bestätigen, zu korrigieren oder zu ergänzen.
2. **B**edürfnis	Bedürfnisse wahrnehmen und respektieren	In diesem zweiten Schritt geht es um die subjektiven Hintergründe der Personen. Eine Person beginnt damit, die eigenen Bedürfnisse zu benennen, die in der Situation eine Rolle spielen – Bedürfnisse, die frustriert, verletzt, ignoriert oder enttäuscht wurden. Im Idealfall ergründen und benennen beide Konfliktparteien ihre Bedürfnisse. Was ist ihnen eigentlich wichtig? Es kommt darauf an, dass diese Bedürfnisse wechselseitig nicht nur wahrgenommen, sondern auch respektiert werden.
3. **B**ewertungen und Emotionen	Bewertungen und Emotionen als Ausdruck frustrierter Bedürfnisse erkennen.	Dieser dritte Schritt kann auch in einem Zug mit dem zweiten Schritt erfolgen. Hier wird eine Verbindung zwischen dem zugrundeliegenden Bedürfnis und den Gefühlen hergestellt. Die Person beschreibt, welche Gefühle ausgelöst wurden, weil die eigenen Bedürfnisse frustriert, verletzt, ignoriert oder enttäuscht wurden. Im

Tab. 5.2: Das 4-B-Skript der Konfliktkommunikation (eigene Darstellung) – Fortsetzung

Schritt	Ziel	Erläuterung
		Idealfall beschreiben beide Konfliktparteien ihre Gefühle in Verbindung mit ihren zugrundeliegenden Bedürfnissen. Dabei erkennen sie an, dass negative Emotionen Ausdruck frustrierter, verletzter, ignorierter oder enttäuschter Bedürfnisse sind.
4. Bitten	Bitten und Wünsche positiv formulieren und klar aussprechen	In diesem Schritt beginnt eine Person, Bitten und Wünsche auszusprechen, die den eigenen Bedürfnissen entsprechen. Idealerweise tauschen sich dann beide Personen über ihre Wünsche aneinander aus. Die Formulierungen enthalten dabei keine Negationen (»Ich will nicht, dass Du...«), sondern ist positiv (»Ich wünsche mir, dass Du...«).

An einem Fallbeispiel können wir diese Form der Konfliktkommunikation veranschaulichen:

Fallbeispiel: Durchführung von Chefvisiten

Der Chefarzt der Kardiologischen Klinik eines Krankenhauses Herr Dr. Schmidt hat mit seiner Chefvisite in den letzten zwei Wochen deutlich später angefangen. Die Assistenzärzte und Mitarbeiterinnen des Pflegeteams hatten keine Rückmeldung über die Verspätung und mussten warten. Die pflegerische Abteilungsleitung der Kardiologie Frau Beate Fröhlich möchte in einem Gespräch mit dem Chefarzt auf diesen Missstand hinweisen und die verbindliche Einhaltung der Visitenzeiten einfordern. Sie hat Herrn Dr. Schmidt um ein kurzes Gespräch gebeten.

Es ergibt sich folgender Dialog:

Schritt 1
Sachliche und neutrale Beobachtung und Beschreibung der Situation ohne Bewertungen
Pflegerische Abteilungsleitung:
»Herr Dr. Schmidt, in den letzten Wochen haben Sie Ihre Chefvisite deutlich später begonnen. Ist meine Beobachtung da richtig?«

Chefarzt:
»Ja, das ist richtig. Es war mir nicht möglich, so früh auf die Station zu kommen, da die morgendliche Programmabstimmung im Herzkatheter-Labor länger gedauert hat.«

Pflegerische Abteilungsleitung:
»Meine Mitarbeiterinnen haben mir auch mitgeteilt, dass keiner ihnen die Verzögerung mitgeteilt hat, so dass sie dann länger warten mussten. Sie wussten nicht, wann die Visite denn nun beginnen soll. Es ist so: die Mitarbeitenden warten auf Sie und planen es in Ihren Ablauf ein. Wenn Sie dann unangekündigt kommen, sind sie unvorbereitet und müssen sie sich wieder umstellen und eine andere Tätigkeit abbrechen oder liegen lassen.«

Chefarzt:
»Das ist alles richtig, aber ich kann einfach nicht immer voraussehen, wie lange es im Herz-Katheter-Labor dauert und wann ich auf der Station bin. Ich habe da meinen Ablauf und das müssen Sie schon so akzeptieren.«

Schritt 2 Bedürfnisse wahrnehmen und respektieren &
Schritt 3: negative Emotionen als Ausdruck frustrierter Bedürfnisse erkennen.

Pflegerische Abteilungsleitung:
»Wenn ich Sie richtig verstanden habe, wollen Sie erst einmal das Programm im Herz-Katheter-Labor in Ruhe klären und zu Ende besprechen, bevor Sie auf die Station kommen. Das kann ich verstehen und respektiere ich auch.
Andererseits wollen wir in der Pflege gern auch einen geregelten Ablauf sicherstellen. Die Visite ist da ein zentraler Aspekt für uns und auch für die Patienten. Wenn wir nicht wissen, was los ist, wir warten müssen und wichtige Aufgaben immer wieder verschoben oder unterbrochen werden müssen, weil dann die Visite plötzlich doch beginnt, dann ist das ärgerlich für uns. Das ist aus unserer Sicht nicht effektiv und frustrierend. Können Sie diese Sichtweise verstehen?«

Chefarzt:
»Ja, das kann ich schon. Aber Sie müssen doch auch meine Sichtweise respektieren. Für mich ist es auch frustrierend, wenn ich eine Besprechung mittendrin unterbrechen muss, nur um pünktlich auf der Station zu erscheinen. Wir sind doch keine völlig durchgetaktete Schraubenfabrik! Wenn ich dann auf die Station komme, werde ich schon mit vorwurfsvollem Blick begrüßt und das ärgert mich. Ich drehe doch keine Däumchen.«

Pflegerische Abteilungsleitung:
»Ich sehe, dass Sie am frühen Morgen wirklich voll unter Druck sind. Da haben Sie meine volle Anerkennung. Jetzt mal unabhängig, ob wir eine Lösung finden oder nicht, können Sie den Stress und Frust in der Pflege auch nachvollziehen? Wir haben das Bedürfnis nach einem zumindest einigermaßen verlässlichen Stationsablauf. Dazu gehören auch verbindliche Zeitfenster für die Chefvisite, auf die wir uns ja mal geeinigt haben. Wenn man noch nicht mal weiß, wie lange man warten muss, bis die Visite beginnt, hängt man ganz im Ungewissen und ist immer in einer Warteposition auf Abruf.«

Chefarzt:
»Doch, das kann ich schon verstehen.«

Schritt 3 Bitten und Wünsche positiv formulieren und klar aussprechen

Pflegerische Abteilungsleitung:
»Ich wünsche mir, dass wir noch einmal über die Visitenzeiten sprechen. Es wäre doch besser, wenn wir nicht zu viele Ausnahmen von der Regel haben. Wenn Sie auch nicht ständig in Stress kommen. Und wenn das Pflegeteam nicht zu häufig warten muss. Vielleicht können wir mit der Visite etwas später beginnen?«

Chefarzt:
»Ja, das ist möglich, darf aber nicht zu spät sein, weil ich danach schon wieder andere Aufgaben wahrnehmen muss. Aber es kann trotzdem immer wieder mal zu zeitlichen Ausreißern im Herz-Katheter-Labor kommen. Das wird aber dann eine Ausnahme bleiben.«

Pflegerische Abteilungsleitung:
»Ok, dann sollten wir mal ein neues Visitenzeitfenster festlegen und vielleicht mal ein paar Wochen erproben. Ich meine, im Ausnahmefall kann es mal zu einer Verschiebung kommen. Dann möchte ich Sie nur bitten, dass Sie telefonisch auf der Station Bescheid geben, wenn die Chefvisite sich absehbar um mehr als zehn Minuten verzögert. Sie sollten dann den genauen Zeitpunkt für den Visitenbeginn ankündigen. Wäre das denkbar?«

Chefarzt:
»Ok, das können wir genauso machen. Prima.«

Wenn Führungskräfte sich an das 4-B-Skript der Konfliktkommunikation halten, gelangen die Konfliktpartner zu einem vertieften Verständnis und beleuchten die eigentlichen Wurzeln eines Konflikts. Konflikte ergeben sich immer aus nicht befriedigten Bedürfnissen. Menschen brauchen und wollen etwas, aber bekommen es einfach nicht.

Führungskräfte können das 4-B-Skript auch als Moderationsmethode nutzen, wenn sie ein moderiertes Gespräch zwischen zwei im Konflikt stehenden Mitarbeitenden moderieren. Dann fordern sie die Gesprächspartner zunächst auf, die Situation ganz sachlich und neutral (ohne Bewertungen und Interpretationen) zu beschreiben. Dann arbeiten sie die zugrundeliegenden Bedürfnisse der Konfliktpartner heraus und zeigen den Zusammenhang zwischen den Bedürfnissen und Emotionen auf. Dabei sorgen sie dafür, dass diese verstanden, respektiert und anerkannt werden. Schließlich ermuntern sie die Konfliktpartner, Wünsche und Bitten aneinander auszusprechen und erarbeiten mit Ihnen eine Lösung, bei der die Bedürfnisse ausreichend berücksichtigt werden.

5.4 Führen von internationalen Teams in der Pflege

In Deutschland und auch in anderen Industrienationen befinden wir uns mitten in einer globalen Fachkräftekrise. Ohne die Gewinnung von Pflegekräften aus dem Ausland werden die Kliniken und Pflegeeinrichtungen es nicht schaffen (Röhrßen & Nabert, 2025). Hierzu wird eine Offenheit gegenüber anderen Kulturen notwendig sein, die nicht als Konkurrenz gesehen wird, sondern als Chance und Unterstützung in einer vielfältigen Leistungs- und Kulturgemeinschaft.
Wie können Pflegeteams Diversität leben?
Die leitenden Pflegekräfte müssen sich auf eine bunte Vielfalt ihrer Teams einstellen. Menschen unterschiedlicher geographischer Herkunft, unterschiedlicher Migrationshintergründe und Muttersprachen, kultureller Prägungen, sexueller Orientierung, Religionszugehörigkeiten und Werte treffen aufeinander. In den Leitbildern der Unternehmen werden Wertschätzung und Respekt unabhängig von Nationalität, Herkunft, gesellschaftlicher Stellung, Weltanschauung, Geschlecht oder Religion propagiert, aber was bedeutet das praktisch für die Führung von internationalen Teams.
Röhrßen (2025a) hat in Anlehnung an Bolten (2007) und Fürstenau (2023) ein »Stufenmodell der Integration« entwickelt, das man zur Differentialdiagnostik individueller Haltungen und Einstellungen in Teams nutzen kann. Wieweit besteht schon eine offene, tolerante und kultursensible Haltung bei einzelnen Mitarbeitenden im Team? Wo gibt es Einstellungsprobleme?
Das Modell beschreibt die einzelnen Stufen bis hin zu einem transkulturellen Verständnis. Transformationale Führung unterstützt die Mitarbeitenden darin, einen immer höheren Reifegrad mit förderlichen Haltungen und Integrationsfähigkeit zu erreichen (Röhrßen, 2025a):

- »*Stufe 0 – Ausgrenzung: ›Ihr gehört nicht zu uns!‹*
  Integration ist nicht erwünscht. Mitarbeitende werden aufgrund ihrer religiösen, kulturellen, sprachlichen, geographischen, nationalen oder sozialen Herkunft und Andersartigkeit abgelehnt, isoliert und ausgegrenzt. Verhaltensweisen treten auf, die der Mobbingforscher Leymann in einer Liste von 45 Mobbinghandlungen subsumiert hat (Leymann, 1993). Dazu gehören Kontaktvermeidung, Einstellen der Kommunikation mit den Betroffenen, Verbreitung von Gerüchten, Übergabe sinnloser Aufgaben, verbale oder körperliche Bedrohung, kränkende Witze. Oft laufen diese Prozesse subtil ab. Passiv beteiligte Teammitglieder sehen sich selbst nicht verantwortlich oder in der Lage, diese Verhaltensweisen zu hinterfragen oder zu korrigieren.
- *Stufe 1 – Monokulturalität: ›Wenn ihr euch an uns anpasst, dann ist alles gut‹.*
  Kulturelle Andersartigkeit wird mehr oder weniger ignoriert. Das Ziel ist, eine Monokultur zu erhalten. Der Einarbeitungs- und Integrationsprozess wird als Einbahnstraße organisiert. Internationale Fachkräfte sollen sich uneingeschränkt in die deutsche Leitkultur, die Unternehmenskultur und die Arbeitskultur im Pflegeteam integrieren und auf ihre kulturellen Eigenheiten und Gewohnheiten zumindest im Arbeitsprozess verzichten. Sie sollen sich so schnell

wie möglich an Werte, Normen und Standards anpassen. Unterordnung ist Voraussetzung für ein friedliches Miteinander. Kulturelle Eigenheiten anderer Kulturen werden verdrängt, um das scheinbar friedliche Miteinander nicht zu gefährden (Fürstenau, 2023).

- *Stufe 2 – Interkulturalität: ›Interessant, wie ihr so denkt‹*
Kulturelle Eigenheiten werden wertschätzender wahrgenommen und teils auch akzeptiert, sodass Vielfalt möglich wird. Zwar wird die Integration in die Kernelemente der Leit-, Unternehmens-, Team-, Arbeits- und Pflegekultur erwartet, doch werden Freiräume zugelassen. Einzelne Subkulturen internationaler Fachkräfte werden in gewissem Maße toleriert. Man ist neugierig und interessiert sich für Lebensgewohnheiten fremder Lebenswelten. Man sieht eine gewisse Entlastung und Unterstützung angesichts des globalen Fachkräftemangels, aber noch keinen umfassenden synergetischen Nutzen durch die internationalen Fachkräfte.

- *Stufe 3 – Multikulturalität: ›Lass uns gemeinsam voneinander lernen‹*
Unternehmen, Abteilungen und Teams entwickeln sich weg von der Idee einer kulturellen Corporate Identity hin zu einer Diversität unterschiedlicher Subkulturen. Es entsteht Offenheit für unterschiedliche Sichtweisen und Einstellungen. Werte werden unterschiedlich interpretiert. In der Arbeit entstehen neue Synergien und Lösungen, eine Vielfalt im gemeinsamen Machen. Internationale Fachkräfte werden als Gruppe weiterhin ›anders‹ erlebt, können sich aber gleichwertig auf Augenhöhe fachlich und persönlich in die Arbeit einbringen. Aus dem Austausch entsteht echte Bereicherung. Jetzt fragt man: ›Wie habt Ihr das gelernt und was können wir von Euch lernen?‹. Wahrnehmung und Kommunikation sind aber immer noch geprägt vom Denken in Subkulturen (Philippinos, Inder, Mexikaner, Marokkaner) und in Stereotypen (typisch asiatisch, typisch arabisch, typisch osteuropäisch).

- *Stufe 4 – Transkulturalität: ›Wir Menschen sind im Tiefsten alle gleich, aber jeder Einzelne ist auch ganz einzigartig‹*
Auf dieser Stufe werden kulturelle Hintergründe in ihrem prägenden biographischen Einfluss auf den Einzelnen zwar immer noch wahrgenommen, doch liegt der Fokus auf der Wahrnehmung individueller Unterschiede einzelner Menschen, nicht auf ihrer Gruppenzugehörigkeit – egal, aus welcher Kultur sie stammen. Es zählt der Mensch, seine einzigartige Persönlichkeit, die individuellen Stärken und Schwächen sowie die besondere Rolle im Team. Auf dieser Stufe gelungener Integration wird Diversität gelebt. Das Universelle und Gleiche aller Menschen wird betont und das ganz Individuelle und Besondere wird erkannt. Das Denken in Gruppen und Stereotypen tritt in den Hintergrund. Der und die Einzelne zählen in ihrem Sosein. Der Religionsphilosoph Martin Buber nennt dieses Innewerden des anderen Menschen, dieses Erfassen des einzigartigen Anderen in seinem Sosein in der zwischenmenschlichen Beziehung, *existentielle Begegnung* (Buber, 1984).«

Das Diversitätsmanagement, für das insbesondere die Führungskraft vor Ort zuständig ist, erfordert zunächst eine ausreichende Differentialdiagnose der Grundhaltungen, Einstellungen und Beziehungen im Team rund um das Thema der

Vielfalt: Welche Haltungen (siehe Stufen/ Reifegrade der Integration) nehmen die einzelnen Gruppenmitglieder hinsichtlich der Gewinnung und Integration von internationalen Fachkräften ein? Wie verändert die Aufnahme von internationalen Fachkräften die Teamdynamik bzw. die Beziehungen untereinander? Welche Stärken und Schwächen des Teams zeigen sich in dieser Dynamik? Welche Strategie und welches Vorgehen ist erforderlich?

In ▶ Kap. 5.1 haben wir anhand des Fallbeispiels eines internationalen Teams mit zwei philippinischen Fachkräften und zwei Mitarbeiterinnen mit Migrationshintergrund aufgezeigt, wie über ein Team-Mapping eine differenzierte Teamdiagnose erstellt sowie gezielte Maßnahmen zur Verbesserung der Integrationsfähigkeit geplant werden können. Dabei wurde deutlich, wie komplex die Integrationsaufgabe mit Blick auf die Rollen, Beziehungsstrukturen, Sichtweisen und Erwartungen der Teammitglieder ist. Jedes Team ist vielfältig und einzigartig.

6 Besprechungen planen und moderieren

6.1 Sitzungslast und Sitzungsfrust

In einer vom Unternehmen *Sharp* beauftragen Studie im Jahr 2018, an der 8.000 Angestellte in mehreren europäischen Ländern teilgenommen haben, wurde die Besprechungskultur in Unternehmen untersucht. Die Studie zeigt, wie häufig Besprechungen von schlechter Vorbereitung, ineffizientem Ablauf, schwachen Ergebnissen, mangelnder nachgelagerter Ergebnissicherung sowie gelangweilten und unkonzentrierten Teilnehmern geprägt sind (Röhrßen & Stephan, 2021; Sharp, 2019).

Besprechungen sind aufwändig. Den Personalaufwand einer Besprechung kann man einfach messen: (Durchschnittliche) Brutto-Arbeitgeberlohnkosten bezogen auf die Teilnehmer x individuellem Zeitaufwand für Vorbereitung, Durchführung, Wegzeiten, Nachbereitung.

Nicht immer steht dieser Aufwand in angemessenem Verhältnis zum Ergebnis und Nutzen einer Besprechung. Wir alle haben schon Sitzungslast und Sitzungsfrust erlebt.

Häufig werden Besprechung bei Auftreten von akuten Problemen, neuen Anforderungen oder offenen Fragen kurzfristig geplant. Dann werden teilweise nach unklaren Kriterien Teilnehmer bestimmt. Diese werden dann möglicherweise ohne Voransprache, Motivationsklärung und Vorinformation einfach eingeladen und wundern sich über die Zusammensetzung.

Manchmal gibt es vorab schon eine Agenda, manchmal wird sie aber erst am Anfang der Sitzung vorgestellt und ist dann vielleicht schon umstritten. Häufig werden vorab keine Tischvorlagen zur systematischen Vorbereitung verteilt. Die Sitzungen gehen manchmal einfach los, ohne Einstimmung, Überblick und Einführung. Es werden dann Fragen in die Diskussion geworfen. Es kommt vor, dass die Rollenverteilung zwischen den Teilnehmern unklar ist und dass auch keine Regeln für die Sitzungen festgelegt werden. Dann gestalten die Teilnehmenden ihre Rollen selbst und die Besprechung wird von Einzelnen dominiert. Die Sitzung vollzieht sich im »freien Spiel der Kräfte«.

Wenn die Sitzungsleitung und -moderation weder akzeptiert ist noch strukturiert eingreift, wird es problematisch. Wenn keine Zwischenzusammenfassungen und keine Ergebnissicherungen nach einzelnen Punkten der Diskussion stattfinden, verliert man leicht den roten Faden: Wo stehen wir eigentlich? Am Ende hat man sich dann auf irgendetwas geeinigt, trifft vage Absprachen, vergibt hastig formulierte Aufträge an irgendwelche Teilnehmer ohne klare Zuständigkeiten und Fristen.

Man geht auseinander und es entsteht im Anschluss eine gewisse Unklarheit über die Beschlüsse, eine Unzufriedenheit mit den Ergebnissen oder eine Verantwortungsdiffusion bezogen auf die verteilten Arbeitsaufträge. Manche ärgern sich dann im Nachgang noch über einzelne Gesprächsverläufe oder das Verhalten einzelner Teilnehmer, ohne dass diese Störungen angesprochen oder ausreichend geklärt wurden. Dann ist die Stimmung hin und der Frust groß.

Wie können Besprechungen ergebnisorientiert und effizient gestaltet werden?

Im Folgenden stellen wir die zentralen Aspekte in Form von Empfehlungen und praktischen Checklisten für die Sitzungsplanung, -vorbereitung, -durchführung und -nachbereitung vor (Röhrßen & Stephan, 2021).

6.2 Strategie, Ziele, Funktion und Nutzen von Sitzungen

Aus unserer Sicht ist eines der wichtigsten Aspekte in der Planung von Besprechungen die Festlegung einer Strategie, die Klärung von Zielen sowie die konkrete Beschreibung des Nutzens sowie der erwarteten Ergebnisse.

Unter einer Strategie verstehen wir ein langfristig geplantes Vorgehen, die in einzelnen (taktischen) Schritten umgesetzt werden soll. In der Regel werden in einer Strategie gleich mehrere Ziele in einzelnen Etappen verfolgt. Aus der übergreifenden Strategie können unterschiedliche Ziele für einzelne Besprechungen abgeleitet werden. Einzelne oder mehrere Besprechungen stehen also nicht für sich, sondern sind Teil einer übergreifenden Strategie und taktischen Vorgehensweise. Aus der Strategie ergeben sich verschiedene Bausteine, die in einem Gesamtplan vorgesehen werden, der einer bestimmten Dramaturgie folgt. Diesen Plan nennen wir auch eine Prozessarchitektur. Es werden etwa Vorgespräche mit einzelnen Personen eingeplant, um deren Motivation und Ziele abzustimmen, bevor zu einer Besprechung eingeladen wird (Commitment-Gespräche). Gegebenenfalls wird vor Beginn eines Projekts oder einer Sitzungsreihe erst einmal eine Klausur mit wichtigen Teilnehmenden durchgeführt, um die Ziele zu klären und die erste Sitzung gemeinsam vorzubereiten (Planungsgespräch). Manchmal muss in geringem Abstand nach einer Besprechung noch einmal ein kurzes Nachgespräch nachgeschaltet werden (Follow-up-Gespräche), um die Akzeptanz von Entscheidungen der Sitzung oder die Verantwortungsübernahme in der Umsetzung zu sichern. Dann darf nicht vergessen werden, dass über die Ergebnisse von Besprechungen in anderen Sitzungs- und Konferenzstrukturen des Unternehmens berichtet werden muss, um dort die Transparenz und Akzeptanz zu sichern (Informations- und Reportingsitzungen). Gegebenenfalls werden bei den in Sitzungen auftretenden Konflikten und Spannungen noch flankierende Gespräche mit den

Kontrahenten zwischen den jeweiligen Sitzungsterminen durchgeführt (Konfliktmoderationsgespräche).

Führungskräfte sollten immer hinterfragen, welche Funktion und welchen Zweck eine Besprechung erfüllen soll. Und manchmal ist auch gut, ausdrücklich zu formulieren und zu vereinbaren, wofür eine Besprechung gerade *nicht* gedacht ist. So kann man vermeiden, dass Teilnehmende eine Sitzung zweckentfremden. Es ist immer von Vorteil, wenn eine Sitzungsleitung vorher schon realistische Vorstellungen über die zu erwartenden Ergebnisse hat. Auch das kann zu Beginn der Sitzung kommuniziert werden: »Wir wollen versuchen mit folgendem Ergebnis in einer Stunde aus der Sitzung zu gehen«. Gerade eine zeitliche Begrenzung und eine Zielsetzung können dazu beitragen, dass Sitzungen effektiv und effizient sind. Wir stellen in der Führungsberatung immer wieder fest, dass viel zu hohe Ansprüche an die Ergebnisse einer einzelnen Sitzung gestellt werden. Bei Auftaktsitzungen von Projekten können in der ersten Sitzung häufig nur Ziele bestimmt, Regeln der (Zusammen-)Arbeit vereinbart, Rahmenbedingungen festgelegt, inhaltliche Prioritäten und Schwerpunkte definiert und ggf. erste Analysen durchgeführt werden, mehr nicht. Lösungssuchen, Entscheidungen und Umsetzungsmaßnahmen folgen dann erst später.

Bei der Besprechungsplanung ist zunächst immer eine Grundsatzfrage zu klären: *Ist die Sitzung wirklich gerechtfertigt?*
Oder ist eine schriftliche Information, die Einholung von (individuellen) Stellungnahmen zu bestimmten Fragen, die Durchführung von Einzelgesprächen oder vertiefenden Interviews, die Durchführung von Telefonaten, die Einladung zu einer Videokonferenz oder die Planung kleinerer Gesprächsrunden vielleicht doch effizienter?

Leitende Pflegekräfte können dann bei der Planung von Besprechungen die nachfolgende Checkliste nutzen, um mögliche Ziele genau zu bestimmen:

Checkliste Ziele von Besprechungen

Besprechungen können folgenden Zielen dienen:

- ☐ wechselseitiger Austausch von Informationen zur Schaffung von Transparenz
- ☐ Überzeugungsarbeit zur Sicherung einer breiten Akzeptanz oder von Konsens
- ☐ Festlegungen von Prioritäten, Aufgaben und Zuständigkeiten im Tagesgeschäft
- ☐ Steuerung von Prozessen sowie Koordination im Tagesgeschäft
- ☐ Diskussion, Verankerung und Vereinbarung von Zielen
- ☐ Analyse von Problemen und neuen Anforderungen mit Suche nach Lösungen
- ☐ Vereinbarung von Strategien mit Planung der weiteren Vorgehensweise
- ☐ Vorbereitung von wichtigen Entscheidungen

- ☐ Erarbeitung von Strukturen und Abläufen sowie fachlichen Konzepten und Standards
- ☐ Planung von Umsetzungen mit Festlegung von Aktionsplänen
- ☐ Reporting und Analyse von Kennzahlen einschließlich Ziel- und Maßnahmenplanung
- ☐ Planung, Steuerung und Evaluierung von Maßnahmen und Projekten
- ☐ Klärung von Dienst-, Informations- und Entscheidungswegen
- ☐ Kommunikation, Analyse und konstruktive Bewältigung von Konflikten
- ☐ Reflexion von Werten, Prinzipien, Haltungen und Regeln in der (Zusammen-) Arbeit
- ☐ Teamintegration und Vertrauensbildung
- ☐ Netzwerkarbeit und Beziehungspflege

6.3 Teilnehmerstruktur einer Sitzung: Wer mit wem?

Aufwand, Effektivität und Effizienz einer Besprechung hängen entscheidend von der Teilnehmerstruktur ab. Leitende Pflegekräfte können anhand der nachfolgenden Checkliste die Teilnehmerstruktur festlegen:

Checkliste Teilnehmerstruktur

Die Teilnehmerstruktur einer Sitzung ergibt sich einerseits aus der *Fachlichkeit und Expertise*, die für das jeweilige Thema von Bedeutung ist. Andererseits müssen *psychologische Aspekte* berücksichtigt werden, da es häufig auch darum geht, eine hohe Akzeptanz für die erarbeiteten Ergebnisse zu erhalten oder motivationale Effekte zu erzielen. Weiterhin sollte die Teilnehmerstruktur auch aus *taktischen Erwägungen* überdacht werden, denn es geht auch um Fragen wie z. B.: Wer ist im Unternehmen gut vernetzt und kann die Inhalte und Ergebnisse optimal in andere Bereiche transportieren? Wer hat Einfluss auf wichtige Fach- und Führungskräfte und Entscheidungsträger? Welche Statuspersonen sollten nicht übergangen werden?

- ☐ Entscheider/-innen
  Brauche ich in dieser Sitzung bestimmte Führungskräfte, die an Entscheidungen mitwirken sollen, selbst fundierte Entscheidungen treffen sollen, Entscheidungen umsetzen müssen?
- ☐ Betroffene
  Brauche ich in dieser Sitzung einzelne oder mehrere Mitarbeitende, die von den möglichen Entscheidungen und Ergebnissen der Sitzung betroffen sind

und deshalb besser beteiligt werden sollten? Welche Mitarbeitende sind an den Projekten und Prozessen beteiligt, um die es geht?
- ☐ Berater/-innen
  Brauche ich in dieser Sitzung Expert/-innen und Spezialist/-innen zu bestimmten Themen, die fachlich beratend mitwirken sollen?
- ☐ Delegierte/ Stellvertreter
  Brauche ich in dieser Sitzung Delegierte, die von Führungskräften aus einem Bereich beauftragt und entsendet werden?
- ☐ Stellvertretende
  Sollten bzw. dürfen bei Abwesenheit auch (benannte) Stellvertretende für einzelne Teilnehmende zugelassen und einbezogen werden? Wieweit sind diese Stellvertretenden auch bezogen auf ihr Handeln und Entscheiden autorisiert?
- ☐ Statuspersonen
  Sollten bestimmte Statuspersonen in die Sitzung eingebunden werden, die nicht übergangen werden sollten?
- ☐ Meinungsmacher/-innen
  Sind bestimmte Statuspersonen einzubeziehen, die viel Einfluss auf relevante Entscheidungen und Personen im Unternehmen haben?
- ☐ Promotoren
  Sollten bestimmte Personen in die Sitzung eingeladen werden, welche die Ziele mit ihrer Informations- und Überzeugungsarbeit im Unternehmen optimal unterstützen können?

Bezogen auf die Teilnehmenden sind folgende Fragen zu klären:

- ☐ Motivation/Nutzen/Widerstände
  Besteht eine ausreichende Motivation zur Teilnahme an der Sitzung? Ist mit ausreichend Engagement zu rechnen? Bedarf es noch einer gesonderten Ansprache, Voraktivierung und Motivationsklärung? Welchen konkreten Nutzen könnten einzelne Teilnehmenden aus der Sitzung ziehen? Welche Akzeptanzprobleme und Widerstände könnte es geben? Wie können diese Akzeptanzprobleme und Widerstände vorab behandelt werden? Wie kann die Teilnahme und positive Miwirkung dieser Personen gesichert werden?
- ☐ Zeitliche Ressourcen
  Liegen ausreichende zeitliche Ressourcen zur Teilnahme vor? Ergibt sich ein optimales Verhältnis von zeitlichem Aufwand und Nutzen der Besprechung?
- ☐ Voraktivierung/Transparenz
  Was brauchen die Teilnehmenden in Vorbereitung der Sitzung (Informationen, Dokumente etc.)?

6.4 Inhaltliche Struktur einer Sitzung: Was?

Es lohnt sich, die inhaltliche Struktur einer Sitzung quasi »von hinten« hergedacht vorzubereiten: Was soll am Ende der Sitzung alles an Ergebnissen stehen?
Hieraus ergibt sich dann eine inhaltliche Gliederung und zeitliche Schätzung.

Bei der zeitlichen Schätzung der Sitzungszeit ist zu beachten, dass für die Sitzungsphasen ausreichend Zeit zur Verfügung stehen sollte. Hierbei sind die unterschiedlichen Funktionen und Aufgaben einer Sitzung zu beachten, wie z. B.:

- inneres Ankommen und Sich-Orientieren der Sitzungsteilnehmenden,
- inhaltliches Verstehen und Nachvollziehen der Themen und des geplanten Ablaufs,
- Analysieren, Diskutieren und Probleme lösen,
- Kontroversen führen, Konflikte bearbeiten und Einvernehmlichkeit herstellen,
- störende Befindlichkeiten zwischen Sitzungsteilnehmenden bearbeiten sowie eine konstruktive Kommunikation und Arbeitsatmosphäre herstellen,
- Inhaltliches Zusammenfassen, Formulieren von Zwischenergebnissen und eindeutige Beschlussfassung,
- Schaffung von Verbindlichkeit und Akzeptanz bezogen auf die Ergebnisse sowie
- die gemeinsame Planung der weiteren Vorgehensweise in der Zeit nach der Sitzung.

Häufig werden diese einzelnen Aufgaben von Sitzungen bei der Zeitplanung nicht ausreichend beachtet. Das Rezept einer erfolgreichen Besprechung liegt darin, bei der Planung, Vorbereitung und Durchführung einer Sitzung diese notwendigen Funktionen einer Sitzung im Zeitplan angemessen zu berücksichtigen. Die Grundsatzfrage lautet: Wie schaffe ich es, im vereinbarten Zeitrahmen ein Maximum an akzeptierten Ergebnissen und eine hohe Verbindlichkeit zu erzielen.

Wie kann man die Teilnehmenden inhaltlich am besten fokussieren?
Wir empfehlen, die inhaltliche Gliederung und Agenda einer Sitzung möglichst nicht in Stichworten, sondern in Form von konkreten Fragen oder spezifischen Anforderungen zu formulieren, also z. B.:

- nicht »*Dienstplan*«, sondern »abschließende Besprechung des nächsten Dienstplans mit Klärung von offenen Fragen«.
- nicht »Visiten«, sondern »Welche Voraussetzungen müssen erfüllt sein, damit Visiten mit garantierter Pflegebegleitung stattfinden können? Was ist das optimale Zeitfenster und welche Tagesabläufe des ärztlichen Teams und der Pflegekräfte sind dabei zu berücksichtigen?«.
- nicht »*Entlassungsmanagement*«, sondern »Wie kann in Abstimmung zwischen den Pflegemitarbeitenden und Ärzt/-innen auf der Station eine vorausschauende Entlassungsplanung und gut organisierte Entlassung zum vereinbarten Entlassungszeitpunkt stattfinden?«.

- nicht »*Aufnahme und Sozialdienst*«, sondern »Bis wann, wie und von wem sollte im Rahmen der pflegerischen Aufnahme eine Anmeldung beim Sozialdienst erfolgen, wenn ein poststationärer Nachsorgebedarf absehbar ist?«
- nicht »*Reparaturen und Bestellwesen*«, sondern »Festlegung der Zuständigkeiten und des konkreten Verfahrens bei Bestellungen von Standardartikeln und beim Anlegen von Tickets für die technische Abteilung und die IT«.
- nicht »*Speisenversorgung*«, sondern »Sammlung, Dokumentation und Weiterleitung von Mängeln: Welche Abweichungen, Fehler und Beschwerden in der Speiseversorgung der Bewohnenden/ Patient/-innen sind in den letzten Monaten aufgetreten?«.

Es lohnt sich, in der Vorbereitung einer Sitzung jeweils eine Zeitschätzung für die jeweils geplanten Themenbereiche und Fragen sowie mögliche Pausen abzugeben, diese hinter dem jeweiligen Punkt zu dokumentieren und/oder bei Sitzungsbeginn mit den Teilnehmenden abzustimmen.

An einem Praxisbeispiel lassen sich wesentliche Aspekte einer Sitzungsplanung aufzeigen:

Praxisbeispiel: Planung eines Projektteams zur Optimierung des Entlassungsmanagements (vgl. Röhrßen & Stephan, 2021, S. 177 f.)

Projektteam: Entlassungsmanagement

Teilnehmende und Verantwortung:

- *Oberarzt*
  (ist ärztlich führungs- und bereichsverantwortlich auf den Stationen, führt entlassungsrelevante Kurvenvisiten durch und ist fachärztlich verantwortlich für die finale Festlegung von Entlassungsterminen)
- *Stationsarzt*
  (ist ärztlich verantwortlich für die Umsetzung der ärztlichen Entlassungsmaßnahmen)
- *Pflegerische Abteilungs-/Stationsleitung*
  (ist pflegerisch führungs- und bereichsverantwortlich auf der Station, stellt die Einhaltung vereinbarter Abläufe im Entlassungsmanagement auf der Station sicher)
- *Pflegefachperson*
  (setzt die vereinbarten pflegerischen Maßnahmen im Entlassungsmanagement innerhalb der Vorgaben der pflegerischen Leitung um)
- *Stationssekretariat*
  (setzt die vereinbarten organisatorischen Maßnahmen im Entlassungsmanagement im Auftrag der jeweils bereichsverantwortlichen Pflegefachperson um)
- *Kodierfachkraft*
  (sorgt für transparente und aussagefähige medizinökonomische Daten und

Reports wie Krankenhaushauptdiagnose, obere, mittlere und untere Grenzverweildauer, voraussichtlicher Entlassungstermin nach Datenlage etc.)
- *Leitung Sozialdienst*
(setzt die vereinbarten Maßnahmen im poststationären Nachsorgemanagement im Dialog mit zu Behandelnden und den Angehörigen um)
- *Leitung medizinischer Schreibdienst*
(sorgt für einen optimalen Prozess in der Arztbriefschreibung)
- *Leitung klinische IT*
(sorgt für eine optimale IT-Unterstützung und -Integration bezogen auf alle entlassungsrelevanten Abläufe)

Ziele:

- Die einzelnen Berufsgruppen, Funktionen und Bereiche sollen gemeinsame Zielsetzungen für das Entlassungsmanagement erarbeiten und umsetzen.
- Dabei sollen die Teilnehmenden interprofessionell vertrauensvoll zusammenarbeiten.
- Es soll ein gemeinsames Problemverständnis mit gemeinsamer Priorisierung von Problem- und Handlungsfeldern (»Baustellen«) im Entlassungsmanagement entwickelt werden.
- Es sollten erste Lösungsansätze gefunden werden, welche zu einem optimaleren Entlassungsprozess mit einer Verweildauerverkürzung von zunächst durchschnittlich 0,5 Tag (nach spätestens drei Monaten) beitragen können.
- Es soll ein fester Zeitpunkt am Entlassungstag definiert werden (10.00/ 11.00 Uhr?), bis zu dem ein Großteil der Entlassungspatienten (80 %, 90 %) die Station verlassen haben, so dass freie Betten für Aufnahmepatienten (insbesondere aus der Zentralen Notaufnahme) zur Verfügung stehen.
- Es sollen zur Unterstützung des Prozesses optimale IT-Reports und Formulare zur Verfügung stehen, welche eine fachkompetente, prozessoptimierte und medizin-ökonomisch reflektierte Entlassung von Patienten ermöglichen.
- Die jeweiligen Funktionen/Teilnehmenden sollen per Delegation in der Projektgruppe vereinbarte Arbeitsaufträge für ihren Bereich erhalten und diese zwischen den Sitzungsintervallen sach- und fristgerecht umsetzen.

Agenda der Auftaktsitzung:

- Begrüßung mit Kurzvorstellung der nicht (allen) bekannten Teilnehmenden (5 Min.)
- Erläuterung der Ausgangssituation und Vereinbarung der Ziele (10 Min.): Welche inhaltlichen Grundsatzfragen und organisatorischen Rahmenbedingungen müssen noch geklärt werden? Was sind die inhaltlichen Rahmenbedingungen und Ziele? Stimmen alle Teilnehmenden den allgemeinen Zielen zu? Müssen diese korrigiert/ergänzt werden?
- Vorstellung des Projekt-/Sitzungskontrakts sowie Einholung der Zustimmung (10 Min.)

- Klärung der Agenda der ersten Projektsitzung/ Präsentation auf Flip-Chart (5 Min.)
- TOP 1: Erste Analyse zur Etablierung einer verbindlichen fachlichen und organisatorischen Prüfung und Festlegung von Entlassungsterminen (30 Min.)
  Wie können wir eine vorausschauende Entlassungsplanung mit regelmäßig überprüften Entlassungsterminen sicherstellen sowie unvorbereitete und hektische Spontanentlassungen vermeiden? Zu welchen Zeiten, in welcher Zuständigkeit, in welchem Ablauf und mit welcher Dokumentation sollten Entlassungstermine im klinischen Tagesgeschäft geprüft und (neu) festgelegt werden? Welche Probleme und Hindernisse bestehen? Welche Veränderungen und Anpassungsmaßnahmen sind dafür nötig?
- Pause (10 Min.)
- Fortsetzung TOP 1: Festlegung der Ziele und Maßnahmen/Verteilung von ersten Arbeitsaufträgen zur vertiefenden Analyse der Probleme sowie zur ersten Lösungsfindung (15 Min.)
- TOP 2: Erste Analyse zur organisatorischen Steuerung finaler Entlassungsmaßnahmen (30 Min.)
  Wann und wie können wir die finalen Entlassungsmaßnahmen 1–1,5 Tage vor der Entlassung in unserem Tagesablauf integrieren, um einen transparenten, optimierten und sicheren Entlassungsprozess zu erhalten? Wer sollte für was zuständig sein? Welche Dokumente, Formulare und IT-Instrumente sind erforderlich, um die o.g. Ziele und Prozesse zu unterstützen? Welche Hindernisse und Umsetzungsprobleme ergeben sich? Wie können wir diese lösen?
- Festlegung der Ziele und Maßnahmen/Verteilung von ersten Arbeitsaufträgen zur vertiefenden Analyse der Probleme sowie zur ersten Lösungssuche (15 Min.)
- Zusammenfassung der Ergebnisse und Kurzübersicht über den vereinbarten Aktionsplan (Arbeitsaufträge), Sammlung offener Themen (Themenspeicher), Festlegung einer Agenda für die nächste Sitzung, weitere Termine und Abschluss (15 Min.)

Die Agenda muss nicht um jeden Preis exakt so umgesetzt werden, wie sie vorab geplant wurde. Aus der Diskussion in der Gruppe ergeben sich sinnvolle und notwendige Abweichungen und Anpassungen. Allerdings sollte der Leitung/Moderation und den Teilnehmenden der Sitzung immer klar sein, aus welchen nachvollziehbaren Gründen vom geplanten Ablauf abgewichen werden sollte bzw. muss.

6.5 Sitzungsvorbereitung: Was alles vorab?

Eine gut vorbereitete Sitzung kann die Effektivität und Effizienz einer Sitzung deutlich verbessern. Die optimale Vorbereitung führt zu schnelleren und besseren Ergebnissen, verkürzt die Sitzungsdauer und schafft mehr Zufriedenheit bei den Teilnehmenden.

> **Checkliste Sitzungsvorbereitung**
>
> ☐ *Voraktivierung/ Beteiligung bei der Vorbereitung/ taktische Maßnahmen*
>   Wie können die Teilnehmenden optimal voraktiviert, eingebunden und auf die Sitzung vorbereitet werden? Wer sollte vorab persönlich angesprochen werden? Können ggf. vorab (mündliche oder schriftliche) Befragungen erfolgen, um wichtige Informationen zu erhalten? Muss ggf. eine Vorbesprechung im kleinen Kreis stattfinden, um einzelne Teilnehmende abzuholen, Akzeptanz zu schaffen, Ausgangsbedingungen und Durchführungsmöglichkeiten zu klären, gemeinsame Ziele zu vereinbaren, die Agenda abzusprechen usw.? Welche Teilnehmenden können ggf. schon etwas Inhaltliches vorbereiten, z. B. Dokumente, Präsentationen oder Tischvorlagen erstellen/ verschicken/ mitbringen? Welcher Input oder Beitrag soll von einzelnen Personen erbracht werden? Sind diese Personen entsprechend vorbereitet, beauftragt und instruiert? Müssen einzelne Teilnehmende noch auf ihre konkrete Rolle und Verantwortlichkeit in der Sitzung angesprochen werden?
> ☐ *Organisation/ Versorgung/ Medien*
>   Sind die organisatorischen Rahmenbedingungen sichergestellt: Raumplanung und -reservierung, Anforderungen an das Ambiente, Tisch- bzw. Sitzordnung, Versorgung/ Catering, technische Ausstattung und Medien einschl. Funktionsüberprüfung etc.? Welche unterstützenden Medien und Visualisierungstechniken sollten bereitgestellt werden (Flat-TV, Beamer, Flip-Chart, Moderationswände und -material etc.)?
> ☐ *Einladung*
>   In welcher Form und wann soll eine Einladung erfolgen? Sind alle wichtigen Angaben in der Einladung enthalten, wie z. B.: Text mit Erläuterung der Ausgangssituation und der Zielsetzungen, Datum, Ort und Wegbeschreibung, Anfangszeit und geplantes Ende, Agenda mit Fragestellungen (ggf. mit jeweiliger Zeitangabe), Teilnehmende (Namen, Funktion, Bereich), wichtige Rahmenbedingungen etc.?
> ☐ *Tischvorlagen/ Dokumente*
>   Sollten die Teilnehmenden in angemessener Vorlaufzeit aussagefähige Unterlagen/ Tischvorlagen bekommen, ggf. mit dem freundlichen Hinweis, diese zu sichten bzw. zu lesen, auszudrucken und als Tischvorlage mitzubringen? Alternativ kann eine Tischvorlage auch als Datei gemeinsam auf dem Rechner (über Beamer/Flat-TV) angesehen und synchron bearbeitet werden.

6.6 Leitung und Moderation der Sitzung

Bei der Moderation einer Besprechung ist nicht nur die sachliche Sitzungsstruktur zu beachten. Die Sitzungsleitung sollte immer auch die Prozess- und Gruppendynamik während der Sitzung beobachten und bei der Moderation berücksichtigen. Hieraus ergeben sich auch konkrete Interventionsstrategien und -methoden für typische und kritische Abläufe.

Was sollte man beachten?

- *Begrüßung und Einführung*
  Von Anfang an sollte durch geeignete Interventionen und Kommentare eine ungezwungene und entspannte Gesprächsatmosphäre geschaffen werden. Es kann Dank und Freude über die Zusammenkunft, die Bereitschaft zur Teilnahme, das besondere Interesse usw. ausgedrückt werden. Prinzipiell spielt Humor eine wichtige Rolle in der positiven Gestaltung von Sitzungen. Persönliche Begrüßungen und Ansprachen unterstützen ein gutes Sitzungsklima.
  Die Sitzungsleitung sorgt dafür, dass Teilnehmende, die anderen Teilnehmenden noch nicht miteinander bekannt sind, sich kurz vorstellen und umgekehrt.
  Die Sitzungsleitung erläutert die Ausgangssituation und die Zielsetzungen, den zeitlichen Rahmen der Sitzung, die Pausenregelung sowie weitere organisatorische Details. Im Anschluss daran wird die Agenda mit den definierten Fragestellungen vorgestellt und vereinbart. In allen organisatorischen, inhaltlichen und methodischen Aspekten können nach kurzer Diskussion noch Korrekturen und Ergänzungen eingearbeitet und vereinbart werden.
- *Straffe, strukturierte und ergebnisorientierte Moderation*
  Die Kunst der Moderation liegt darin – immer an der Agenda orientiert – jedes Thema kurz anzumoderieren. Hierzu wird die jeweilige Ausgangslage beschrieben, der aktuelle Informationsstand kurz dargestellt sowie die konkrete Fragestellung benannt. Dann wird die Diskussion freigegeben. Dabei wird die Reihenfolge der Wortmeldungen beachtet. In Ausnahmefällen können Teilnehmende auch einmal abweichend von der Reihenfolge spontan etwas kommentieren, wenn dies insgesamt akzeptiert wird. Die Sitzungsleitung schließt nach jeder diskutierten Fragestellung das Thema ab, gibt eine prägnante Zwischenzusammenfassung zu den wichtigsten Argumenten und Ergebnissen. Wenn ein gemeinsamer Beschluss gefasst worden ist, sollte dieser noch einmal präzise formuliert und möglichst gleich dokumentiert werden. Die Agenda sowie wichtige Inhalte, Ergebnisse, Beschlüsse, Vereinbarungen und Aufträge können von der Sitzungsleitung auf einem Flip-Chart visualisiert werden. Das verbessert die Übersicht, das Verständnis und das Gedächtnis bei den Teilnehmenden.
- *Sitzungsdisziplin und -kultur*
  Auch wenn noch nicht alle Teilnehmenden zum Sitzungsbeginn anwesend sind, sollte pünktlich begonnen werden, weil ansonsten die pünktlichen Sitzungsteilnehmenden für ihr pünktliches Erscheinen »bestraft« und verspätete Teil-

nehmende »belohnt« werden. Dies kann erhebliche Frustrationen auslösen. Es ist wichtig, (wiederholte) Verspätungen zu Sitzungsbeginn freundlich zu kommentieren und zu hinterfragen: »Was können wir oder Sie/Du noch tun, damit wir gemeinsam beginnen können?« »Ich würde mir schon wünschen, dass wir alle gemeinsam mit der Sitzung beginnen, da wir zu Beginn immer grundsätzlich Zielsetzungen, Themen und Ablauf festlegen«, »Müssen wir ggf. den Sitzungsbeginn in Zukunft noch verschieben, damit alle Teilnehmenden ohne Stress pünktlich erscheinen können?«

Wenn wichtige Teilnehmende kurzfristig absagen (müssen), sollte geklärt werden, welche Einschränkungen und Probleme dadurch entstehen. Ggf. muss die Sitzung dann aufgelöst und verlegt werden oder es müssen bestimmte Themen ausgelassen werden. Es sollte am Anfang einer Sitzung oder generell für regelmäßige Sitzungen geklärt werden, unter welchen Umständen Mobiltelefone genutzt, Anrufe zulässig und dringende Abrufe aus der Sitzung möglich sind. Teilnehmende werden gebeten, anzumelden, wenn Sie temporär die Sitzung verlassen oder frühzeitig gehen müssen.

Wenn einzelne Teilnehmenden Nebengespräche führen und kleine »Echokammern« bilden, sollte dies von der Sitzungsleitung kommentiert und freundlich unterbunden werden: »Gibt es da etwas, was Sie/ihr beide einbringen wollen/wollt?«, »Ich würde mich freuen, wenn wir bei einer gemeinsamen Diskussion in der Gesamtgruppe bleiben«, »Können Sie/könnt ihr diese Einzeldiskussion bitte in der Pause oder im Anschluss an die Sitzung weiterführen?« »Ich möchte eben anmerken, dass derartige Nebengespräche die Konzentration auf die eigentliche Besprechung deutlich erschweren.«

- *Befindlichkeiten und Störungen*
Bei der Moderation muss auch auf die sozial-emotionale Qualität der Sitzung geachtet werden. Nach dem Prinzip »Störungen haben Vorrang« ist das rechtzeitige Erkennen, die wertschätzende Bearbeitung sowie das konstruktive Lösen von Irritationen, Störungen und Konflikten im Sitzungsverlauf entscheidend. Dann kommt es darauf an, die Diskussion zu unterbrechen sowie die Beziehungsebene zwischen einzelnen Sitzungsteilnehmenden (auch über die Beobachtung von Mimik, Gestik und Köperhaltungen) richtig zu erfassen, taktvoll anzusprechen und freundlich zu kommentieren, z. B. »Ich höre da ganz unterschiedliche Positionen und Einschätzungen heraus. Schön, dass Sie/ihr das so offen angesprochen haben/habt. Wir sollten das jetzt einmal in Ruhe vertiefen und abwägen. Vielleicht gibt es noch andere Sichtweisen.«, »Die Diskussion ist eher heftig und es stehen einige Vorwürfe im Raum. Lassen Sie uns/Lasst uns das in allem Respekt und mit gemeinsamer Wertschätzung einmal näher ansehen.«, »Ich höre da viel mehr Gemeinsames als Trennendes heraus, als es gerade aussieht. Grundsätzlich haben wir doch folgendes abgestimmt bzw. Klarheit darüber erzielt..., oder?« »Vielleicht sprechen wir noch einmal gesondert über diesen Konflikt in einem kleineren Kreis.«, »Ich würde mich freuen, wenn diese Auseinandersetzung hier nicht geführt wird, denn aus meiner Sicht gehört dies nicht zu unserer Thematik.«, »Ich frage mich, welcher Hintergrund Ihre/eure Auseinandersetzung (eigentlich) hat. Was ist genau los bzw. geschehen?« »Wie können wir hier die Vertrauensbildung untereinander verbessern?« »Ich erlebe

die Form der Diskussion bzw. Auseinandersetzung gerade als wenig hilfreich und konstruktiv. Wäre es möglich, dass wir auf persönliche Angriffe und Schuldzuweisungen verzichten. Und dass wir mehr an einer gemeinsamen Lösung arbeiten?«

- *Vielredner/-innen, Eitelkeiten, Egozentrik, Dominanz und Narzissmus*
  Es gibt Menschen, die ein hohes Bedürfnis nach Selbstdarstellung, Selbstbehauptung und Selbsterhöhung haben und andere Sitzungsteilnehmenden mit zeitraubenden Reden nerven und frustrieren. Moderatoren sollten eine gewisse Toleranz aufbringen, nicht zu viel Druck aufbauen sowie Kränkungen möglichst vermeiden, weil sonst mit aggressiver Gegenwehr zu rechnen ist. Es geht darum Abschweifungen und Ausschweifungen taktvoll einzugrenzen und immer wieder auf die zentralen Fragestellungen sowie das Einholen auch anderer Meinungsbilder zurückzuführen. Wenn man gegenüber diesen Personen ausreichend Wertschätzung und Anerkennung ausdrückt und gleichzeitig diese Teilnehmenden freundlich steuert und reguliert, kann es gelingen: »Danke für diesen Beitrag. Jetzt bin ich gespannt, was die andere dazu sagen«, »Entschuldigung, wenn ich hier einmal unterbreche. Das war schon sehr viel und sehr wichtig. Es lohnt sich, glaube ich, die von Dir/Ihnen angesprochenen wichtigen Punkte jetzt im Einzelnen in der Gruppe noch einmal zu diskutieren«, »Ich glaube Deine/Ihre Position und die damit verbundenen Argumente sind schon ganz klar rübergekommen. Jetzt würde ich noch gern weitere Meinungsbilder einholen. Vielleicht kann das noch ergänzt werden oder können noch andere Aspekte benannt werden.«, »Moment, Entschuldigung. Hier gab es gerade noch eine andere Wortmeldung«, »Da sind ganz viele interessante Aspekte angesprochen worden. Ich befürchte nur, dass wir uns auf ganz wesentliche Punkte konzentrieren müssen, damit der Rahmen nicht gesprengt wird.«

- *Stille Teilnehmende, passive Zuschauende und Zuhörende, Mitläufer/-innen*
  Passive, stille und ausweichende Teilnehmende sollten immer wieder aufgefordert werden, eine individuelle Position und Meinung einzubringen: »Sie haben sich/Du hast Dich noch nicht hierzu geäußert. Wie stehst Du/wie stehen Sie dazu?« »Ich bin sehr interessiert auch an Deiner/Ihrer Meinung«.
  Moderatoren können am Sitzungsbeginn oder vor einem neuen Punkt kurze Auftakt-Statements von allen Teilnehmenden einholen, aber auch über Zwischenbilanzierung oder Abschluss-Feedbacks von allen ein differenziertes Meinungsbild erhalten. Die Formel »Ich schließ mich meinem Vorredner/meiner Vorrednerin an« sollte hinterfragt werden »Was würde das in Deinen/Ihren Worten heißen?«.

- *Abbruch von Sitzungen*
  Sitzungsleitungen sollten den Mut haben, Sitzungen abzubrechen, wenn:
  – die Agenda unklar ist und auch zu Beginn keine einheitliche und einvernehmliche Struktur für die Sitzung mehr gefunden werden kann;
  – zahlreiche Absagen oder deutliche Verspätungen keine sinnvollen Diskussionen möglich erscheinen lassen oder absehbar keine guten Ergebnisse erzielt werden können;

- unerledigte Aufgaben oder unvollständige Vorbereitung bei den Teilnehmenden eher zu einem ineffektiven und ineffizienten Sitzungsablauf führen würde;
- in der Sitzung erkennbar wird, dass in dieser Konstellation oder zu diesem Zeitpunkt keine sinnvollen Diskussionen geführt, Lösungen gefunden oder Entscheidungen getroffen werden können.

6.7 Nachbereitung, Ergebnissicherung und Protokoll

Es gehört leider zum Schicksal vieler Sitzung, das einzelne Themen nicht vollständig erfasst oder im Anschluss schnell vergessen werden, dass Ergebnisse unterschiedlich aufgefasst wurden oder die Inhalte an Außenstehende ganz anders weitergegeben wurden. Strukturierte Protokolle können dazu beitragen, dass alle Teilnehmenden auch nach der Sitzung noch über das Gleiche sprechen sowie verbindlich an die Ergebnisse und die vereinbarten Aufträge gebunden sind. Verlaufsprotokolle, bei denen die Einzelbeiträge und Positionen in chronologischer Reihenfolge ihrer Wortbeiträge mit deren Namen dokumentiert werden, gehören der Vergangenheit an. Anstelle eines gemeinsamen Austausches, bei dem die unterschiedlichen Argumente im Vordergrund stehen, steht dann das Ego und die Profilierung einzelner Personen. Dann geht es nicht nur darum, was besprochen wurde, sondern wer es zuerst gesagt oder am besten formuliert hat.

Ein strukturiertes Protokoll sollte folgende Aspekte beinhalten:

- Titel der Sitzung ggf. mit Nummerierung
- Zuordnung zu einem Bereich, einem Projekt etc.
- Wochentag, Datum, Sitzungsbeginn und -ende
- Ort, Raum
- Teilnehmende mit Titel, Vorname und Name, Funktion und Bereich (ggf. mit Spezifizierung nach festen Teilnehmenden, Gästen, Externen etc.)
- Protokollverteiler/-in (wenn das Protokoll an Außenstehende weitergeleitet wird)
- Gliederung/Agenda
- Themen mit Erläuterung bzw. Zusammenfassung der Diskussion und der Ergebnisse
- Aktionsplan mit Aufträgen, Zuständigkeiten und Fristen
- Themenspeicher für weitere Sitzungen
- Ankündigung der nächsten Sitzung mit Terminangabe

Wir empfehlen, die Relevanz oder Funktion der einzelnen Protokollpassagen eindeutig hervorzuheben bzw. zu markieren (Zwischenüberschrift, unterstrichen, fett o. ä.).

Folgende Kategorien können unterschieden werden:

- Bericht
- Beratung/Diskussion
- Beschluss
- Informationsauftrag
- Arbeitsauftrag

Mit dieser Kategorisierung können die Leser eines Protokolls die Inhalte hinsichtlich ihrer Relevanz und Verbindlichkeit klar einordnen.
  Im Zusatzmaterial ist ein ▶ Protokollmuster: Anlassbezogenes Führungsgespräch als Beispiel aufgeführt.

6.8 Projekt- und Sitzungskontrakt

In Projekten oder bei regelmäßigen Sitzungen lohnt es sich, vorab die Regeln für die Besprechungen abzustimmen und in einem Kontrakt zu vereinbaren.

Hierzu ein Praxisbeispiel:

 Praxisbeispiel: Sitzungskontrakt

Klinische Bereichskonferenz unter Beteiligung von Chefärztin, Oberarzt, Leitenden Pflegekräfte der Station und des Funktionsbereichs.

- Die Teilnahme an den Sitzungen ist für alle Führungskräfte verbindlich. Wenn aufgrund unabsehbarer Ereignisse eine Teilnahme nicht möglich ist, informiert der/die Betroffene zeitnah die Sitzungsleitung. Die Sitzungsleitung entscheidet dann ggf. über eine Terminverschiebung.
- Die Teilnehmenden erscheinen pünktlich zum Sitzungsbeginn. Wenn Teilnehmende aus dringlichen Gründen die Sitzung zeitweise oder vorzeitig verlassen müssen, informieren sie die Sitzungsleitung zeitnah über diesen Sachverhalt.
- Die Teilnehmenden lassen mobile Endgeräte ausgeschaltet. Sofern dringliche Mitteilungen oder Anrufe erwartet werden, wird dies zu Sitzungsbeginn angekündigt und die Nutzung abgesprochen. Notebooks dürfen (nur) zur simultanen Sitzungsdokumentation genutzt werden.

- Die Teilnehmenden verpflichten sich lösungs- und ergebnisorientiert sowie in fachlicher und persönlicher Akzeptanz und Wertschätzung zusammenzuarbeiten. Probleme und Konflikte werden im direkten Dialog zwischen den Betroffenen offen angesprochen und bearbeitet (keine indirekte Kommunikation über Dritte). Die Sitzungsleitung achtet darauf, dass diese Grundregeln eingehalten werden und unterbricht ggf. die Diskussion, wenn störende Befindlichkeiten auftreten.
- Die Sitzungen dienen der Diskussion, Beratung, Konzeption sowie Entscheidung innerhalb der Kompetenzregelungen der Teilnehmenden sowie der Umsetzung, Steuerung und Evaluation von Maßnahmen. Vertiefende Diskussionen, aufwändige Analysen, intensive Lösungssuchen sowie die konkrete Umsetzung von Maßnahmen werden im Rahmen von schriftlichen Arbeitsaufträgen mit Terminvorgabe und Fristen verbindlich an einzelne Teilnehmende oder Arbeitsgruppen delegiert (Aktionsplan als Bestandteil des Protokolls).
- Das Protokoll wird in der Verantwortung der Sitzungsleitung innerhalb der formalen Vorgabe (Muster-Vorlage für Protokolle) spätestens innerhalb einer Woche nach der Sitzung erstellt. Die Erstellung ist delegierbar. Das Protokoll gilt als akzeptierte und verbindliche Grundlage der weiteren Arbeit, falls vor oder zu Beginn der nachfolgenden Sitzung keine Änderungs- oder Ergänzungsvorschläge eingebracht worden sind. Insbesondere Teilnehmende, die an der nachfolgenden Sitzung nicht teilnehmen können, senden ihre Änderungs- oder Korrekturvorschläge schriftlich an die Sitzungsleitung.
- Die Teilnehmenden verpflichten sich, die Kontinuität der Teilnahme weitgehend sicherzustellen und pünktlich zum definierten Sitzungsbeginn zu erscheinen bzw. bei unvermeidbarer Verhinderung oder Verzögerung eine zeitnahe Mitteilung an die Sitzungsleitung zu geben. Bei absehbarer Abwesenheit und einer vereinbarten Vertretungsregelung wird der/die Vertreter/in von dem jeweiligen Mitglied in die Themen eingewiesen und nimmt an der Sitzung teil.
- Das Protokoll beinhaltet Maßnahmen- und Aktionspläne. Hierbei werden Zuständigkeiten (Wer?), Aufträge (Was?) sowie Termine/Fristen (Datum/Bis Wann?) verbindlich vereinbart. In Bezug auf die Zuständigkeiten wird jeweils ein/e Auftrags- bzw. Arbeitsgruppenverantwortliche/r (Name im Protokoll unterstrichen) sowie weitere Arbeitsgruppenmitglieder definiert (Name im Protokoll nicht unterstrichen). Die Auftrags- bzw. Arbeitsgruppenverantwortlichen sind organisatorisch, methodisch und inhaltlich für die Auftragsbearbeitung zuständig. Sie sichern die Ergebnisse der jeweiligen Arbeitsgruppe und leiten die Tischvorlagen fristgemäß weiter. Die Teilnehmenden verpflichten sich, vereinbarte Arbeitsaufträge fristgerecht umzusetzen Bei erkennbarer Nicht-Erfüllbarkeit oder absehbarer Verzögerung informieren die Auftrags- bzw. Arbeitsgruppenverantwortlichen die Sitzungsleitung zeitnah über die Abweichung.
- Gemeinsame Beschlüsse sind unter Beachtung der Kompetenzregelungen der Organisation möglich und werden als solche im Protokoll dokumentiert.

- Tischvorlagen werden vom Auftrags- bzw. Arbeitsgruppenverantwortlichen spätestens zwei Tage vor der jeweiligen Sitzung per Email an alle Teilnehmenden weitergeleitet.
- Die Teilnehmenden verpflichten sich, die innerhalb der Sitzung gemeinsam vereinbarten Informationswege, Schweigepflichten und Sprachregelungen einzuhalten. Der Hinweis »Vertraulichkeit« im Protokoll bedeutet, dass Informationen aus dem Protokoll nur für definierte Empfänger/-innen (Protokollverteiler) bestimmt sind und nicht an Dritte weitergegeben werden dürfen. Alle anderen Informationen sind als »interne Informationen« zu behandeln und dürfen nicht außerhalb des Unternehmens weitergegeben werden.
- Die projektbeteiligten Vorgesetzten verpflichten sich, die Vereinbarungen in ihrem Bereich verbindlich umzusetzen. Bei kritischen Abweichungen sind sie für die Einhaltung der Vorgaben und Vereinbarungen in ihrem Zuständigkeitsbereich verantwortlich. Sie stellen die Einhaltung durch geeignete Führungsmaßnahmen gegenüber ihren nachgeordneten Mitarbeitenden sicher.

Eine systematische Planung und Vorbereitung, eine straffe und empathische Moderation, eine strukturierte Nachbereitung der Sitzungen sowie eine kontrollierte Umsetzung trägt nicht nur zu guten Ergebnissen, sondern gleichermaßen zur Team- und Unternehmenskultur bei. Gelungene Sitzungen fördern die Ergebnisorientierung und Produktivität sowie die Vertrauensbildung, Verbindlichkeit und den Teamzusammenhalt im Unternehmen.

Literatur

Amtsblatt der Europäischen Union (2003). *Definition der Kleinstunternehmen sowie der kleinen und mittleren Unternehmen.* Nr. L 124/36 DE
Bateson, G. (2021). *Geist und Natur.* 12. Aufl. Frankfurt/Main: Suhrkamp.
Beckmann, J., Kossak, T.-N. (2018). Motivation und Volition im Sport. In Heckhausen, J., Heckhausen, H. (Hrsg.). Motivation und Handeln (S. 615–639). 5. Aufl. Berlin: Springer
Bohne, M. (2012). *Feng Shui gegen das Gerümpel im Kopf.* 9. Aufl. Reinbek: Rowohlt.
Bolten, J. (2007). *Interkulturelle Kompetenz.* Erfurt: Landeszentrale für politische Bildung Thüringen.
Bono, J., Judge, T. (2003). *Core Self-Evaluations: A Review of the Trait and its Role in Job Satisfaction and Job Performance.* European Journal of Personality 17. 5–18
Bono, J., Judge, T. (2004). *Personality and transformational leadership: A Meta-analysis.* Journal of Applied Psychology. 89. 901–910.
Brunstein, J., Heckhausen, H. (2018). *Leistungsmotivation.* In Heckhausen, J., Heckhausen, H. (Hrsg.). *Motivation und Handeln* (S. 163–221). 5. Aufl. Berlin: Springer
Buber, M. (1984). *Das dialogische Prinzip.* Heidelberg: Verlag Lambert Schneider.
Busch, M., Link, K. (2022). *Führung in agilen Strukturen. Mit Autorität, nicht autoritär. in: Organisationsentwicklung. Zeitschrift für Unternehmensentwicklung und Change-Management.* Organisationsentwicklung: Zeitschrift für Unternehmensentwicklung und Change Management. 41(2), 34–35.
Cayne, J.-M., Strack, R., Orlander, P. et al. (2010). *Creating a New Deal for Middle Managers – Empowering a Neglected but Critical Group.* The Boston Consulting Group.
Csikszentmihalyi, M. (2004). *Flow. Das Geheimnis des Glücks.* Stuttgart: Klett-Cotta.
Damasio, A. (2014). *Der Spinoza-Effekt. Wie Gefühle unser Leben bestimmen.* 8. Aufl. Berlin: List.
Dana, D. (2022). *Der Vagus-Nerv als innerer Anker.* München: Kösel.
Deutsches Netzwerk für Qualitätsentwicklung in der Pflege/DNQP (2023). *Expertenstandards und Auditinstrumente.* Zugriff am 07.10.2024 unter https://www.dnqp.de/expertenstandards-und-auditinstrumente/
Dr. Jürgen Meyer Stiftung (Hrsg.) (2011). *Das mittlere Management. Die unsichtbaren Leistungsträger.* Berlin: Prognos AG.
Eifert, G. (2011). *Akzeptanz- und Commitment-Therapie (ACT).* Göttingen: Hogrefe.
Eilert, D. (2013). *Mimikresonanz: Gefühle sehen. Menschen verstehen.* Paderborn: Junfermann.
Eilert, D. (2022). *Angst, die missverstandene Emotion und wie wir sie managen können. Die Mediation – Fachmagazin für Konfliktlösung, Entscheidungsfindung, Kommunikation.* Ausgabe Quartal II/2022, S.19–24.
Ekman, P. (2010). *Gefühle lesen – Wie Sie Emotionen erkennen und richtig interpretieren.* 2. Auflage. Heidelberg: Springer
Ellis, A., Schwartz, D., Jacobi, P. (2004). *Coach Dich. Rationales Effektivitäts-Training zur Überwindung emotionaler Blockaden.* Würzburg: Hemmer/Wüst.
Fassbinder, E., Schweiger, U. (2013). *Das schematherapeutische Modusmodell.* Psychotherapie. 18(18–2), München: CIP-Medien.
Fredrickson, B. (2011). *Die Macht der guten Gefühle.* Frankfurt: Campus.
Faude, T., Gollwitzer, P. (2011). *Wenn-Dann Pläne: Eine effektive Planungsstrategie aus der Motivationspsychologie.* In Birgmeier, B. (Hrsg.). Coachingwissen: Denn sie wissen nicht, was sie tun? (S. 207–225). Wiesbaden: VS-Verlag für Sozialwissenschaften.
Fritsch, G. (2012). *Der Gefühls- und Bedürfnisnavigator.* 2. Aufl. Paderborn: Junfermann.

Fürstenau, A. (2023). *Synergien in internationalen Teams gewinnbringend nutzen.* In Bossle, M., Kunhardt, H. (Hrsg.) *Integration ausländischer Mitarbeiter in der Pflege.* Bern: Hogrefe.
Glasl, F. (2023). *Konfliktmanagement: Ein Handbuch für Führung, Beratung und Mediation.* Stuttgart: Freies Geistesleben.
Goleman, D. (2011). *EQ Emotionale Intelligenz. Jubiläumsausgabe.* München: Deutscher Taschenbuchverlag.
Grawe, K. (2004) *Neuropsychotherapie.* Göttingen: Hogrefe.
Gray, B., Sarnak, D., Bergers, J. (2015). *Home Care by Self-Governing Nursing Teams: The Netherlands' Buurtzorg Model.* The Commonwealth Fund. Case Study. Zugriff am 7.10.2024 unter: https://www.commonwealthfund.org/publications/case-study/2015/may/home-care-self-governing-nursing-teams-netherlands-buurtzorg-model?redirect_source=/publications/case-studies/2015/may/home-care-nursing-teams-netherlands
Grün, N. (2020). *Mimikresonanz für Coaches.* Paderborn: Junfermann.
Härle, D. (2018). *Trauma und Coaching.* Paderborn: Junfermann.
Heinl, P. (2014). *Licht in den Ozean des Unbewussten. Vom intuitiven Denken zur intuitiven Diagnostik.* London: Thinkaeon
Hoppe, A., Röhrßen, T. (2025), *Persönlichkeiten von Managern und Controllern – Traits, Skills und ihre Bedeutung für Führung und Controlling.* In KU Gesundheitsmanagement. 05 (53–55)
Kanning, U. (2009). *Diagnostik sozialer Kompetenzen.* 2. aktual. Aufl. Göttingen: Hogrefe.
Kopp, B., Mandl, H. (2014). *Aspekte der Feedbacknachricht.* In Ditton, H., Müller, A. (Hrsg.). *Feedback und Rückmeldungen – Theoretische Grundlagen, empirische Befunde, praktische Anwendungsfelder.* Münster/New York: Waxmann
Laloux, F. (2015). *Reinventing Organizations.* München: Vahlen.
Ledoux, J. (2010). *Das Netz der Gefühle – Wie Emotionen entstehen.* München: Deutscher Taschenbuchverlag.
Legenstein, M. (2013). *Der emotionale Ausdruck der Stimme.* Diplomarbeit. Universität Wien.
Leymann, H. (1993). *Mobbing – Psychoterror am Arbeitsplatz und wie man sich dagegen wehren kann.* Reinbek: Rowohlt
Locke, E. (1996) *Motivation through conscious goal setting.* Applied & Preventive Psychology 5 (117–124). Amsterdam: Elsevier.
MacDonald, M. (2009). *Dein Gehirn – Das fehlende Handbuch.* Köln: O'Reilly.
Matusiewicz, D., Werner, J. A. (2025). *KE Künstliche Empathie – Wenn Maschinen Gefühle zeigen.* Hamburg: Murmann Publishers.
Nietzsche, F. (2012). *Also sprach Zarathustra.* In Gesammelte Werke (S. 363–614). Köln: Anaconda.
Panksepp, J. (1998). *Affective Neuroscience: the Foundations of Human and Animal Emotions.* University Press, Oxford.
Rafaeli E., Bernstein D., Young, J. (2013). *Schematherapie.* Paderborn: Junfermann.
Reinhardt, R. (Hrsg.) (2014). *Neuroleadership – Empirische Überprüfung und Nutzenpotenziale für die Praxis.* München: Oldenbourg Wissenschaftsverlag.
Rheinberg, F., Engeser, B. (2018). *Intrinsische Motivation und Flow-Erleben.* In Heckhausen, J., Heckhausen, H. (Hrsg.). *Motivation und Handeln* (S. 423–450). 5. Aufl. Berlin: Springer.
Robertson, B. (2016). *Holocracy. Ein revolutionäres Management-System für eine volatile Welt.* München: Franz Vahlen.
Rock, D. (2011). *Brain at Work.* Frankfurt am Main: Campus.
Rock, D., Cox, C. (2012) *SCARF in 2012: Updating the social neuroscience of collaboration with others.* NeuroLeadership Journal, 4.
Roediger, E. (2009). *Was ist Schematherapie?* Paderborn: Junfermann.
Röhrßen, T. (2016). *Fordern, Fördern oder Outplacement?* In Düllings, J., Weiser, H.-F., Westerfellhaus, A. (Hrsg.). *Fokus Führung – Was leitende Klinikmitarbeiter wissen sollten.* Berlin: Medizinisch Wissenschaftliche Verlagsgesellschaft.
Röhrßen, T., Stephan, D. (2021). *Leadership Performance Krankenhaus.* Berlin: Medizinisch Wissenschaftliche Verlagsgesellschaft.
Röhrßen, T., Wagner, R. (2021). *Trennung – fair, konsequent und professionell.* Beitrag im Leadership Blog am 27.11.2021. Zugriff am 07.10.2024 unter: https://www.roehrssen-consult.de/post/trennung-fair-konsequent-und-professionell

Röhrßen, T., Wohlmeiner, K. (2021). *TeamProzessPerformance (TPP) im OP*. In Tewes, R., Matzke, C. (Hrsg.). *Innovative Personalentwicklung im In- und Ausland*. Heidelberg: Springer.
Röhrßen, T. (2022). *Leadership Performance*. In Herbig, N., Poppelreuter, S., Thomann, H. J. (Hrsg.) *Qualitätsmanagement im Gesundheitswesen*. Loseblattsammlung. Köln: TÜV Media.
Röhrßen, T., Hoppe, A. (2022). Führen mit Persönlichkeit – Unser Leadership-by-Traits Navigator. Beitrag im Leadership Blog am 1. Jan. 2022, Zugriff am 17.11.2024 unter https://www.roehrssen-consult.de/post/f%C3%BChren-mit-pers%C3%B6nlichkeit-unser-leadership-by-traits-navigator
Röhrßen, T. (2024a). *So geben ärztliche Führungskräfte wirksam Feedback*. Deutsches Ärzteblatt. 8(2–4).
Röhrßen, T. (2024b). *Management: So lässt sich die Prozesseffizienz von OP-Teams steigern*. Deutsches Ärzteblatt. 20 (2–4).
Röhrßen, T., Nabert, B. (2025). *Internationale Fachkräfte in der Pflege – Kommen, um zu bleiben! Erfolgreiche Praxis nachhaltiger Gewinnung, Qualifizierung und Integration*. Stuttgart: Kohlhammer.
Röhrßen, T. (2025a). *Die Rolle der mittleren und unteren Führungsebenen*. In Röhrßen, T., Nabert, B. (Hrsg.). *Internationale Fachkräfte in der Pflege – Kommen, um zu bleiben! Erfolgreiche Praxis nachhaltiger Gewinnung, Qualifizierung und Integration*. Stuttgart: Kohlhammer.
Röhrßen, T. (2025b). *Neuroleadership. Sich selbst und andere gehirngerecht führen*. In Flasch, B., Oldhafer, M. (Hrsg.). *Digitalisierung. Leadership und New Work im Gesundheitswesen*. Stuttgart: Kohlhammer.
Röhrßen, T. (2025c). *Wie es im Alltag gelingt, eigene Haltungen erfolgreich zu steuern*. Deutsches Ärzteblatt 13(2–4)
Rosenberg, M. (2004). *Gewaltfreie Kommunikation*. 5. überarb. u. erw. Aufl. Paderborn: Junfermann.
Rosenberg, S. (2021). *Der Selbstheilungsnerv*. 12. Aufl. Freiburg: VAK Verlag.
von Rosenstiel, Kaschube, J. (2014). *Führung*. In Schuler, H., Kanning, U. (Hrsg.). *Lehrbuch der Personalpsychologie* (S. 677–724). 3. Überarb. Aufl. Göttingen: Hogrefe.
Roth, G., Ryba, A. (2016). *Coaching, Beratung und Gehirn*. Stuttgart: Klett-Cotta.
Sachse, R., Collatz, A. (2015). *Spaß an der Arbeit trotz Chef*. Heidelberg: Springer.
Saum-Aldehoff, T. (2012). *Big Five – Sich selbst und andere erkennen*. 2. Aufl. Ostfildern: Patmos.
Scheffer, D. (2013). *Implizite Maße*. In Sages, W. (Hrsg.) *Management-Diagnostik* (S. 601–608). Göttingen: Hogrefe.
Schelp, T., Maluck, D., Gravemeier, R., Meusling, U. (1990). *Rational-Emotive Therapie als Gruppentraining gegen Stress*. Bern: Huber.
Schmidt, G. (2022). *Einführung in die hypnosystemische Therapie und Beratung*. 10. Aufl. Heidelberg: Carl-Auer.
Schmitz, C., Atzeni, G., Berchtold, P. (2020). *Interprofessionelle Zusammenarbeit in der Gesundheitsversorgung: erfolgskritische Dimensionen und Fördermaßnahmen*. 15(2). Bern: Schweizerische Akademie der Medizinischen Wissenschaften.
Schütz, A. (2016). *Leadership und Führung. Systemisch-Lösungsorientierte Handlungsoptionen für das Krankenhaus*. Stuttgart: Kohlhammer.
Schultheiss, O., Wirth, M. (2018). *Biopsychologische Aspekte der Motivation*. In Heckhausen, J., Heckhausen, H. (Hrsg.) *Motivation und Handeln*. 5. Aufl. Berlin: Springer.
Schulz von Thun, F. (2023). *Miteinander reden Band 1–4*. Sonderausgabe. Reinbek: Rowohlt.
Sharp (2019). *Langeweile statt Ideen: Mitarbeiter halten Meetings für Zeitverschwendung*. Zugriff am 07.10.2024 unter https://schwartzpr.de/newsroom/sharp/langeweile-statt-ideen-mitarbeiter-halten-meetings-fuer-zeitverschwendung/
Sichert, S., Preußig, J. (2019). *Agil führen. Neue Methoden für Führungskräfte*. Freiburg: Haufe.
Siems, M. (1986). *Dein Körper weiß die Antwort*. Hamburg: Rowohlt.
Sprenger, R. (2000a). *Mythos Motivation – Wege aus der Sackgasse*. Limitierte Jubiläumsausgabe. Frankfurt: Campus.
Sprenger, R. (2000b). *Das Prinzip Selbstverantwortung*. Limitierte Jubiläumsausgabe. Frankfurt: Campus.
Starker, V., Thies, D.-R., Frommelt, M. (2022). *New Work in der Medizin – Wie uns die Utopie gelingen kann!* Bückow: Rossberg Verlag.

Storch, M., Krause, F. (2014). *Selbstmanagement – ressourcenorientiert, Grundlagen und Trainingsmanual für die Arbeit mit dem Zürcher Ressourcen Modell (ZRM)*. 5. erw. u. vollst. überarb. Aufl. Bern: Huber.

Storch, M. (2011). *Motto-Ziele, S.M.A.R.T.-Ziele und Motivation*. In Birgmeier, B. (Hrsg.). *Coachingwissen*. 2., aktual. u. erw. Auf. Wiesbaden: VS-Verlag für Sozialwissenschaften.

Taubner, S. (2016). *Konzept Mentalisieren – Eine Einführung in Forschung und Praxis*. 2. Aufl. Gießen: Psychosozial Verlag.

Vogler, C., Druyen, T. (2024). *Pflege. Zukunft. Menschenrecht. Zehn Empfehlungen für die Pflege von morgen*. Berlin: Cornelsen.

Waldforst, S. (2007). *Die Wirkung von Zielen auf die Arbeitsleistung von Akteuren. Eine experimentelle Studie*. Wiesbaden: Deutscher Universitäts-Verlag.

Wallbruch, G. (2020). *Nervensystem im Notbetrieb*. Deutsche Heilpraktiker-Zeitschrift 15(04). 20–22.

Walker, D., Alkalay, M., Kämpfer, M., Roth, R. (2017). *Mehr Zeit für Patienten – Lean Hospital im Einsatz auf der Station und in der Abteilung*. Berlin: Medizinisch Wissenschaftliche Verlagsgesellschaft.

Watzlawick, P. (2016). *Man kann nicht nicht kommunizieren*. Das Lesebuch. 2. Aufl. Bern: Hogrefe.

Wengenroth, M. (2013). *Das Leben annehmen. So hilft die Akzeptanz- und Commitmenttherapie (ACT)*. 2. überarb. Aufl. Bern: Huber.

Zusatzmaterial

Management- und Führungsprozesse im Pflegemanagement

(Diese Auflistung dient als Grundlage für die Erarbeitung einer Aufgaben- und Kompetenzmatrix und erhebt nicht den Anspruch auf Vollständigkeit. Sie kann für das jeweilige Pflegeressort eines Unternehmens nach Bedarf angepasst, erweitert, gekürzt oder zusammengefasst werden.)

Strategische Positionierung und Öffentlichkeitsarbeit

Strategisches Pflegemanagement
Entwicklung des Angebots/Portfolios im Bereich Pflege- und Versorgungsqualität, Planung und Steuerung strategischer Projekte, Erarbeitung und Umsetzung Pflegeleitbild, pflegerische Arbeitgebermarke etc.

Öffentlichkeitsarbeit
Entwicklung und Umsetzung von öffentlichkeitswirksamen Programmen, Erstellung von Pressemitteilungen, Durchführung von Pressekonferenzen zur Pflege, Konzeption und Umsetzung pflegerischer Imagekampagnen etc.

Netzwerkarbeit
Lokale, regionale und überregionale Kooperationspartner, Institutionen im regionalen Sozial- und Gesundheitswesen, Politik und Administration, Verbände, Ausbildungseinrichtungen etc.

Betriebswirtschaftliche Planung und Steuerung

Personalplanung
Ermittlung des Personalbedarfs anhand von Kennzahlen unter Einhaltung der betrieblichen und gesetzlichen Vorgaben, Ermittlung/Prüfung/Anpassung der Stellenpläne, Kalkulation/Hochrechnung des Personalbudgets, leistungs- und bedarfsgerechte Personalverteilung auf die einzelnen Einheiten anhand definierter

Regeln bzw. Indikatoren, kontinuierlicher Abgleich Personalbudget und Stellenplan etc.

Wirtschaftsplanung
Ermittlung der Personal-, Sachmittel- und Investitionsmittel/Budgets, Aufstellung des Wirtschaftsplans Pflege etc.

Operatives Controlling
im Pflegebereich mit SOLL-IST-Vergleich, Abweichungsanalyse, Ursachenanalyse, Ableitung von Zielen und Maßnahmen zur Weiterentwicklung bzw. zur Korrektur von Abweichungen unter Berücksichtigung unterschiedlicher Kennzahlen (Auslastungs- und Leistungskennzahlen wie Belegung, Kapazitätsnutzung, Eingriffe, Untersuchungen etc./Personalkennzahlen wie: PPR 2.0-Daten, Einhaltung/Abweichung bezogen auf Pflegepersonal-Untergrenzen, Stellenplanabweichungen, Personalkosten, Fachkraftquote, Altersstruktur, Krankheitsrate, retrospektive und prospektive Fluktuation etc./Kennzahlen im Bereich von Sachmitteln wie Verbrauchsstatistiken etc.).

Fachliche Entwicklung und Evaluation

Qualitätsmanagement und Pflegecontrolling
Festlegen von Qualitätsindikatoren, Kennzahlen und Kriterien, Messung/Dokumentation/Evaluation/Reporting, Anpassung und Implementierung von fachspezifischen Standards und Expertenstandards, Entwicklung/Prüfung/Freigabe von SOPs, Weiterentwicklung/Vorgabe/Prüfung der pflegerischen Leistungsdokumentation, Analyse/Erarbeitung/Dokumentation von pflegerischen Strukturen, Prozessen und Standards in QM-Projekten/Zertifizierungen, Begleitung von Audits, Umsetzung von Auditergebnissen, Weiterentwicklung/Entscheidung/Überwachung des Risiko-, Fehler- und Verbesserungsmanagements einschl. CIRS, Stimulation/Bearbeitung/Auswertung von Beschwerden/Umsetzung von kontinuierlichen Verbesserungen aus Kritik und Beschwerden

Pflegeforschung und -entwicklung
Teilnahme/aktive Beteiligung an fachlichen Kongressen/Tagungen/Symposien, Konzeption, Planung und Umsetzung von fachlichen Veröffentlichungen/Vorträgen/Informationsveranstaltungen lokal, regional, überregional, national, international; Konzeption und Umsetzung von pflegewissenschaftlichen Studien und Projekten

Organisation

Aufbauorganisation und allgemeine Organisationsprinzipien
Erarbeitung und Entscheidung

Prozessmanagement und Verfahrensanweisungen
Erarbeitung/Freigabe/Umsetzung von Prozessbeschreibungen/Verfahrensanweisungen, Analyse/Optimierung/Umsetzung/Evaluation der Kernprozesse in Aufnahme, Anamnese/Diagnose, Pflege, Service, Entlassung etc.

Dienstanweisungen
Erarbeitung, Vorschlag, Entscheidung, Kontrolle

Klinische Organisation
Aufnahme- und Belegungssteuerung, Visitenvorbereitung, -begleitung und -ausarbeitung, Entlassungsmanagement, Kapazitätenplanung in Funktionen etc.

Personal

Klärung Neu- oder Wiederbesetzung
Bedarfsklärung, Budgetprüfung, Antrag und Genehmigung Stellen- bzw. Budgetausweitung etc.

Stellenausschreibung
Erstellung eines Anforderungsprofils, Erstellung des Ausschreibungstextes und Multi-Media-Profils, tarifliche Einstufung, Schaltung von Anzeigen etc.

Personalsuche/-akquisition
Erarbeitung einer bereichsbezogenen Stärken/Schwächenanalyse bezogen auf die Interessenten-/Bewerberperspektive, Erarbeitung einer bereichsbezogenen Arbeitgebermarke, Festlegung einer Suchstrategie Zielgruppen/Medien, Umsetzung Active Sourcing, Intranet, Internet, Social Media, Zusammenarbeit mit Personalserviceagenturen, Integration internationaler Fachkräfte etc.

Auswahlverfahren
Bewerbereingang und-management, Vorauswahl/Filter, Zuordnung allgemeiner Pool, Terminkoordinierung, Organisation und Bewertung von Hospitationen, Bewerbergespräche, Fachliche Beurteilung, Formale Prüfung, Einleitung und Begleitung des mitbestimmungsrechtlichen Verfahrens, Vertragsgestaltung, Unterschrift Arbeitsvertrag etc.

Einarbeitung/Onboarding
Erarbeitung und Freigabe Einarbeitungskonzept, Planung und Koordinierung des individuellen Einarbeitungsprozesses, Zuordnung Mentor/Pate, Mitarbeitereinführungstag, Mitarbeitereinführungsveranstaltung, Pflichtschulungen, Feedbackgespräche mit Mentoren, Praxisanleitungen, Zwischengespräche und Abschlussgespräch Probezeit, formale Probezeitbeurteilung etc.

Weisungs-, Kritik- und Mahnstufen

Stufe 1: Vorgaben/Information/Einweisung/Anleitung
Stufe 2: Korrektur bei Abweichung
Stufe 3: Klärungs- und Fördergespräch bei wiederholter Abweichung
Stufe 4: Defizitmitteilung mit Änderungsappell
Stufe 5: Konfrontation mit Ankündigung von Konsequenzen
Stufe 6: Schriftliche Ermahnung
Stufe 7: Abmahnung
Stufe 8: Einvernehmliche Trennung/Kündigung

Personaleinsatzplanung
Erarbeitung, Konfliktregelung, Genehmigung und Anpassung von Dienst- und Urlaubsplänen, Erarbeitung von Arbeitszeitmodellen mit Rahmendienstplan, Anordnung von Überstunden, Genehmigung von Sonderurlaub, Überprüfung/Anpassung der Urlaubsansprüche etc.

Ausfallmanagement und Überlastungsmanagement
Entscheidung über Regelungen und Vorgaben für das Überlastungs- und Ausfallmanagement, Sicherstellung mit Eskalationsstufen/Kaskaden bei Ausfall, Feststellungsverfahren zur Überlastung

Fortbildungsmanagement
Ermitteln der Kompetenzanforderung und des individuellen und übergreifenden Schulungs- und Qualifizierungsbedarfs, Bedarfsermittlung und Angebot von innerbetrieblichen Fortbildungen, Auswahl von Teilnehmer/-innen, Ermittlung und Genehmigung von individuellen fachlichen Fortbildungen, Potenzialanalyse und Vorschlag für individuelle Fort-, Weiterbildungs-, und Qualifizierungsmaßnahmen einschl. Studium, Planung/Überwachung von Pflichtschulungen etc.

Arbeitszeugnisse
Vorbereitung, Erstellung, Prüfung und Unterzeichnung von qualifizierten Arbeitszeugnissen bei Fachkräften, Praktikanten etc.

Besprechungen
PDL-Team, Leitungskonferenzen, Leitungsteam Bereich, fachliche Feedbackgespräche, Personalentwicklungsgespräche/Jahresgespräche, bereichsbezogene Struktur- und Entwicklungsgespräche mit Leitungen, Team- und Dienstbespre-

chungen, interprofessionelle klinische Bereichskonferenzen, Teamfeedbacks, Pflegecontrolling-Konferenzen etc.

Infrastruktur

Bau, Technik, IT und Bau
Überwachung der räumlich-technischen Infrastruktur, Meldung von Störungen, Reparaturbedarfen und Ersatzbeschaffungsbedarf bezogen auf IT, Technik und Baumängel, Priorisierung und Umsetzung von Ersatzbeschaffungen, Überwachung von Umbaumaßnahmen, Planung und Steuerung von Umzügen, Festlegen, Organisieren und Aktualisieren von Arbeitsmitteln nach Vorgabe des logistischen Konzepts einschließlich Lagerhaltung/Bevorratung etc.

Diagnostik-Tool zum Integrierten Persönlichkeitskonzept

	externe Kontrollüberzeugung				interne Kontrollüberzeugung			
4	3	2	1	0	1	2	3	4
	negative Selbstwirksamkeitserwartung				positive Selbstwirksamkeitserwartung			
4	3	2	1	0	1	2	3	4
	emotionale Labilität				emotionale Stabilität			
4	3	2	1	0	1	2	3	4
	negatives Selbstwertgefühl				positives Selbstwertgefühl			
4	3	2	1	0	1	2	3	4
	Introvertiertheit				Extrovertiertheit			
4	3	2	1	0	1	2	3	4
	Neurotizismus				Emotionale Stabilität			
4	3	2	1	0	1	2	3	4
	Traditionalismus				Offenheit für Neues			
4	3	2	1	0	1	2	3	4
	Nachlässigkeit				Gewissenhaftigkeit			
4	3	2	1	0	1	2	3	4
	Selbstbezogenheit				Soziale Verträglichkeit			
4	3	2	1	0	1	2	3	4

selbstbezogen-geltungsbedürftiger Stil	0	1	2	3	4
distanziert-ablehnender Stil	0	1	2	3	4
dramatisierend-kontaktfreudiger Stil	0	1	2	3	4
rigide-leistungsorientierter Stil	0	1	2	3	4

rational-zwangsstrukturierter Stil	0	1	2	3	4
passiv-aggressiver Stil	0	1	2	3	4
helfend-überfürsorglicher Stil	0	1	2	3	4
abhängig-bedürftiger Stil	0	1	2	3	4
selbstlos-angepasster Stil	0	1	2	3	4
misstrauisch-dominanter Stil	0	1	2	3	4

Protokollmuster: Anlassbezogenes Führungsgespräch

Es ist hilfreich dieses Protokollmuster bereits zur Vorbereitung des Gesprächs zu nutzen. Halten Sie vorab alles schon schriftlich fest, was Sie ansprechen wollen. Dann nutzen Sie diese Dokumentation gern schon als Tischvorlage und Strukturhilfe für das Gespräch. Im Nachhinein können Sie dann orientiert am realen Gesprächsablauf Korrekturen und Ergänzungen vornehmen sowie die Stellungnahme und Mitteilungen der Mitarbeitenden sowie Ihre eigene Rückmeldung hierzu dokumentieren. Am besten Sie spielen bereits hier verschiedene wahrscheinliche Varianten im Gesprächsverlauf vorab durch.

Für Führungskräfte, die nicht über ausreichend Routine in der Formulierung von Protokollen oder bezogen auf an Mitarbeitende adressierte Anschreiben bzw. E-Mails verfügen, wird die Nutzung von einfachen KI-gesteuerten Apps zur Generierung eines ansprechenden Fließtextes auf der Grundlage der Notizen und Stichworte empfohlen. Hieraus können sich durchaus akzeptable stilistische Varianten und Formulierungen ergeben.

Nutzen Sie die unten aufgeführten Textbausteine im Protokollmuster

Protokoll

Tag, Datum: _____

Zeit: 09.00–10.30 Uhr

Ort: _____

Gesprächsteilnehmer
Vorname Name: _____
Mitarbeiter/in im Bereich: _____

Vorname Name: _____
Führungskraft im Bereich: _____

Thema	Erläuterungen	Inhalt
Zielsetzung für das Gespräch	Das Gespräch wird von (Name der Führungskraft) mit der Erklärung der Zielsetzungen eröffnet. Es werden folgende Gesprächsziele definiert: z.B. Mitarbeiter/in soll sein/ihr Verhalten, sein/ihre Leistungen und Ergebnisse und oder seine/ihre Einstellungen/Haltungen kritisch reflektieren, Ursachen erforschen, Änderungsvorschläge unterbreiten und sich für eine Veränderung einsetzen, sich verbessern, in der Umsetzung bestimmter Fertigkeiten gefördert werden, Problemverständnis entwickeln, eigene Defizite erkennen, Verantwortung übernehmen, einen Plan für das weitere Vorgehen entwickeln und konsequent umsetzen etc. (Ziele schaffen grundsätzliche Klarheit und richten das Gespräch aus)	
Positive Rückmeldung	Es werden folgende Einstellungen, Leistungen, Potenziale, Verhaltensweisen und/oder erzielten Ergebnisse von (Name Mitarbeiter/in) anerkennend hervorgehoben: … (Manchmal ist es sinnvoll, auch bei anlassbezogenen Kritikgesprächen eine selbstwertunterstützende Anerkennung auszusprechen)	
Kritik anlassbezogen zu einer Situation	Weiterhin erläutert (Name der Führungskraft) eine Situation, in welcher kritische Verhaltensweisen/ Leistungen bei (Name Mitarbeiter/in) aufgetreten	

Thema	Erläuterungen	Inhalt
	sind, bei denen ein dringender Handlungs- bzw. Änderungsbedarf besteht: Am (Tag, Datum) zeigte (Name Mitarbeiter/in) folgendes Verhalten: ... (Erläuterung der Situation einschl. ggf. Stellungnahme von Beobachtern, Beschwerden etc.). Alternativ: Im Zeitraum von .... bis ... zeigte (Name Mitarbeiter/in) folgende Verhaltensweisen/Leistungen/Ergebnisse: ... Folgende negativen Folgen sind hierbei eingetreten bzw. folgende Risiken sind entstanden: ... (Name der Führungskraft) stellt die Erwartungen und Anforderungen an das Verhalten dar: (Erläuterung des gewünschten Soll-Verhaltens). (Name der Führungskraft) weist daraufhin, dass bereits am (Tag/Datum) ein Mitarbeitergespräch zu einem ähnlichen Sachverhalt geführt wurde. Dieses Gespräch wurde (Name der Führungskraft) in einer Gesprächsnotiz dokumentiert. Ausgangsituation/Grund für das zurückliegende Gespräch am ... war ... In diesem Gespräch wurde bereits darauf hingewiesen, dass ...	
Kritik zu fehlenden Kompetenzen, kritischen Verhaltensweisen, Leistungsmängeln oder negativen Ergebnissen	• (Name der Führungskraft) spricht Defizite an, die in (Benennung des Zeitraums, z.B. »in der letzten Zeit« »im letzten halben Jahr« »seit Aufnahme der Arbeitstätigkeit« etc.) immer wieder in verschiedenen Situationen beobachtet worden sind: • ... • ... • ... (Name der Führungskraft) äußert die Vermutung, dass diese Defizite in folgenden Ursachen begründet sind: Bitte bilden Sie hier Hypothesen über die möglichen Ursachen der Defizite wie z.B.: • Fehlende Kompetenzen/Fähigkeiten im Bereich ... • Mangelnde Eignung bezogen auf ... • Fehlende Basis- Kompetenzen/Fertigkeiten wie z.B. ... • Mangelnde Bereitschaft zu ... • Kritische Grundhaltung/Einstellungen bezogen auf ... • Fehlende Grundmotivation ... • Persönliche Belastung ... • Akzeptanzprobleme bezogen auf ... • Konflikte mit/zwischen ...	

Thema	Erläuterungen	Inhalt
	• nicht ausreichende vertrauensvolle Zusammenarbeit mit.... • Mangelnde Identifikation/Loyalität bezogen auf … • Fehlendes (Problem-) Bewusstsein bezogen auf … • Fehlendes Verständnis von.... • Nicht ausreichende Einsicht bezogen auf … • Fehlendes Regelbewusstsein … • Mangelnde (Selbst-)Organisation oder Planung … • Problemtische emotionale Selbststeuerung … • Mangelnde Übernahme von Verantwortung … • Fehlende Verhaltensdisziplin bezogen auf…	
Stellungnahme	(Name der Führungskraft) bittet um eine Stellungnahme und weist darauf hin, dass insbesondere die zugrundeliegenden Hintergründe, Ursachen und Motive für das Verhalten geklärt werden sollten, damit eine gezielte Veränderung herbeigeführt werden kann. (Name Mitarbeiter/in) äußerte sich zum Sachverhalt/zum Feedback sowie zu den möglichen Hintergründen und Motiven wie folgt: • … • …	
Rückmeldung zur Stellungnahme	(Name der Führungskraft) gibt zur Stellungnahme von (Mitarbeiter/in) folgende Rückmeldung/en: • …	
Ziele	(Name Mitarbeiter/in) wird gebeten/aufgefordert/ermuntert …	
Überprüfung	In einem weiteren Gespräch am … soll geprüft werden, (mögliche Varianten) • ob (Name Mitarbeiter/in) das Feedback mit dem darin erläuterten Problem umfassend verstanden und richtig eingeordnet hat. • ob (Name Mitarbeiter/in) sich intensiv mit den zugrundeliegenden Ursachen und Hintergründen auseinandergesetzt hat. • ob (Name Mitarbeiter/in) eigene Lösungs- und Veränderungsansätze gefunden hat • ob (Name Mitarbeiter/in) die notwendige Verantwortung übernommen hat sowie motiviert und entschlossen an einer Lösung/Veränderung arbeiten möchte bzw. arbeitet. • ob (Name Mitarbeiter/in) die vereinbarten Ziele/Maßnahmen erfolgreich umgesetzt hat. • usw.	

Variante 1: Anweisung

(Name Mitarbeiter/in) wird angewiesen mit Zeitangabe: »Ab sofort« »bis zum« »in der Zeit von … bis …«, »täglich«, »wöchentlich« »jeden Dienstag« usw. … (konkrete Verhaltensvorgabe).

Variante 2: Aktionsplan

Es werden folgende Zielsetzungen und Maßnahmen vereinbart:

Ziel	Maßnahmen	Frist/Datum	erledigt

Musterstadt, den

_____
(Name Führungskraft)

Ich habe das Protokoll zum Mitarbeitergespräch zur Kenntnis genommen.
Musterstadt, den

_____
(Name Mitarbeiter/in)

Protokollmuster: Sitzungsprotokoll

Projektsitzung Nr. 02/ 2024
Teilprojekt: Entlassungsmanagement in der Inneren Medizin
Projektbereich: Klinisches Prozessmanagement

Datum	Montag, 16. September 2024		
Ort	Besprechungsraum C/Zentrale Dienste (Zentralgebäude; Hauptstr. 8)		
Uhrzeit	14.15 – 16.45 Uhr		
Protokollführung	Stephanie Meyer	Erstellung am	18.09.2024

TEILNEHMENDE			TERMINE (anwesend= x/ abwesend = 0)		
Name	Funktion	Email	05.08.24	16.09.24	Datum
Stephanie Meyer	Pflegerische Leitung Stat. 22/23 Sitzungsleitung	stephanie.meyer@musterklinik.de	x	0	
Dr. Stephan Müller	Chefarzt Med. I	stephan.mueller@musterklinik.de	x	x	
Dr. Freya Kunstmann	Oberärztin Med. I	freya.kunstmann@musterklinik.de	x	x	
Maike Schultze	Stellv. Pflegerische Leitung Stat. 22	maike.schultze@musterklinik.de	x	x	
Asha Schneider	Stellv. Pflegerische Leitung Stat. 23	asha.schneider@musterklinik.de	0	x	
Andreas Fischer	Leitung Sozialdienst	andreas.fischer@musterklinik.de	x	0	

TEILNEHMENDE			TERMINE (anwesend= x/ abwesend = 0)		
Name	Funktion	Email	05.08.24	16.09.24	Datum
Nathalie Wagner	Assistenzarztsprecherin Med. I	nathalie.wagner@musterklinik.de	x	x	
Mina Hoffmann	Kodierfachkraft	mina.hoffmann@musterklinik.de	0	0	

TOP	Hinweis Dokumente
1. Protokoll	
Beschluss: Im Protokoll der letzten Sitzung (01/2024 vom 05.08.2024) wurde auf Seite 6 im Aktionsplan eine Korrektur vorgenommen: »Stephanie Meyer wird das Projekt und die Zwischenergebnisse in der Stationsleitungssitzung am Mittwoch, den 02.10.2024 vorstellen« Das Protokoll wurde mit der genannten Änderung verabschiedet und gilt somit als verbindliche Grundlage der weiteren Projektarbeit.	Protokoll vom 05.08.2024
2. Auswertung des Aktionsplans	
Bericht: Im Rahmen eines PLAN-DO-CHECK-ACT-Zyklus wurde die Durchführung von verbindlichen werktägliche Kurvenvisiten überprüft. **PLAN:** Geplant waren auf der Station 22 verbindliche Kurvenvisiten im Zeitfenster von 15.30–16.00 Uhr unter Beteiligung der Oberärztin und des zuständigen Stationsarztes. Die Kurvenvisiten dienen der fallbezogenen Supervision der Diagnostik- und Therapieplanung, der Überprüfung des Entlassungsmanagements sowie der Vorbereitung der Stationsvisiten am Folgetag. Die Kurvenvisiten beinhalten folgende Teilaufgaben:	Aktionsplan der Sitzung vom 05.08.24 Tischvorlage Dr. Freya Kunstmann Formular Entlassungsmanagement (Stephanie Meyer)

- Vorstellung neu aufgenommener Patienten
- Problemorientierte Diskussion relevanter neuer Befunde
- Besprechung neu aufgetretener Probleme
- Festlegung der Arbeitsdiagnosen
- Überprüfung/ Anpassung der Therapieziele
- Festlegung von klinischen Fragestellungen als Grundlage der Anordnung von Untersuchungen

TOP	Hinweis Dokumente

- Anordnungen mit Dokumentation
- Überprüfung/ Anpassung von geplanten Entlassungstermine
- Überprüfung aller finalen Entlassungsmaßnahmen in den letzten beiden Tagen vor dem Entlassungstag

DO: Nach einer Information der Mitarbeitenden im ärztlichen Dienst und im Pflegedienst (bis zum 20. September 2024) sollten die Kurvenvisiten in einer ersten Erprobungsphase vom 23. September 2024 bis zum Termin dieser Projektsitzung werktäglich durchgeführt werden.

CHECK: Auf einem stationären Evaluationsbogen sollten die Umsetzung sowie alle kritischen Abweichungen mit Abweichungsgründen dokumentiert werden. Es sollte in der Verantwortung von Frau Dr. Freya Kunstmann eine Auswertung für diese Sitzung vorbereitet werden.

ACT: In der Sitzung sollen nun entsprechende Anpassungsmaßnahmen diskutiert und umgesetzt werden.

Dr. Freya Kunstmann stellt anhand einer Tischvorlage die wesentlichen Ergebnisse vor. Es stellt sich heraus, dass die fachliche Supervision der Diagnostik- und Therapieplanung sowie die Vorbereitung auf die Stationsvisiten am Folgetag über die Kurvenvisiten recht gut unterstützt wird. Bei der täglichen Prüfung und Anpassung der geplanten Entlassungstermine muss sicher noch eine weitere Routine aufgebaut werden. Probleme bestehen vor allem beim finalen Entlassungsmanagement.

Beratung/Diskussion:
Aus der nachfolgenden Diskussion wird deutlich, dass die Einbindung der zuständigen Kodierfachkraft Mina Hoffmann (zumindest zeitweise in die Kurvenvisiten) sinnvoll sein könnte.
Da viele Probleme bei der finalen Abstimmung des Entlassungsmanagements auftreten (siehe Tischvorlage Dr. Freya Kunstmann) wird darüber diskutiert, ob und wie die Kontrolle und Steuerung verbessert werden können. Stephanie Meyer stellt ein Formular mit Checkliste zum Entlassungsmanagement vor, das bereits in einer anderen Klinik zur Planung und Kontrolle der finalen Maßnahmen eingesetzt wurde und ggf. auch in dieser Abteilung genutzt werden könnte.

Beschlüsse:
- Die Teilnahme der Kodierfachkraft in der nächsten Sitzung sollte unbedingt sichergestellt werden, um die Einbindung in die Kurvenvisiten in einem ge-

TOP	Hinweis Dokumente
sonderten Tagesordnungspunkt zu besprechen (siehe Aktionsplan). • In einer Arbeitsgruppe soll ein spezielles Formular zum Entlassungsmanagement für die Med I entwickelt werden. • Die Evaluation der Kurvenvisiten wird bis zur nächsten Sitzung fortgesetzt	
3. Nächster Termin	
Der nächste Termin findet statt am Donnerstag, den 24.10.2024 (14.15–16.45 Uhr)	

Arbeitsaufträge		
WER?	WAS?	(BIS) WANN?
Stephanie Meyer	Ansprache/Sicherstellung der Teilnahme der Kodierfachkraft Mina Hoffmann an der nächsten Sitzung	Kurzfristig
Stephanie Meyer *Dr. Freya Kunstmann*	Erstellung eines Formulars mit Checkliste zur Überprüfung des finalen Entlassungsmanagements für die letzten beiden Tage vor der Entlassung. Die Checkliste sollte u. a. folgende Maßnahmen enthalten: Information der Angehörigen, Medikamentenplan, Arztbriefschreibung, Transportschein, Anmeldung bei Transportdienst, Abstimmung mit Sozialdienst, Anmeldung zu finalen Untersuchungen, Vorlage letzter Befunde etc.).	Zusendung des Entwurfs an Email-Verteiler bis spätestens zwei Tage vor der nächsten Projektsitzung (Dienstag, 22.10.2024)
Dr. Freya Kunstmann	Sicherstellung der weiteren Umsetzung von verbindlichen Kurvenvisiten auf der Station 22 einschließlich Evaluation sowie Erstellung einer Auswertung in Vorbereitung der nächsten Projektsitzung	Zusendung der Auswertung an Email-Verteiler bis spätestens zwei Tage vor der nächsten Projektsitzung (Dienstag, 22.10.2024)

Der/die Auftragsverantwortliche (Name kursiv) ist organisatorisch, methodisch und inhaltlich für die Auftragsbearbeitung zuständig. Er/Sie sichert die Ergebnisse und leitet die Dokumente weiter. Die Verantwortlichen verpflichten sich, vereinbarte Arbeitsaufträge fristgerecht umzusetzen. Bei erkennbarer Nicht-Erfüllbarkeit oder absehbarer Verzögerung informiert der/die Auftragsverantwortliche zeitnah die Sitzungsleitung über die Abweichung.